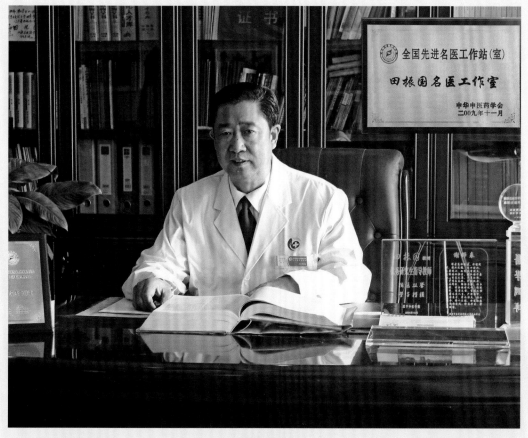

田振国教授

吐辞为经　举足为法

尊师爱生　世代传承

田振国

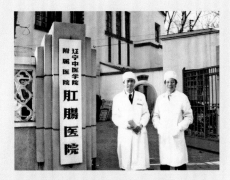

田振国教授在辽宁省肛肠医院旧址正门

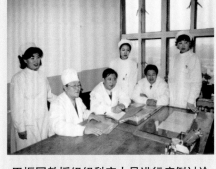

田振国教授组织科室人员进行病例讨论

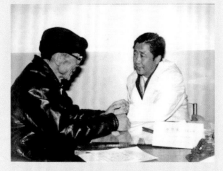

田振国教授为患者诊脉

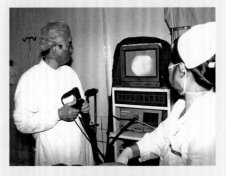

田振国教授操作肠镜

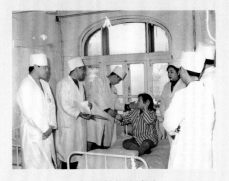

田振国教授查房中

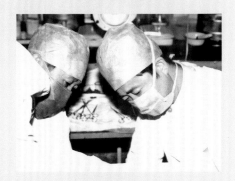

田振国教授手术中

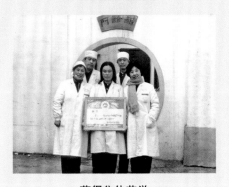

获得集体荣誉

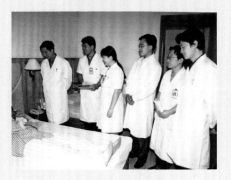

田振国教授查房中

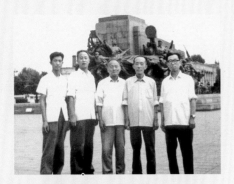

田振国教授与国内知名专家合影

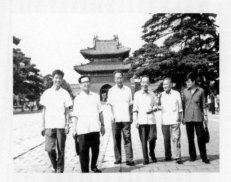

田振国教授与国内知名专家合影

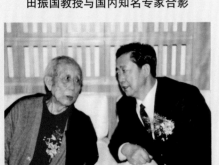

田振国教授与国医大师李玉奇

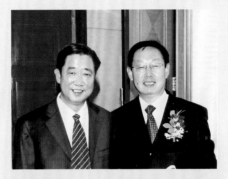

田振国教授与原辽宁中医学院院长马骥教授

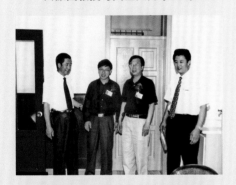

田振国教授与原辽宁中医学院领导

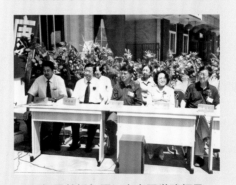

田振国教授与原辽宁中医学院领导

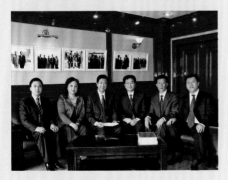

医院迁址后领导班子合影

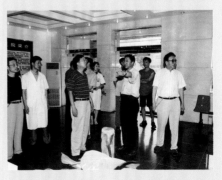

辽宁省肛肠医院迁址后领导视察工作

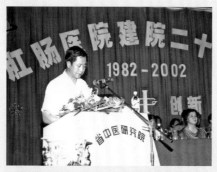

田振国教授在辽宁省肛肠医院建院 20 周年庆典上发表讲话

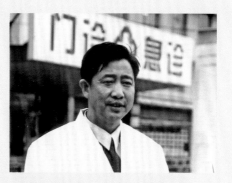

田振国教授在"非典"时期的工作照

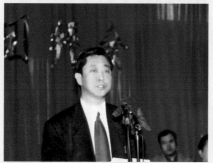

田振国教授在医院总结大会上发表讲话

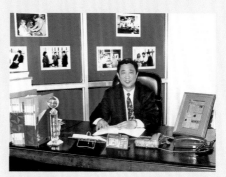

田振国教授时任辽宁省中医研究院院长

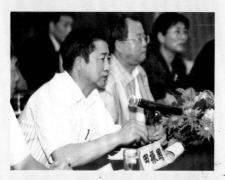

田振国教授在辽宁省肛肠学术会议上发表讲话

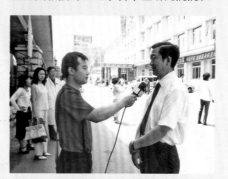

田振国教授接受媒体采访

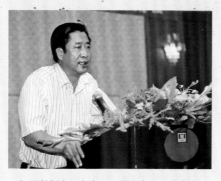

田振国教授在辽宁省肛肠学术会议上发表讲话

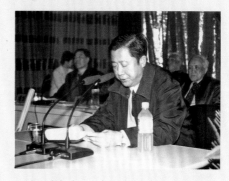

田振国教授在辽宁省肛肠学术会议上发表讲话

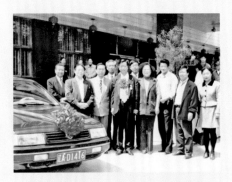

欢送劳模田振国教授参加表彰大会

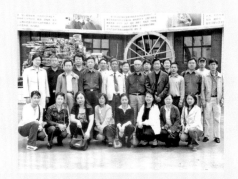

教材修改工作会议

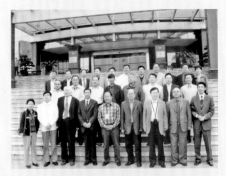

2007 年学会会长工作会议

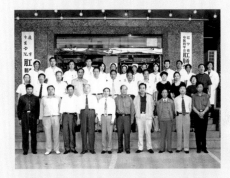

肛肠学会主要负责人来医院参观访问

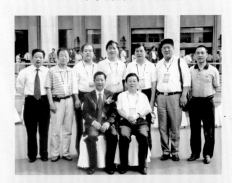

田振国教授与来沈参会部分专家合影

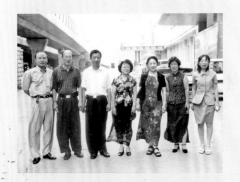

田振国教授与辽宁省中医药管理局检查组专家合影

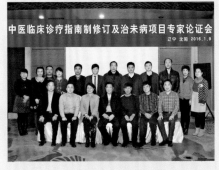

《中医临床诊疗指南》修订及治未病项
目专家论证会

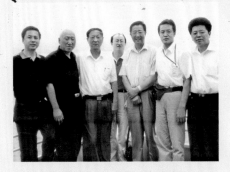

田振国教授与省内外专家合影

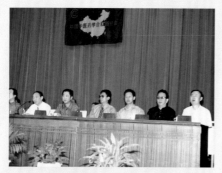

田振国教授出席中华中医药学会
肛肠分会学术年会

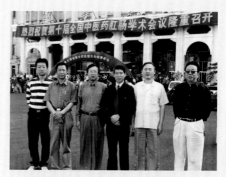

田振国教授与出席第十届全国中医药
肛肠学术会议开幕式部分嘉宾合影

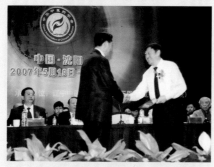

2007年田振国教授接受国家中医药管理局领导
颁发中华中医药学会肛肠分会会长聘书

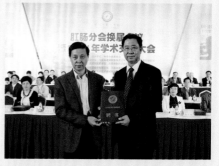

2011年田振国教授接受中华中医药学会秘书长
李俊德颁发中华中医药学会肛肠分会会长聘书

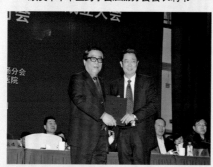

2015年田振国教授被推选为中国中医药
研究促进会肛肠分会首任会长

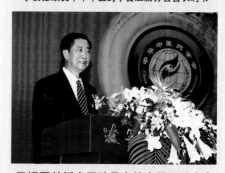

田振国教授在医院承办的全国肛肠大会
开幕式上发表讲话

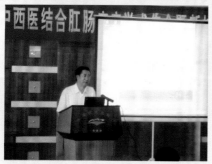

田振国教授在全国中西医结合肛肠疾病
学术大会上发表讲话

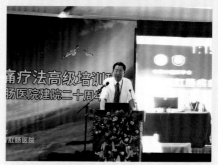

田振国教授在学术会议上致辞

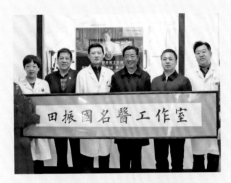

田振国名医工作室揭牌仪式

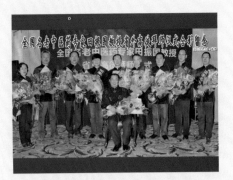

田振国教授省外高徒拜师仪式

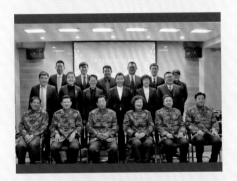

医院师承拜师仪式

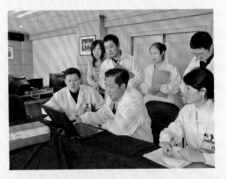

田振国教授向学生们讲授心得

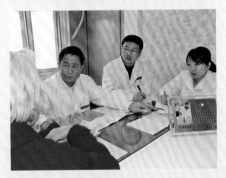

田振国教授带徒出诊

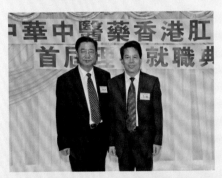

田振国教授出席中华中医药学会香港
肛肠学会首届理事就职典礼

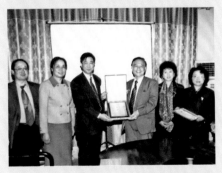

田振国教授与港澳学者交流

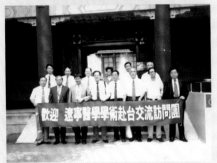

辽宁医学学术赴台交流访问团

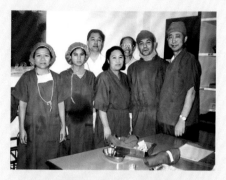

手术演示后与澳洲同行合影

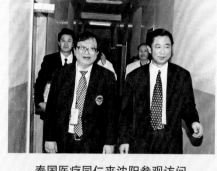

泰国医疗同仁来沈阳参观访问

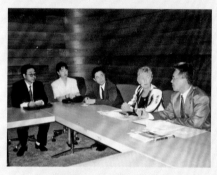

与泰国学者进行学术交流

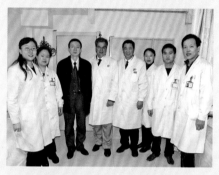

澳洲学者舒尔茨到医院参观访问

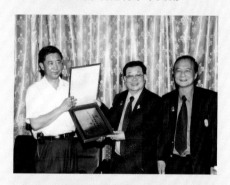

与韩国医疗同仁交流

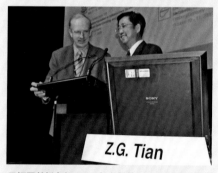

田振国教授参加 2006 年世界第 151 次大肠炎性疾病学术会议并在大会上作专科学术报告

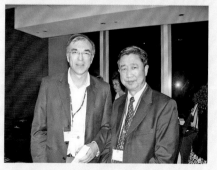

与澳大利亚消化学会主席 Peter 博士
进行学术交流

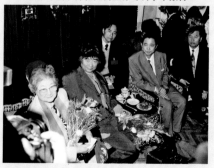

田振国教授与来华访问的日本著名
指挥家小泽征尔进行学术交流

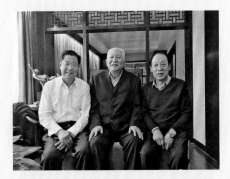

田振国教授与宋光瑞院长、韩宝教授

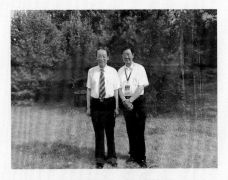

田振国教授与韩宝教授

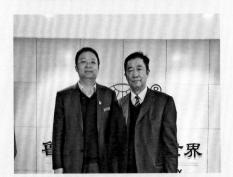

田振国教授参观鲁南制药

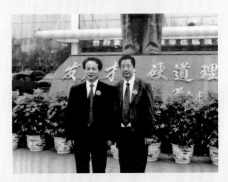

田振国教授参观好医生药业

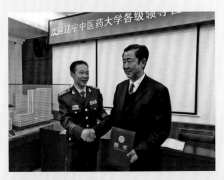

田振国教授接受深圳武警边防总队医院聘书

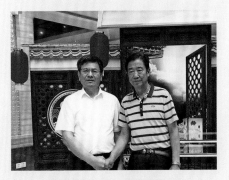

田振国教授与庞国明院长

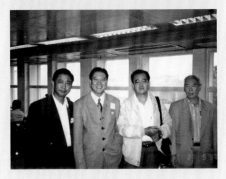

田振国教授与香港友人

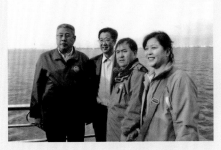

田振国教授与张燕生教授等

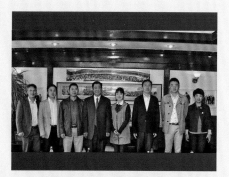

田振国教授接受《中国中医药报》
《健康报》《中国医药报》联合采访

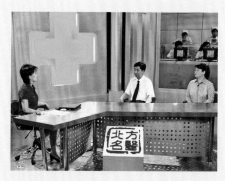

田振国教授在辽宁电视台参加《北方名医》直播栏目

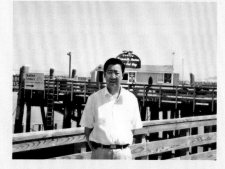

田振国教授在新西兰访问、教学

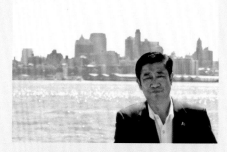

田振国教授在新西兰访问、教学

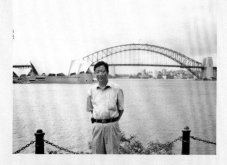

田振国教授在悉尼访问、教学

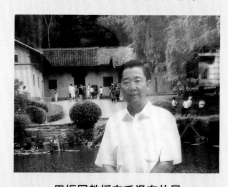

田振国教授在毛泽东故居

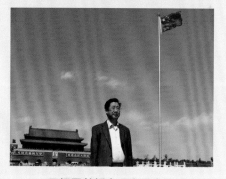

田振国教授在天安门广场

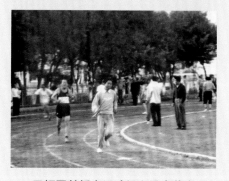

田振国教授在运动场上飒爽英姿

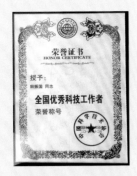

田振国教授荣获"全国优秀科技工作者"荣誉称号

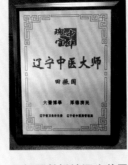

田振国教授被评为首届"辽宁中医大师"荣誉称号

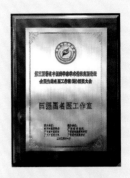

田振国名医工作室荣获"全国先进名医工作室"荣誉称号

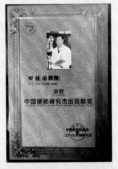

田振国教授荣获"中国便秘研究杰出贡献奖"

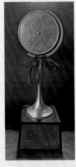

田振国教授荣获"辽宁省政府科技进步奖"

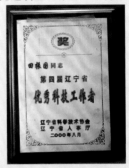

田振国教授获得"辽宁省优秀科技工作者"荣誉称号

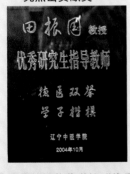

田振国教授荣获学校"优秀研究生指导教师"荣誉称号

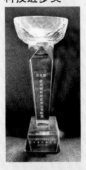

田振国教授获"辽宁中医药大学附属第三医院重点学科建设突出贡献奖"

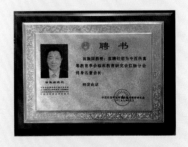

田振国教授被聘为中医药高等教育学会临床教育研究会肛肠分会终身名誉会长

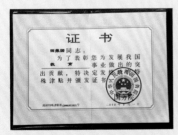

田振国教授荣获"享受国务院政府特殊津贴专家"称号

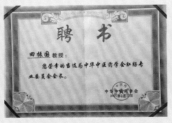

田振国教授当选中华中医药学会肛肠专业委员会会长

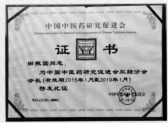

田振国教授当选中国中医药研究促进会肛肠分会会长

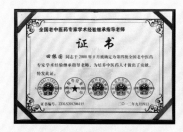

田振国教授被聘为第四批全国老中医药专家学术经验继承指导老师

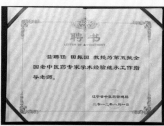

田振国教授被聘为第五批全国老中医药专家学术经验继承指导老师

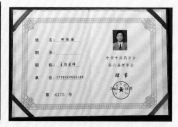

田振国教授被聘为中华中医药学会理事

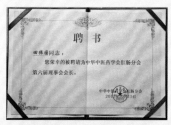

田振国教授被聘为中华中医药学会肛肠分会理事会会长

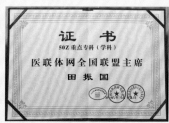

田振国教授被推选为医联体网全国联盟主席

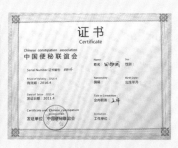

田振国教授被推选为中国便秘联谊会主席

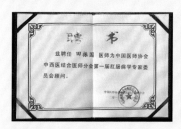

田振国教授被聘为中国医师协会中西医结合医师分会第一届肛肠病学专家委员会顾问

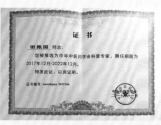

田振国教授被推选为中华中医药学会科普专家

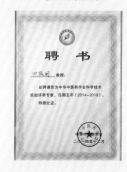

田振国教授被聘为中华中医药学会科学技术奖励评审专家

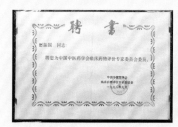

田振国教授被聘为中国中医药学会临床药物评价专家委员会委员

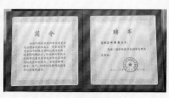

田振国教授被聘为中医药学名词审定委员会委员

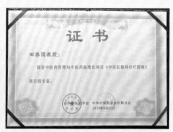

田振国教授被聘为《中医肛肠科诊疗指南》项目组专家

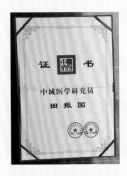

田振国教授被聘为中域医学
研究员

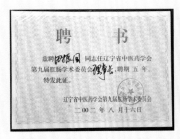

田振国教授荣任辽宁省中医药
学会肛肠学术委员会理事长

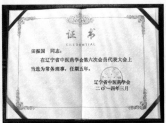

田振国教授当选辽宁省中医药
学会第六届常务理事

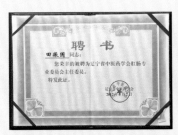

田振国教授被聘为辽宁省中医药
学会肛肠专业委员会主任委员

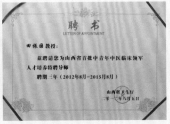

田振国教授被聘为山西省首批
中青年中医临床领军人才培养
特聘导师

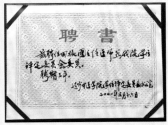

田振国教授被聘为学校学位
评定委员会委员

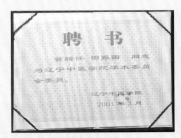

田振国教授被聘为学校学术
委员会委员

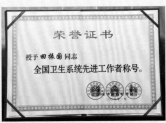

田振国教授荣获"全国卫生系
统先进工作者"称号

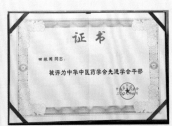

田振国教授被评为中华中医药
学会先进学会干部

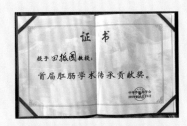

田振国教授荣获"中华中医药
学会首届肛肠学术传承贡献奖"

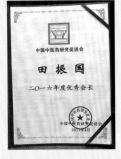

田振国教授荣获"中国中医药
研究促进会年度优秀会长"荣
誉称号

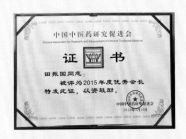

田振国教授荣获"中国中医药
研究促进会优秀会长"称号

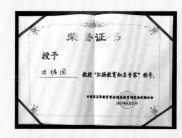

田振国教授荣获"肛肠教育知名专家"荣誉称号

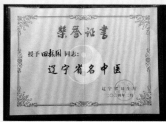

田振国教授荣获"辽宁省名中医"称号

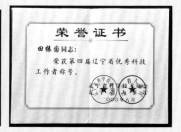

田振国教授荣获"辽宁省优秀科技工作者"称号

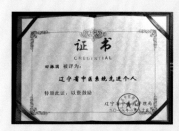

田振国教授荣获"辽宁省中医系统先进个人"荣誉称号

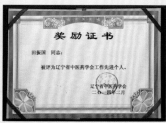

田振国教授荣获"辽宁省中医药学会工作先进个人"荣誉称号

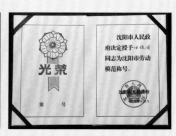

田振国教授荣获"沈阳市劳动模范"称号

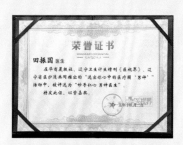

田振国教授被媒体评选为"妙手仁心 男神医生"

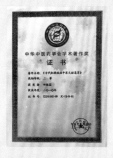

田振国教授荣获"中华中医药学会学术著作奖二等奖"

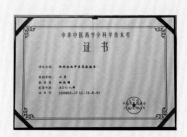

田振国教授荣获"中华中医药学会科技二等奖"

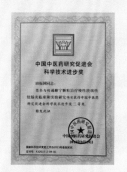

田振国教授荣获"中国中医药研究促进会科技二等奖"

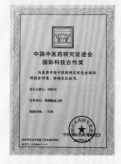

田振国教授荣获"中国中医药研究促进会国际科技合作三等奖"

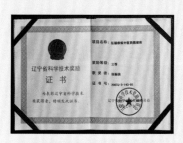

田振国教授荣获"辽宁省科学技术奖励三等奖"

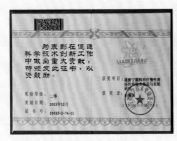
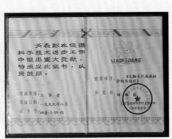
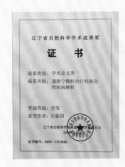

田振国教授荣获"辽宁省科学
技术进步二等奖"

田振国教授荣获"辽宁省科学
技术进步三等奖"

田振国教授荣获"辽宁省自然
科学学术成果一等奖"

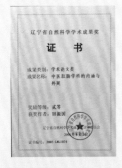
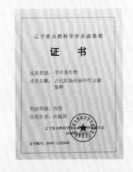
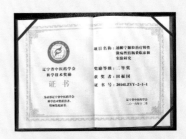

田振国教授荣获"辽宁省自然
科学学术成果二等奖"

田振国教授荣获"辽宁省自然
科学学术成果三等奖"

田振国教授荣获"辽宁省中医
药学会科学技术二等奖"

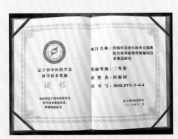
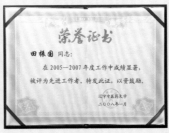
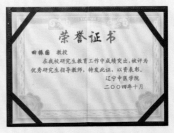

田振国教授荣获"辽宁省中医
药学会科学技术三等奖"

田振国教授被评为"辽宁中医
药大学先进工作者"

田振国教授被评为"学校优秀
研究生指导教师"

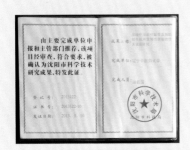
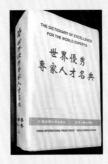
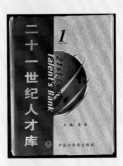

田振国教授研究项目获评
"沈阳市科学技术研究成果"

田振国教授被录入
《世界优秀专家人才名典》

田振国教授被录入
《二十一世纪人才库》

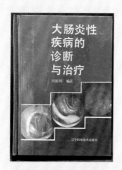

田振国教授主编的
《大肠炎性疾病的诊断与治疗》

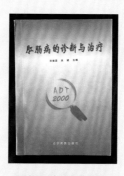

田振国教授主编的
《肛肠病的诊断与治疗》

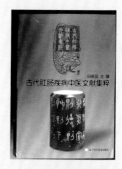

田振国教授主编的
《古代肛肠疾病中医文献集粹》

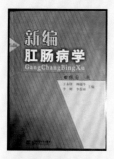

田振国教授主审的
《新编肛肠病学》

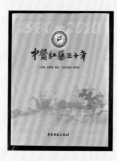

田振国教授主编的
《中医肛肠三十年》

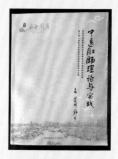

田振国教授主编的
《中医肛肠理论与实践》

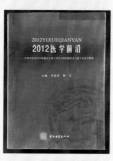

田振国教授主编的
《2012 医学前沿》

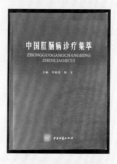

田振国教授主编的
《中国肛肠病诊疗集萃》

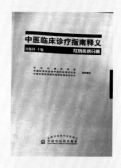

田振国教授主编的
《中医临床诊疗指南释义》

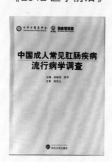

田振国教授主编的
《中国成人常见肛肠疾病流行
病学调查》

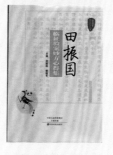

田振国教授主编的
《田振国临证验案妙方心得集》

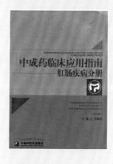

田振国教授主编的
《中成药临床应用指南（肛肠
疾病分册）》

传承中医五十年

——田振国教授从医从教学术思想集

于永铎　张虹玺　主编

辽宁科学技术出版社

·沈阳·

图书在版编目（CIP）数据

传承中医五十年：田振国教授从医从教学术思想集 / 于永铎，张虹玺主编. —沈阳：辽宁科学技术出版社，2018.9

ISBN 978-7-5591-0847-0

Ⅰ.①传…　Ⅱ.①于…　②张…　Ⅲ.①肛门疾病—中医临床—经验—中国—现代　②直肠疾病—中医临床—经验—中国—现代　Ⅳ.①R266

中国版本图书馆 CIP 数据核字（2018）第 147364 号

出版发行：辽宁科学技术出版社
　　　　　（地址：沈阳市和平区十一纬路 25 号　邮编：110003）
印 刷 者：辽宁鼎籍数码科技有限公司
幅面尺寸：184 mm×260 mm
印　　张：20.5
插　　页：12
字　　数：500 千字
出版时间：2018 年 9 月第 1 版
印刷时间：2018 年 9 月第 1 次印刷
责任编辑：寿亚荷
封面设计：刘冰宇
版式设计：袁　舒
责任校对：栗　勇

书　　号：ISBN 978-7-5591-0847-0
定　　价：198.00 元

联系电话：024-23284370
邮购热线：024-23284502
邮　　箱：syh324115@126.com

本书编委会

主　审　田振国　韩　宝

主　编　于永铎　张虹玺

副主编　柳越冬　隋　楠　李　师　李明哲

　　　　陈　萌　张雯雯　赵　阳

编　委　刘铁龙　路　越　李俊岩　高红霞

　　　　胡占起　王　永　关露春　马晓敏

　　　　崔　茜　杨　丽　宋　玥　陈晓杨

　　　　辛世勇

序

中华上下五千年，祖国传统医学起源古远，源远流长，可谓大医辈出。中医学这门独特的学问，伴随着华夏民族的成长而存留至今。时至今日，人们依然可以看见追寻传统医学的中医人，用望、闻、问、切的诊断方法，用阴阳、脏腑、六经的辨证思路，用具有性味归经的中药，用神奇的针灸和精湛的手术来治疗各种疾病。

田振国教授正是如此，他对中国传统医学的热爱，对中医传承的坚持与发扬，让他始终致力于将祖国医学发扬光大，延续中医传承事业。他从医五十载，妙手芳华，行医济世，育人桃李，授业解惑。田振国教授的医者之心、师者之爱全部播撒在他热爱的这份"中医国粹"中。他作为我国著名的中医肛肠科专家，从事中医肛肠科专业工作半个世纪，对中医肛肠学的发展起到了推动和创新的作用。

路漫漫其修远兮，田振国教授在祖国传统医学的广袤空间中苦苦探寻，他始终怀着一颗对医学无比热爱之心，寻找着古老与创新的融合和发展，努力振兴中医肛肠专业。

韩宝

2018 年 7 月 1 日

前　言

古人云："侠之大者，为国为民；医之大者，救死扶伤。"田振国教授正是坚持这样的准则，以仁为本、以德为先、廉洁行医，在中医世界里锐意探索。"医之为道，非精不能明其理，非博不能至其约"，精理博约是一种境界。而田振国教授不到 20 岁便投身医学事业，50 年来兢兢业业、不断钻研和探索，在医学之路上留下了不可磨灭的足迹。在取得了一项项成绩的同时，田振国教授也达到了"精理博约"的境界。

"自强为天下健，志刚为大君之道"，田振国教授"自强志刚"的精神也在潜移默化中影响着他的学生。

回望 50 年，田振国教授是一名称职的师者和医者。正所谓："学高为师，身正为范"，田振国教授不断钻研，掌握了医道的精理博约，终成医之大者，深厚的学识功底成为他为人师的资本，而他谦和正直的品质、踏实敬业的精神更是深深地影响了一代代医者。

此书汇聚了田振国教授多年的研究成果，集临床、科研、教学经验为一体，既是我们对田振国教授学术经验的阶段性总结，也适用于医务人员学习参考，钻坚研微。

借由此书向田振国教授致以最崇高的敬意，并向田振国教授从医从教 50 年献礼，吾辈亦当追随田教授的中医情怀，怀揣着济世救人的良苦用心，践行大医精诚的准则。

2018 年 7 月 1 日

目录 **Contents**

第一篇

成长心路

"凡大医治病，必当安神定志，无欲无求，先发大慈恻隐之心，誓愿普求含灵之苦"

他是全国卫生系统先进工作者、国家科技协会优秀科技工作者、学术学科带头人，享受国务院特殊津贴……

他获奖无数：中华中医药学会自然科学学术成果二等奖、三等奖，辽宁省自然科学学术成果一等奖、二等奖……

他发扬传承中医药文化，独创中医疗法，研制中医药剂，为无数患者解除病痛。

他管理医院，带动学会，促进学术交流和发展，造福无数患者。

他传道授业解惑，桃李满天下，全国各地都有他的学生，师承教诲，努力使祖国医学发扬光大。

他以仁为本、以德为先、廉洁行医，在祖国医学世界里锐意探索。

他的事迹曾被列入《世界优秀专家人才名典（中华卷）》。

他说：作为一名医者，要为国家、为社会、为人民做贡献。"凡大医者，为国为民"。

他这种虚怀若谷的大医风范赢得了人们的广泛赞誉。

他本身就是一本书，厚重、丰富，50年风雨岁月，记载着成就与殊荣，也记载着自省与自强，更书写了奉献与大爱……

他就是中华中医药学会肛肠分会会长、辽宁中医大师、中国中医药研究促进会肛肠分会会长、辽宁中医药大学附属第三医院田振国教授。

志存高远　救死扶伤　选择专业发扬传承

田振国出身于内蒙古自治区一个落后的贫困县，从小目睹亲人在缺医少药的环境下因阑尾炎去世的悲剧，让他下定决心学医并学以致用。带着家乡人民的重托，他进入辽宁中医药大学（原辽宁中医学院）学习，毕业后以优秀的成绩被留在附属医院从事管理工作。出于对中医这一民族瑰宝的热爱，让他在工作中不离临床；对患者切身处地的考虑，又让他选择了肛肠这一中国医学发展相对迟缓的专业深入研究。

据田振国教授回忆，20 世纪 80 年代前，由于卫生条件差、不良生活习惯等原因，肛肠疾病患者众多，有"十人九痔"的说法。但受旧观念影响，人们羞于去医院看肛肠疾病。从事肛肠医学的医护人员也饱受异样的眼光。但是他通过大量阅读文献了解到，中国历代名医古籍里都有医治肛肠病的方和药，他认为这门科学需要传承并发扬下去。

心系苍生　悬壶济世　历经数载屡创佳绩

在人类历史发展演进的漫长岁月中，中国人民曾以辛勤的劳动、卓绝的智慧创造了举世无双的中华文化，为人类奉献了光辉灿烂的文明瑰宝，中医药便是中华民族优秀文化宝库中的一颗夺目的明珠，也是中华文化的瑰宝和脊梁。

中医药经历了几千年的发展，逐步形成了完整的医学理论，具有丰富的临床经验，其成果在如今依然璀璨，保持着强大的生命力。

田振国于 1974 年毕业于辽宁中医学院，50 年的临床工作中，充分发挥中医药优势，不断探索痔疮、肛裂、肛周脓肿、肛瘘、直肠炎等肛门直肠疾病的中医、中西医结合治疗方式，得到了很好的疗效。特别是在中医药治疗结肠炎性疾病、便秘等疑难杂症上，田振国应用独特的治疗方法并取得良好的疗效，先后获得国家和省部级科研奖励 6 项，科研成果 22 项，出版学术著作 11 部，发表学术论文 60 余篇。他将自己的临床经验无私奉献给了肛肠学术界。

最重要的是，他治学严谨，提出了理论发展要随着社会的进步而不断创新。他在使用新的药品时总是要经过详尽的调查，例如在给患者使用一种新的药物前，他会查阅各种书籍，了解药物的成分，并深入制药企业考察，得知该药确有疗效，才放心使用。

在学术方面，田振国教授更是颇有建树。

1. 创立"宣通气血、寒热并用"治疗炎症性肠病的学术思想

该思想是针对大肠炎性疾病发病机制的重要环节予以阻断，尤其重视气血运行失常在该病中的地位和作用。病机上，认为无论外感邪毒，内伤饮食，抑或情志不遂等，最终都将导致肠中气机不畅，大肠传导失职，出现腹痛、泄泻、腹胀或便秘等症状，不利于浊邪从肠道排出，也影响肠道内和肠道血络的气血运行，肠中糟粕

与浊邪蕴结，壅阻肠络，气血留聚，郁而化热，热盛肉腐则成脓，故成肿疡；破溃则成溃疡；故见便黏液脓血，伤及血络则便血更甚。肠道气机不畅，腑气紊乱，下注大肠则里急后重。所谓"夹虚""夹热""夹寒"者，乃是因为气血瘀滞于肠络，导致肠络下部循行线上经气减退或衰竭，故下部循行线上所属器官功能减退、衰竭或紊乱；经络气血运行失常，导致肠络防御外邪的功能失常，而使寒热疫毒之邪乘虚侵入，即所谓"正气存内，邪不可干；邪之所凑，其气必虚"。刘河间说："行血则便脓自愈，调气则后重自除。"治疗上，采用通调气血、平调寒热、厚肠止泻之法。正是在这一观点的基础上，将宏观辨证与微观辨证相结合，将气血、脏腑、经络在该病发病中的作用融为一体，重视从肠道内及肠络气血运行的变化来阐述其病理机制。目前，该学术思想已被收入国家统编教材《中西医结合肛肠病学》，相关专著《大肠炎性疾病的诊断与治疗》获辽宁省政府科技进步三等奖，创新中药制剂"通腑宁颗粒"治疗溃疡性结肠炎项目获辽宁省政府科技进步二等奖。

2. 创立"以补为通，以补治秘"治疗慢性便秘的学术思想

田振国教授运用中医脏腑、经络、气血辨证理论，揭示了脏腑不和、三焦气涩、动力缺乏、气机不畅是形成便秘的基本原因。依据"小便属清道属气，大便属浊道属血"，肝藏血主疏泄。"肝脉绕后阴"，调肝以通达大肠脉络，充盈气血；"脾主运化"，理脾以达健运，充盈水谷精微；"肾主二阴"，司开合，强肾以助元气，增加排泄原动力；"肺与大肠相表里"，补肺以助百脉，强壮大肠功能，调节排泄，以助通畅等。建立"调肝理脾，补肺强肾，通腑导滞"的治疗法则，以及"秘而不通，通而不秘，扶本达标"的思想路线，在治疗上提出"以补为通，以补治秘"的新立论。并依据该学术思想创建院内制剂养荣润肠舒合剂，以补通塞，以补治秘。

3. 创新电子结肠镜下"硬化收缩"技术治疗大肠息肉

消痔灵注射液是用于治疗内痔的有效疗法，多在全国广泛应用，临床疗效显著。田振国教授经过潜心研究，将消痔灵注射术创新性应用于治疗大肠息肉，其作用机制是：通过向息肉基底部注射此硬化剂，使基底部组织硬化，阻断息肉的血液供应，从而达到息肉萎缩、硬化、脱落。此法在医院应用近30年，疗效显著、安全可靠。

4. 创新"分段结扎单纯内括约肌松解"技术治疗环行混合痔

田振国教授在环痔分段结扎术的基础上，结合临床实践创新将内括约肌松解。

于肛门左后或右后位分段处放射状切开皮肤，挑起外括约肌皮部和部分内括约肌，松解适度，修整切口呈"V"形，然后于各段结扎点及松解口处皮下注射长效止痛剂（复合美蓝或克泽普）。该创新具有防止术后肛门狭窄、减轻术后因括约肌痉挛引起疼痛等特点，避免了患者二次手术的痛苦。

田振国教授还研制出肛肠科院内制剂生肌止痛栓和止痛膏，广泛应用于临床，丰富了专科药物的使用种类和治疗范围。

5. 建立"以湿论治"理论治疗肛门瘙痒症

田振国教授认为肛门瘙痒症主要是感受湿热之邪所致，尤以肝经湿热为主因。认为足厥阴肝经经脉，循阴毛，绕阴器，络筋脉，若肝经湿热，可循经下注，阴滞于肛门肌肤而发瘙痒。故提出"以湿论治"理论治疗肛门瘙痒症，创立了多种方剂，广泛应用于临床多年，疗效显著。

6. 依据"经络、气血辨证"理论创立肛肠病术后辨证用药"十三方"

肛肠病经手术治疗后，在主要症状得到有效治疗的情况下，其术后创面恢复、全身状况调理、术后并发症的预防及处理都是肛肠科医生必须面临的临床重要问题。田振国教授结合多年临床经验，针对肛肠病术后创面恢复、全身机能调解、并发症处理等疑难临床问题提出自己的独特的中医治疗观点，概括提出肛肠病术后各类疑难问题的综合病因病机，为中医治疗提供辨证依据，为临床解决肛肠病术后各种疑难问题提供了更广阔的思路。

田振国教授综合病因病机包括以下 8 个方面：肌肤破伤，经络阻隔，气血耗损，机能障碍，热毒蕴结，腹气闭塞，心神扰乱，脏腑失和。

在分析病因病机的基础上，田振国教授辨证施治肛肠病术后各类疑难问题，集临床经验浓缩 13 首方剂如下：

（1）痔术后（外剥内扎、分段结扎）。治则：通经活络，散瘀消痛。方药：通利汤。

（2）肛裂术后（切除、松解、结扎）。治则：通便利湿，和血止痛。方药：清利汤。

（3）肛周脓肿术后（切开引流、切开挂线）。治则：解毒除湿，收敛排脓。方药：消利汤。

（4）肛瘘术后（切开搔刮、挂线）。治则：扶正利湿，收敛解毒。方药：扶利汤。

（5）大肠肿瘤、息肉切除术后（经腹/镜下）。治则：宽肠下气，行郁和血。方药：宽利汤。

（6）肛门湿疣术后（切除、激光治疗）。治则：泻热解毒，消斑除湿。方药：散利汤。

（7）湿疣、湿疹、瘙痒症熏洗方。治则：利湿解毒，祛风止痒。方药：外利汤。

（8）术后尿潴留。治则：行气利尿。方药：淋利汤。

（9）术后粪便嵌塞。治则：泻热通便，缓急止痛。方药：泻利汤。

（10）创面愈合迟缓。治则：补气生血，除湿收敛。方药：收利汤。

（11）术后失眠焦虑症。治则：补心安神，活血散郁。方药：安利汤。

（12）术后胃失和降（纳呆、满闷、气逆）。治则：补脾健胃，降逆止呕。方药：中利汤。

（13）术后肛门流粪水。治则：补气升阳，收敛固涩。方药：升利汤。

7. 创新"经肛闭式切除修补术"治疗直肠前突

以往治疗直肠前突多采用经阴道进行手术，但治愈率难以令人满意，远期疗效欠佳。田振国教授创新性提出采用经肛门进行闭式切除修补术方法治疗直肠前突是一种简单而安全的手术方法，其优点是：①手术方法简便，易于操作。②更直接接近括约肌上区，能向前折叠耻骨直肠肌，重建肛管直肠角。③不易出血，损伤少，术后并发症少。

8."穴位强化埋线"治疗慢传输型便秘

根据针灸原理，穴位强化埋线：通过中医经络学说，科学取穴，筛选出特殊的穴位，进行强化埋线，并且对药线科学处理、羊肠线用大黄煎液浸泡 1h，根据大黄泻下作用，把中药大黄泻下作用与穴位埋线法对穴位的渗透刺激作用结合在一起发挥综合效能。医用羊肠线（异性蛋白）埋线后产生组织反应，对特殊的穴位产生长期稳定的刺激量，从而使脏腑通达、气机顺畅，达到功能恢复、临床治愈的目的。"穴位强化埋线"是一种微创疗法，操作简便易行，便于推广。

磅礴前行　精益求精　打造肛肠专科医院

1958 年，辽宁中医学院附属医院成立肛肠科，1982 年扩展为院，并逐步发展壮大为今天的辽宁中医药大学附属第三医院（辽宁省肛肠医院）。伴随着半个世纪的术业传承，医院坚持"治好病、服好务、少花钱"的服务理念，逐步不断发展壮大，现已成为拥有开放床位 300 张的国家三级甲等中医专科医院。

早在 1997 年，时任医院院长的田振国教授就非常前瞻性地把医院发展的目光定位在了当时还不为其他医院所重视的重点学科、重点专科建设上来。他认为，未来医院的发展，学科建设是立院之本，专科建设是强院之基，二者互相补充，缺一不可，都必须放在医院发展的最重要的战略性位置来考虑。

在田振国教授的带领下，医院 1998 年成为首批辽宁省中医重点专科建设单位，2001 年至今分别获批国家中医药管理局首批"十五""十一五""十二五""十三五"重点学科建设单位；国家中医药管理局"十五""十一五""十二五""十三五"重点专科建设单位；2011 年，医院又成功获批国家临床重点专科建设单位；经过 10 余年的不懈努力，医院的两个"重点"带动了医院的整体发展，使医院由原来的一个肛肠科、肛肠分院逐步发展壮大，2004 年成为辽宁中医药大学的直属附属医院，2007 年更名辽宁省肛肠医院，2012 年，医院又以优异的成绩成为首批三级甲等中医肛肠专科医院，步入了又一崭新的发展旅程。

近年来，为满足患者就医需求，完善大学附属教学医院功能，医院在肛肠大专科基础上，又设立皮肤科、骨伤科、口腔科、中医内科、中医外科等科室。医院诊疗设备先进、服务功能完备、中医特色突出，形成了"大专科、小综合"医疗发展格局。

斗转星移，时光荏苒，田振国教授作为这所医院的老院长，重点学科、专科的学术带头人，为这所医院的发展倾注了全部的心血，他的战略性发展眼光，他的执着追求无一不证明了他的能力和胆识，正是在他的带领下，才有了辽宁省肛肠医院从无到有、从小到大、从弱到强的不断发展。

人才培养　发扬光大　名医传承桃李天下

人才是国家发展的战略资源，中医人才是中医事业发展的战略资源。考虑到中医传承亟待延续，肛肠学科人才匮乏，田振国将很大部分精力放在培养人才上来，多年来诲人不倦，殷殷教导，培养了一批又一批的优秀学生，现在他们都已经成为各自岗位的精英才俊。他常说："人才是中医最宝贵的财富。"

他告诫学生，中医文化讲究修养品质，先做人再做事，医生的天职就是悬壶济世。他以德服人，学生们也尊师重教。

2011 年，田振国名老中医药专家传承工作室正式成立，这是国家中医药管理局确定的全国名老中医传承工作室建设项目，工作室的主要任务是传承名老中医药专家学术思想和临床经验，培养中医药传承人才。

工作室自 2011 年获批建设，短期内完成了条件建设，按项目建设要求建立了田振国传承工作室临床经验示教诊室、名老中医药专家临床经验示教观摩室、名老中医药专家资料室，在场所安排、环境布置、物品摆放、工作程式等方面体现了中国传统文化元素。并购置了电脑、投影仪，安装了宽带网络，购置了摄录机、录音笔、优盘和移动硬盘等办公及教学设备。

工作室近几年共整理出了 5 种中医肛肠科优势病种并形成诊疗方案，包括痔疮、肛痈、肛裂病、久痢、便秘等。在国家中医药管理局下发的中医标准化项目《中医肛肠常见病诊疗指南》的编写中，医院牵头编写肛痈、肛裂病，并已出版发行。同时，牵头中医药管理局中药灌肠技术协作组，推进中医肛肠标准化建设，社会影响力较大。

近 3 年发表名老中医药专家学术思想相关论文 22 篇，其中 19 篇在核心期刊发表，占 86.4%。依据名老中医药专家学术经验整理的书稿，出版著作 5 部；书稿或著作学术水平高，学术影响力大。对名老中医药专家资料收集整理种类丰富，包括名老中医药专家医案、跟师笔记、跟师医案、读书临证心得。

到目前为止，工作室共整理田振国名老中医临床医案 60 份、教案 60 份、跟师笔记 240 篇、跟师医案 80 篇、记录经典读书笔记 16 篇。

工作室建设至今，共获批国家级及省部级科研课题 10 项，获省级以上科研成果 8 项，获得发明专利 2 项。

工作室传承队伍由 22 人组成，其中高级职称 10 人，占总人数 45.5%；中级职称 7 人，初级职称 5 人；22 人全部是本科以上学历，其中博士 6 人，硕士 14 人，硕士以上学历者占 90.9%；中医外科肛肠专业人数 18 人，占 81.8%。整个团队梯队结构合理，专业配置符合要求。工作室举办了 4 次国家级中医药继续教育项目，2 次省级中医药继续教育项目。

工作室制定了发展规划、工作措施及年度计划。工作室还建立了《田振国名老中医传承工作室管理办法》《田振国名老中医传承工作室经费管理办法》《辽宁中医药大学附属第三医院医师师承培养办法》等规章制度，明确岗位职责，规范日常管理，规范经费使用，营造加快传承工作的氛围和条件；建立了工作室建设档案，记录建设工作的实施进度和年度考核成绩等；建设资金专款专用，建立了经费管理制度。

作为国家中医临床重点专科、国家中医药管理局中医肛肠重点学科、重点专科学术带头人，田振国教授培养后备学科带头人6名。作为国家第四批、第五批全国老中医药专家学术经验工作指导老师指导国家高徒9名。

砥砺奋进　开拓进取　学会规模发展壮大

2007年，田振国教授当选首届中华中医药学会肛肠分会会长，2011年田振国教授又获得全票通过连任会长。其间，田振国会长竭尽全力推进学术交流，提高学术影响力，每年组织召开国内外学术会议，联合药企资源，比如好医生药业这些积极支持中医药肛肠事业发展的优秀企业，共同针对中医药肛肠事业的建设关键问题开展协作攻关。他明确提出了"建和谐学会，促学术发展"的学会工作理念和"省为基础，南北交流"学会的工作指导方针。

几年来，在中医肛肠队伍中200余名专家学者积极参与和努力拼搏下，目前我国中医肛肠领域已建立起6个国家临床重点专科，68个国家局级重点专科，14个临床重点专科，16个国家局级重点学科，20个重点专科协作组；起草并发布21个疾病的中医标准化指南和指南释义，已发布中医肛肠11个病种进入临床路径，参与国家中医专科等级医院评审标准和建设标准制定，评审确定中医肛肠3所三级甲等专科医院。在这些平台建成以及发展建设中，中医肛肠200余名专家分别担当评委、学术带头人、学科带头人、后备学术带头人。

田振国会长不断强化两地交流合作，促进了香港中医药肛肠学会的正式成立，推动了两地的中医肛肠学术交流和发展。2012年6月香港中医药肛肠学会正式成立。这是香港特别行政区卫生署批准的第一个中医药学会组织注册机构。通过学会组织的合作，对振兴两地文化发展、促进两地社会进步、促进特区民众观念转变、共同完成复兴大业都具有不可估量的作用。

最值得称道的是，2012年，田振国教授率领分会在全国范围内郑重开展了肛肠病流行病普查工程，以填补我国近 40 年肛肠病流行病学的历史空白。据了解，我国上一次的肛肠病流行病学调查距今已有近 40 年之久，原有的调查数据已经非常陈旧，与时代发展严重脱节，更不能为肛肠学科的医疗、教学、科研提供可靠、有效的数据支持，严重制约了我国肛肠学科的发展。田振国教授清醒地认识当前紧迫形势，决定与马应龙药业集团联手合作，发挥各省肛肠专业委员会作用，通过克服重重困难，开创性地发起了我国肛肠病流行病普查工程，为全面了解我国肛肠疾病的发病现状，掌握新形势下肛肠疾病发生、发展的一手数据，为制定相关卫生政策和策略、加强人群防治提供科学依据，做出分会应有的贡献。目前，该项工作除港、澳地区尚未开展外，国内三十几个省（直辖市）已经完成流调任务，共完成抽样调查人数 7 万余例，已完成统计、分析、输入任务，其普查结果再经相关专家论证后向全国进行行业发布。

此外，田振国教授还认真落实党的群众路线教育实践活动精神，积极整合肛肠学科科普资源，组织号召大家扎扎实实开展好科普教育活动。通过卓有成效的科普活动，让科普走进百姓生活，惠及广大人民群众，在田振国教授的领导下，学会近年举办科普活动 1526 次，参加人数 313 985 人次。使人民群众的健康意识不断增强，人民群众的科学素质普遍提高，为社会又好又快发展营造良好氛围，提供坚强科普支撑。

大医风范 立德树人 中医大师实至名归

田振国教授数年教书育人，桃李满天下；作为肛肠学科的专家学者，悬壶济世，治病救人，在国内外建立了很高的学术建树、声誉，具有一定的影响力，为国内外患者、同行所公认。

2016 年，经组织推荐、资格审核、同行评价和公示等评审程序，田振国教授获得辽宁省第一届"辽宁中医大师"荣誉称号。

作为医者，田振国教授从 18 岁起悬壶济世，医治全国各地患者数十万，得到全国各地患者的好评。

在田教授的从医生涯中，始终秉承着全心全意为患者服务的态度，处处体现出医者之心和仁爱精神，真正地做到对患者一视同仁。田教授的患者都有这样的感受：他总是能够耐心地听患者讲述完自己的病情，再开始耐心地发问、检查，态度和蔼亲切，在和患者交流的过程中，田教授总能循循善诱地疏导患者心中的郁闷及压力，无论对待什么身份的患者，都能设身处地为患者着想，能够牺牲自己的休息时间及时为患者解除病痛，许多外市甚至外省市的患者慕名而来找田教授看病。田教授教导学生："面对生命，作为医者来说，不能有丝毫怠慢和马虎，在具备高尚医德的同时，还要有精湛的医术。同时，与患者的沟通交流尤为重要，更要求我们用真心、细心、耐心对待每一名患者。真正地做到对待患者要有亲人般的温暖、朋友般的关心、医生般的责任。为了达到为了一切患者、为了患者一切、一切为了患者的目标不断历练自己，打磨自己。"正是田教授这种仁心仁术，每逢田教授出诊，全国各地慕名而来的患者总是排起长队。即使田振国教授外出开会时，也有患者慕名而至。

田教授多次应辽宁电视台《健康之路》、辽宁教育电视台、沈阳电视台《北方名医》、辽宁人民广播电台、沈阳交通台等栏目的邀请作健康专题讲座。他用平实的语言把健康知识带给百姓，是能拿手术刀、能开汤药的多面手，并多次被《共产党员杂志》《健康报》《辽宁日报》《沈阳日报》《沈阳晚报》、辽宁电视台、沈阳电视台等新闻媒体宣传报道。《辽宁日报》的头版头条曾以"田振国带出一所好医院"为题报道他的事迹及他曾领导的辽宁中医学院肛肠医院。在运用中医药治疗大肠炎性疾病、便秘、痔疮等肛肠科重点病种上，田教授立足于世界医学的发展前沿，多年来从具有特色、临床疗效突出到逐渐形成自己的学术流派。多次应邀出国会诊、讲学，诊治国内外危重病症4000多例。其事迹曾被列入《世界优秀专家人才名典（中华卷第一卷）》和《二十一世纪人才库》。

作为师者，田振国教授是讲政治的导师，坚决贯彻习总书记系列讲话精神，教育引领、立德树人，一贯强调做学问做事情必先做人，正因如此，他带出的学生、徒弟，都把品德修养放在首位，师生无不受到业内外好评。

作为会长，在他的领导下，肛肠学会由最初的不足百人发展为现在的1400余名成员，使大批学者脱颖而出，不仅规模空前，学会各项工作更是成绩斐然。

从医五十载，桃李半世纪。田振国教授致力于将祖国医学发扬光大，振兴中医肛肠专业。努力培养专门人才，从2000年至今，田振国教授培养了博士研究生4名，硕士研究生48名。现在他们工作在全国各地，都成为肛肠学科的骨干，把老师的学术思想发扬光大，并成为肛肠学科发展的中坚力量。尤其是田振国教授培养了3名中青年业务骨干成为代表性传承人，5名青年业务骨干成为主要传承人，在各自的传承方向取得了一定的成绩，并在各自工作领域成为中坚力量。

　　未来，田振国教授将带领肛肠学科继续为实现健康中国的伟大梦想做出更大贡献！

第二篇

学术研究

"宣通气血""寒热并用"治疗慢性溃疡性结肠炎

（田振国）

慢性溃疡性结肠炎以腹泻、腹痛、脓血便为主证，属"痢疾""泄泻""肠风""便血""脏毒"等病范畴。它以感受暑热、湿热、疫毒之气侵入胃肠为外因，以饮食不节、误食不洁之物，或多用肥甘厚味酿生湿热、下注大肠、伤害肠络为内因，其分型和治则颇多。笔者采取"宣通气血""寒热并用"之法治疗本病 50 例，现报告如下：

1. 宣通气血

祖国医学认为，"六腑以通为用"，大肠为六腑之一。《素问》说："大肠者，传道之官，变化出焉。"大肠有病则传道失常，出现泄泻痢疾，或因热灼津亏而见便秘、便闭等症。痢疾中的赤白痢、休息痢、久痢的症状，概括了本病的临床表现和发病特点。《玉机微义·带下门》论泻痢腹痛时说："泄泻腹痛，其症甚多，皆因内气郁结不行所致，理宜先行气散郁为先。"《注解伤寒论·辨少阴病脉证病治》说："少阴病，下痢便脓血者，可刺。下焦气血留聚，腐化则为脓血，刺之以利下焦，宣通气血。"

本病无论是感受外邪还是为饮食所伤，其机制都是在侵伤胃肠后引起气滞血瘀、经脉阻塞、气血留聚、瘀久化热、热伤肠络所致。瘀久化热，不通则痛；湿聚，则伤害中阳，秽浊留聚，肠络阻塞；瘀热腐化，则便下脓血；肠道气机不畅、腑气紊乱，则里急后重。所谓"夹虚、夹热、夹寒者，乃是气血阻滞，瘀久入络，正气所伤，邪气所凑，其气必虚"，寒热之邪势必乘虚而入。其根本仍在于气血瘀滞、阻塞、留聚、凝结之故。因此中医认为，"行血则便脓自愈，调气则后重自除"。《素问·至真要大论》说："疏其血气，令其条达，而致和平。"只有宣通气血、祛瘀生新、气血通畅、肠络无阻，才能止泻痢而洒陈六腑。

2. 寒热并用

《格致余论·通风论》说："气行脉外，血行脉中，昼行阳二十五度，夜行阴二十五度，此平人之造化也。得寒则行迟而不及，得热则行速而太过，内伤于七情，外伤于六气，则血气之运或迟或速，而病作矣。"《赤水玄珠·血·下血》说："下血……凡用血药不可单行单止，不可纯用寒凉。"因寒性凝滞，可使气血凝闭不通。如《素问·举痛论》说："寒气入经而稽迟，泣而不行，客于脉外而血少，客于脉中则气不通，故卒然而痛。"因而，本病无论初病还是久病，单用大寒大凉之药不仅不能收到好的效果，反而使病情加重。

反之，单用辛热药，亦属误治。热盛生风动血，迫血妄行，《素问·阴阳应象大论》说："阳胜则热。"阳主躁动而向上、火热之性，燔灼焚焰，亦升腾上炎。其伤于人，则见高热、恶热、烦渴、汗出、脉洪数等症；若扰乱神明，则出现心烦、狂躁妄动、神昏谵语。故不宜单用辛热之法，必须寒热并用，寒热平调，使血行而不越，血止而不凝，祛瘀生新。温补之法可使气血归经、邪毒外趋、安腑止泄而清痢。

笔者在采取"宣通气血""寒热并用"之法治疗本病时，运用标本兼治、通灌结合之原则，内服通腑止泄清痢汤（自拟方），配用通灌1号保留灌肠，收到较为满意的效果。

3. 典型病例

某女，32岁。腹痛、腹泻、脓血便一年半。经某医院诊断为慢性溃疡性结肠炎，多方治疗效果不显著。大便每日6~7次，内含脓血，里急后重，左下腹疼痛，喜暖喜按，小便清长，舌淡苔微黄，脉弦而尺微弱。

便常规：血样便。镜下红白细胞满视野。连续3次便培养48h无致病菌生长。

乙状镜、纤维结肠镜检查：整个结肠黏膜广泛充血，有散在小出血点，接触出血；40cm以下可见多处边缘不规则、大小、深浅不同的溃疡，表面有白色和带血渗出物；20cm处有多个假性息肉。经活体组织检查为纤维瘢痕。

X线钡灌肠，见乙状结肠袋消失，肠管僵直。

综合检查所见，诊断为溃疡性结肠炎，收入院治疗。入院后内服通腑止泻清痢汤每日1剂，通灌1号保留灌肠日1次。经治疗1周后，脓血便止，腹痛消失，饮食增加。续治55d，患者体重增加4kg，腹痛、腹泻完全消失。连续验便6次，无红、白细胞出现。乙状镜检，肠黏膜下血管网清晰，黏膜无水肿、无充血，溃疡面愈合。出院后6个月未复发。

（原刊于《中医函授通讯》1988年第3期）

二黄散治肛门湿疹瘙痒症 70 例

（田振国）

临床资料：本组 70 例，男 56 例，女 14 例；肛门周围湿疹 47 例，肛周皮肤瘙痒症 23 例；病程最短 20d，最长 6 年；其中伴有肛裂 30 例，混合痔 16 例，伴有肛瘘 3 例，肛门病术后 6 例，单纯肛门皮肤病瘙痒 15 例。

治疗方法：二黄散（自拟）。

药用：蒲黄 100g，硫黄 25g。共研细末，收瓶备用。蒲黄具有活血消肿、凉血、止痛、祛风除湿止痒作用，药理分析具有抑制真菌生长作用；硫黄燥湿祛风止痒，具有杀伤皮肤真菌，抑制大肠埃希菌作用，特别作用在皮肤及皮下间质效果更强。二药合用，有明显解毒、止痒、利湿、收敛作用，有促进溃破处修复皮肤作用。应用方法：肛门周围清洗后，用棉球或干纱布蘸药粉涂搽肛周皮肤湿疹或瘙痒处，涂药后用棉球或纱布压揉 1~2min，敷盖干纱布即可。早晚各 1 次，7~10d 为 1 疗程，一般 1~2 个疗程治愈。

疗效标准及结果。

治愈：肛周湿疹：肛周皮肤丘疹消退，皮肤颜色变淡，分泌物减少，自觉痛痒停止 42 例，占 89.4%；肛门瘙痒症：自觉奇痒症状消失，皮肤变正常颜色，增厚部分消退 16 例，占 69.6%。

好转：肛周湿疹：痛痒减轻，丘疹消退，分泌物减少，皮肤瘀血症状改善 5 例；肛门痛痒症：奇痒感减轻，增厚变白皮肤改变颜色 7 例。总有效率 100%。其中平均用药肛周湿疹 7 次，肛门瘙痒症 16 次。

（原刊于《辽宁中医杂志》1996 年第 1 期）

肛肠病术后并发症

（田振国　吴　斌）

手术作为肛肠疾病的一种治疗方法，在所有疗法中占有重要地位。然而，任何手术都会给患者带来一定的损伤，且由于患者的体质各异，病情有轻重缓急之分，手术也有大小不同的差别，因此一些患者手术后会出现并发症。

1. 疼痛

疼痛（pain）是大肠肛门疾病术后的主要反应之一，其疼痛的程度往往与手术部位和创伤的大小有关。

疼痛的原因主要有以下几方面：

解剖因素：齿线以下的肛管组织由脊神经支配，感觉十分敏锐，受到手术刺激后可产生剧烈疼痛，甚至可引起肛门括约肌的痉挛，导致肛门局部血液循环受阻，引起局部缺血而使疼痛加重。

排便刺激：由于手术切除了病变组织，形成创面，加之患者的恐惧心理和手术刺激，使肛管经常处于收缩状态，因而排便时的刺激可引发撕伤性的剧痛。此种疼痛又可加剧患者的恐惧心理，可使肛门括约肌在排便后长时间处于收缩状态，而致排便后的疼痛加剧。

其他反应或并发症影响：手术后由于创面渗出增加，再加之致病菌作用，可使局部产生炎症，也可引起疼痛。排尿障碍等并发症均可加重疼痛。

肛门直肠病术后疼痛的程度轻重不一。轻者仅感觉局部微痛不适，对全身无明显影响，重者坐卧不安、呻吟、身出大汗、影响饮食和睡眠。其性质有胀痛、灼痛、坠痛或跳痛等，可为持续性或间歇性。一般术后 24~48h 内较重，以后逐渐缓解。但受到刺激或损伤时如排便、换药等，可使疼痛一时性加剧。

术后创面局部发生充血水肿，因炎症刺激，患者自觉肛门部下坠不适，或有胀满感，因下坠往往引起便意而使排便次数增多，有时则欲便不解，或有里急后重感。治疗宜采用止痛、抗炎等对症处置。

2. 排尿障碍

大肠肛门病术后，尤其是肛门直肠病术后，发生排尿障碍（urinary disturbance）是临床较常见的并发症。多发于术后当日，也有持续几日者。发生排尿障碍的原因主要有：

（1）麻醉影响：腰麻或局麻效果不充分可引起尿道括约肌痉挛，反射性引起排尿障碍。

（2）手术刺激：手术操作粗暴，局部损伤过重，可引起肛门括约肌痉挛，产生排尿障碍。

（3）疼痛等因素：术后肛门疼痛是排尿障碍的主要因素之一，术后肛管内填塞纱布过多过紧，也可引起排尿障碍。

（4）心理因素：患者因恐惧手术而思想过度紧张，反射性引起排尿障碍。

（5）环境因素：个别患者不适应环境变化，如不习惯卧床排尿等。

症状轻者仅为排尿费力、排出不畅或呈点滴状；重者数小时内不能排出，发生一时性尿潴留，也有尿痛者，有时涉及下腹部。此外，部分患者术后虽数小时未能排尿，但检查膀胱并无充盈，此种情况并非排尿障碍，乃膀胱尿量尚少，待时常可自行排出。

3. 出血

肛肠疾病术后出血在临床上多见。如痔术后大出血等。肛门直肠病术后出血的原因较多，但以局部因素为主，较常见的有如下几种：①手术操作处理不当。②注射坏死剂时，药量或浓度过大，操作方法不正确，如注射过深或过高，腐蚀肌层血管，而在痔核脱落时，脱落创面发生大出血。③创口损伤感染等。④其他因素：某些血液病、高血压、动脉硬化、门脉高压症、免疫性疾病造成出凝血机制障碍等亦可引起术后出血。

肛门直肠疾病术后出血，根据出血时间、性质、出血量多少，可分为以下几种：按时间可分原发性出血和继发性出血。原发性出血发生于术后当日，主要因术中止血不良所致；继发性出血多发生于术后半月内，其中继发性大出血是一种严重并发症，目前采用的一些手术方法尚难完全避免。继发性大出血，其出血局部多不平坦，创面周边高突，黏膜游离。有时可触得黏膜游离之缝隙。

按出血流向的部位可分为向内出血和向外出血。向内出血即血液流入直肠和结肠。因肛门括约肌痉挛和填塞压迫的影响，使肛管阻塞，出血不能或不易流出，故向内流入直肠和结肠腔道。其初始因出血量少，患者无任何感觉。但随流入血量的逐渐增多，患者感到下腹胀满不适，欲排便或感觉肛门灼热。但当不能控制便欲而排便时，肠内积血迅速排出，血液多呈暗褐色并有黑色血块。此时因大量积血迅速排出，患者可觉心慌、头晕、四肢无力，甚至晕倒。其面色苍白、出冷汗、脉搏细数、血压下降。向内出血初期易于忽略，因出血未能及时制止，常使病情由轻转重，给患者造成严重危害。因此必须特别注意，密切观察病情变化，及时发现及时治疗。向外出血即血液由切口流出，浸染敷料衣物，患者可觉肛门灼热不适，或觉有水外流，呈阵发性或持续性。此类出血易于发现，可及时处理。

按出血量多少可分大量、中量和少量出血。前两者出血量多，病情较重，多为继发性也有原发性者，必须及时处理；后者出血量少，可为原发性或继发性，对全身无明显影响。大量急性出血，因出血量多而急，症状体征明显，严重时可出现休克；少量缓慢出血，因出血量少且速度缓慢，除向外出血可及时观察外，一般无明显症状体征。

4. 晕厥

晕厥（syncope）是一种突然发生的大脑组织一过性供血不足所引起的短暂意识丧失。在肛肠手术后，由于各种不良因素的刺激，某些患者可发生晕厥。晕厥虽多为一过性的，常不需特殊处理即可恢复，但因其发生时可导致意外伤害，故仍需积极防治。

5. 感染

肛肠病术后感染（postoperative infection of colon and anorectal diseases）是肛肠病治疗过程中较为常见的一种并发症，大多是在对肛门、直肠和结肠疾病实施手术或治疗时所引起的继发感染。原有的感染如肛周脓肿等不属此范围。肛肠病术后感染的确定应具备下列条件：①无感染性病变术后，或感染性病变感染灶彻底清除后，手术创面发生感染引发局部和（或）全身症状者。②原感染病灶，术中未彻底清除（如肛周脓肿切开引流术，术后即发生感染加剧，或非原有病灶的手术部位发生感染者）。③术后感染的菌种不同于术前，或术后创面有新菌种出现，这是术后是否感染最有价值、最可靠的诊断。

肛周和腹部的皮肤以及会阴部的毛发存有大量的细菌，这些细菌可以通过切开、穿刺以及其他任何破坏皮肤屏障的损伤，进入组织导致感染。而术后是否发生感染取决于患者的抵抗力、细菌的毒力和治疗方法等多种因素（手术适应证或手术时机把握不当，或手术方法错误、操作粗暴或术后抗生素应用不当等）。

肛肠病术后感染常有以下分类方法：①就其性质可分为特异性感染和一般性感染。②就其部位可分为腹腔感染和肛门及其周围感染。③就其程度可分为局部感染和全身感染。感染的病原微生物以细菌感染最常见，真菌及病毒感染较少，但由于胃肠营养及抗生素的应用等，近来真菌感染呈上升趋势，一旦发生较难控制，临床应加以重视。

肛肠病术后感染的特点：①以混合感染为常见。②方式以侵袭性感染为主。③肛门部术后感染一般起病缓慢，大多感染后数天症状逐渐明显。④若引发全身感染，则发作急，变化快，如调治不当，预后差。

6. 创口愈合迟缓

愈合迟缓（delayed healing of wound）是指手术后创口不能在相应的时间内顺利愈合而遗留未愈之创面，这是整个外科面临的棘手问题，肛肠科创口愈合迟缓亦较多见。近年来，现代医学对创口愈合的机制进行了大量研究，取得了重要进展，虽然某些成果已成功地应用于临床，但距临床广泛应用尚有一段距离。

影响创面愈合的常见因素主要有感染、缺血、血肿等，术后过早及频繁活动，换药、扩肛方法不当，粪便长期干结等均可影响创口愈合。因局部创口持续经受外伤而使张力升高；或因手术技术粗糙，赘皮等残留过多，坏死组织清除不彻底或留有死腔，结扎线头过长及异物残留等均可影响创口引流，为创口感染提供了机会。另外，手术切除组织过多，组织缺损严重，创面再生能力减低，亦是重要因素之一。此外，肠道内排出刺激性分泌物，如慢性溃疡性结肠炎、克罗恩病、绒毛乳头状瘤、家族性息肉病、肠瘘等，蛲虫病、滴虫病、肛门湿疹等也可影响创口愈合。

患者的主要症状为创口长期不愈合。创面可表现为分泌物较多，肉芽组织水肿，创面苍白、紫黑等。

7. 休克

休克（shock）是人体有效循环血量锐减的反应，是组织血流灌注不足所引起的代谢障碍和细胞受损的病理过程，也是肛肠科术后严重并发症之一。

感染性休克可见于肛肠病术后继发严重感染者，失血性休克多见于直肠癌手术所致的盆腔大出血后，也可见于内痔结扎、注射枯脱痔疗法后。

在临床上据其病史及典型的症状和体征，休克诊断一般并不困难。重要的是在诊断及治疗过程中对休克患者的监测，它既可以进一步肯定诊断，又可以较好地判断病情和指导治疗。

8. 肛管皮肤缺损

肛管皮肤缺损（defect of anal canal skin）又称痔环切后遗黏膜外翻（mucous extro-version after whitehead operation），多为痔环切术后的并发症，也有先天性者。

在我国，随着中西医结合治疗痔核手术方法的逐渐推广，痔环切术已逐渐废弃。但既往采用痔环切术后遗肛管皮肤缺损的患者仍存在该后遗症的痛苦。

肛管皮肤缺损的临床表现有：

（1）分泌物刺激：由于黏膜外露肛口，黏液粪便等经常溢出肛外，浸及皮肤，使皮肤充血肿胀，甚或形成湿疹，而致瘙痒。患者经常以卫生纸敷于肛门并戴卫生带，甚为痛苦。国外曾将此称为 Whitehead 肛门。

（2）便血：一般便血较少，或手纸擦到血。如发生新的痔也可滴血或射血，血色鲜红，便血时无疼痛。便秘时便血可加重。

（3）脱垂：痔环切术后时间较长时，原外露肛门的平坦黏膜又膨隆突起，甚或形成痔核样团块，经常脱垂在肛外不能还纳。

（4）大便失禁：因痔环切术切去一定范围的黏膜和皮肤组织，使排便反射受到一定影响，再加上肛门瘢痕环形成，收缩力较差，致使发生大便失禁。从病因学来说，此为痔环切后遗症之一。

（5）肛门狭窄：个别环切术患者可发生肛门狭窄，排便不畅。

9. 粪便嵌塞

粪便嵌塞（fecal impaction）是便秘的一种特殊形式，它是指大量坚实的粪块聚积在直肠之内，依靠患者的能力已无法自行排出，往往不得不求助于他人用手指挖出才能解除痛苦的一种肛门直肠生理紊乱状态，大多数属于并发症，而不是原发性疾病。

临床上，粪便嵌塞多见于虚弱的老年人，手术后长期卧床休息、慢性病患者以及长期使用泻药的患者。平时无排便规律几乎是所有患者的特点。

　　严重病例，嵌塞粪便可延伸进入乙状结肠。直肠可并发含粪性溃疡，一旦穿孔，可造成急性腹膜炎。有些患者可并发直肠大出血。因此，对粪便嵌塞应进行及时和妥善的处理，以免造成不良恶果。

（原刊于《中国实用内科杂志》2000 年第 10 期）

治秘新法探析

（田振国）

便秘是临床常见症状，可见于多种疾病中。从病理学而言，可由情绪紧张、忧愁焦虑引起皮层和自主神经紊乱导致；肠道运动迟缓，内分泌失调导致；肠道运动亢进，副交感神经异常兴奋，肠道痉挛性收缩导致；肠道受到的刺激不足，如饮食过少或食物中纤维和水分不足导致；排便动力缺乏，如年老体弱、久病、产后致使膈肌、腹肌、提肛肌收缩力减弱导致；肠壁应激性减弱，如腹泻或久服泻药导致；铅、砷、汞、磷中毒，如长期服用碳酸钙、氢氧化铝、阿托品、普鲁本辛等导致；水电解质失调，如失血、发热、呕吐、下利等导致。从形态学而言，多由直肠前突、直肠内套叠、会阴下降、盆底肌痉挛、耻骨直肠肌痉挛肥厚、孤立性直肠溃疡导致。但在治疗上，无论是药物治疗，还是手术治疗效果均不理想，而许多患者因手术造成更加严重的便秘出现。因此，针对本症仍有待于积极探索，深入研究，总结经验，争取有所创新、有所突破。

1. 创新思路

中医学根据本症不同的病因病机将其分为 4 型：即胃肠燥热型、气机阻滞型、阴亏气虚型、阳虚寒凝型与痰湿阻滞型，且有风秘、热秘、气秘、阴结、脾约等病名。但正如《景岳全书·秘结》析言："此其立名太烦，又不确据，不得其要，而徒滋疑惑，无不为临证之害也。"故笔者运用中医脏腑、经络、气血辨证理论。揭示便秘发病的根本原因在于动力缺乏，气机不畅，而建立"以补为通，以补治秘"新法。确立调肝理脾，补肺强肾，通腑润肠的治疗法则，经过近 20 年临床实践，收到了较为理想的效果。

2. 组方机制

"肝脉绕后阴"，调肝以通达大肠脉络。"小便属清道属气，大便属浊道属血"，肝藏血主疏泄，调肝以充盈气血。"脾主运化"，理脾以达健运，充盈水谷精微。"肾主二阴"，司开合，强肾以助元气，增加排泄动力。"肺与大肠相表里"，补肺以助百脉，强壮大肠功能．调节排泄，以助通畅。

3. 方药组成

自拟扶本润肠舒，药用：决明子 30g，当归 20g，柴胡 20g，桃仁 15g，厚朴 30g，枳壳 20g，槟榔 20g，莱菔子 30g，肉苁蓉 30g，牛膝 20g，杏仁 15g，瓜蒌仁 30g，黄精 30g。

4. 方解

决明子，入肝经，"足厥阴肝家正药"，清肝利水通便，主治习惯性便秘"。柴胡，入肝胆经，《神农本草经》言"主心腹肠胃中结气，饮食积聚，寒热邪气，推陈致新"，疏肝，和解表里，治胸满胁痛，下利脱肛。当归，入心、肝、脾经，补血和血，润燥滑肠，治肠燥便难，赤痢后重，痈疽结聚。桃仁，入肝、大肠经，破血行瘀，润燥滑肠，主治血燥、便秘。《医学启源》言："治大便秘结""治老人虚秘""缓肝散血"。四药合用，强助肝气，调肝助血，以补后阴之动力。厚朴，入脾、胃、大肠经，温中下气，燥湿消痰，治胸腹痞满胀痛，宿食不消，寒湿泻痢，温降散滞。枳壳，入脾、大肠经，破气消积，治胁胀食积。《本草纲目》言："健脾开胃，调五脏、下气、止呕逆，利大小肠，亦治便秘、脱肛"。槟榔，入脾、胃、大肠经，破积下气，引水，治食积，脘腹胀痛，泻痢后重。《本草纲目》言："除一切风，下一切气，宣利五脏六腑壅滞，破坚满气，除痰结"。莱菔子，入脾、胃经，下气，消食，食积气滞，胸闷腹胀，下利后重，利大小便，助肺治喘，四药合用，理脾行气，助阳散结，强散精气，助脾之运化水谷之功能。肉苁蓉，入肾、大肠经，补肾、益精、润燥、滑肠，治血枯便秘。《神农本草经》言："主五劳七情，补中、养五脏、强阴、益精气"；牛膝，入肾经，散瘀血，消癥瘕，补中续绝，助十二经气，治心腹诸痛，疗脐下坚结。《本草经疏》言："牛膝走而能补，性善下行"。两药合用，强肾益气，助元阳利二阴，通二便。黄精，入肺经，润心肺，补宗气，《本经逢原》言："黄精，宽中益气，调和五脏，肌肉充盛，补髓强肾"。杏仁，入肺、大肠经，助肺润肠，下气温便，《药性论》言："治腹痹不通，心下急满痛，除心腹烦闷，疗久病大肠爆结不利"。瓜蒌仁，入肺、大肠经，润肺、散结、滑肠，治结胸、便秘、肺燥热渴、大便秘。《饮片新参》言："瓜蒌仁，清肺、化热痰、润肠通大便""治老年或病后之肠结便秘"。三药合用，润肺助气，调和百脉，下利大肠。大黄，入胃、大肠经，泄热毒，破积聚，行瘀血，治实热便秘，谵语发狂，食积痞满，荡涤肠胃，推陈致新，通利水谷，调和化食，安和五脏，活用大黄，以疗顽固之秘疾，实用大黄，虚用酒大黄。诸药合用，共奏调肝理脾、补肺强肾、通腑润肠之功效，以达扶本润肠，以补治秘之目的。

（原刊于《辽宁中医杂志》2003 年第 1 期）

通腑宁颗粒治疗结肠炎性疾病解析

（田振国 柳越冬）

通腑宁颗粒原名为加味通腑汤，由胡黄连、黄柏、滑石、芦根、天花粉等 13 味中药组成，具有通调气血、平调寒热、厚肠止泻功能，主治慢性非特异性结肠炎性疾病。

该药自 1991 年起在辽宁中医肛肠医院作为院内制剂使用，治疗各种慢性非特异性结肠炎性疾病，疗效满意。经临床采用通腑宁颗粒治疗湿热型慢性非特异性溃疡性结肠炎 120 例的观察发现，总有效率达 96.67%，且对不同性别、不同年龄、不同病程、不同病情和不同病变范围的此型患者均有治疗效果。通腑宁颗粒对此型结肠炎的主症腹泻、腹痛、腹胀有较好的治疗作用，且连续服药 30d 未发现任何不良反应。通腑宁颗粒还可修复损伤的肠黏膜，使患者大便检查中的红、白细胞明显消失，使其纤维结肠镜和病理检查所见的肠黏膜充血、水肿、溃疡、出血、糜烂、血管走行不清等明显改善或恢复。

1999 年，在保持原方药物构成不变和剂量配比不变的情况下，其剂型改为颗粒剂，并申报国家三类中药新药。

1. 结肠炎性疾病的病因病机

慢性非特异性结肠炎性疾病在中医学称之为"泄泻""痢疾""肠癖""滞下""腹痛"等。患者由于先天禀赋不足，后天脾胃功能不健，在感受外邪、饮食所伤，抑或情志不遂等情况下，经各种病理变化，最终导致肠中气机不畅，大肠传导失职，进一步发展为肠中糟粕与浊邪蕴结，壅阻气血，损伤血络，甚而肉腐成脓；日久则脾肾阳虚，浊邪积甚，淫害肠腑，终致正虚邪恋，病程缠绵，反复发作。临床表现以脾虚为本，湿热为标，血瘀为局部病理损害，并且贯穿疾病全过程。

2. 通腑宁颗粒组方依据及方解

2.1 组方依据

依据中医学"腑病以通为用，腑疾以通为补"的学术思想，笔者总结多年的临床经验，研制出了通腑宁颗粒。通腑宁颗粒以厚朴为君药，木香、延胡索、吴茱萸为臣药，胡黄连、黄柏、滑石、芦根、天花粉、白芍、山楂、麦芽为佐药，甘草兼司佐使之职。诸药合用，充分体现君、臣、佐、使间的协同作用，寒热并用，寒热平调，而达通调气血、厚肠止泻之功。主治腹泻或腹泻与便秘交替、腹痛、腹胀、黏液血便和里急后重等症。

2.2 方解

2.2.1 君药：方中厚朴苦辛温，入脾、胃、肺、大肠经，其辛能散结，苦可燥湿，温能祛寒，疗"腹痛胀满，泄痢"（《名医别录》）之疾，长于行气、燥湿、消积，以治实胀为主，为消除胀满之要药。凡气滞、湿阻、食积所致胀满均适宜。方中同时配以甘草，寓攻于补，更为妥善，为方中君药。

2.2.2 臣药：木香辛苦温，归脾、胃、大肠、胆经，其气味芳香而辛散温通，擅长于调中宣滞，行气止痛，"专治气滞诸痛"（《本草求真》），为泄泻、腹胀、里急后重之证的常用之品。延胡索辛苦温，归肝、脾经，长于理气止痛。吴茱萸辛苦热而入脾、胃诸经，辛主行散，苦能燥湿，故有"下气止痛"（《本经》）之功，主"腹内绞痛"（《名医别录》），"吐泻腹痛"（《药性论》）。以上3味药侧重于理气止痛。

2.2.3 佐药：胡黄连苦寒，入肝、胃、大肠经，乃清热燥湿之佳品。"善除湿热，故主久痢成疳及冷热泄痢，厚肠胃"（《本草经疏》），"清导下焦湿热，其力愈专"（《本草正义》）。黄柏苦寒，入肾、膀胱经，功擅清热燥湿，主"肠胃中结热"（《神农本草经》），"泄己土之湿热"，故"调热痢下重"（《长沙药解》），治湿热泄泻。滑石甘寒，归膀胱、肺、胃经，有清热祛湿利尿之功，使湿热之邪由小便而解（《本草再新》）。芦根甘寒，入肺、胃经，也为清热利尿之剂，可导湿热之邪由水道而除。天花粉苦微甘、寒，入肺、胃经，用于痈肿疮疡，热毒炽盛，有清热泻火、排脓散肿的功效，有利于溃疡的恢复。白芍苦酸微寒，入肺、脾经，能"止热泻"（《本草正义》），除"肠胃湿热"（《药品化义》），"为腹痛之主药"（《本草正义》）。此6味药相伍为用，力主清热燥湿，更助君臣药之力。山楂酸甘微温，入脾、胃、肝经，为消肉食积滞要药，又可活血化瘀，用于食滞不化，泻痢腹痛。麦芽甘平，入脾胃经，"消化一切米面、诸果食积"（《本草纲目》）。山楂、麦芽合用，可消各种食积，以减轻脾胃及肠道负担。此2味药相得弥彰。

2.2.4　使药：甘草甘平，归脾、胃诸经，能缓急和中，与苦酸微寒的白芍合用，即为芍药甘草汤，是酸甘相伍、缓急止痛的最佳组合；甘草又能调和诸药，在方中兼司佐使之职。

3. 通腑宁颗粒的应用特色

慢性非特异性结肠炎性疾病的治疗常法为：急性发作期采用清热燥湿之法，缓解期补脾益气，配合活血化瘀法以提高临床疗效或控制其发作。任何疾病的最佳治疗无疑是针对病因的治疗，而专方专药辨病论治不仅不是对辨证论治的一种否定，反而是对辨证论治的一种补充，是辨证论治的特殊的表现形式。

笔者从临床发现，无论外感邪毒，内伤饮食，抑或情志不遂等最终都将导致肠中气机不畅，大肠传导失职，出现腹痛、泄泻、腹胀或便秘等症状。这不仅不利于浊邪从肠道排出，也影响肠道内和肠道血络的气血运行。肠中槽粕与浊邪蕴结，气血留聚，郁而化热，热盛肉腐则成脓，故成肿疡；破溃则成溃疡，故见便黏液脓血，伤血络则便血更甚。肠道气机不畅，腑气紊乱，下注大肠则里急后重。所谓"夹虚""夹热""夹寒"者，乃是因为气血瘀滞于肠络，导致肠络下部循行线上经气减退或衰竭，故下部循行线上所属器官，功能减退、衰竭或紊乱；经络气血运行失常，导致肠络防御外邪的功能失常，而使寒热疫毒之邪乘虚侵入，即所谓"正气存内，邪不可干；邪之所凑，其气必虚"。刘河间说："行血则便脓自愈，调气则后重自除。"笔者在继承刘河间这一观点的基础上，依据"腑病以通为用，腑疾以通为补"的中医学理论，将宏观辨证与微观辨证相结合，将气血、脏腑、经络在该病发病中的作用融为一体，尤其重视肠道内及肠络气血运行的变化。

慢性非特异性结肠炎性疾病有反复、急性发作的特点，正是湿热为患的典型表现。因此，治疗慢性溃疡性结肠炎切忌妄投温补之剂，以酿成恋邪助邪之误，故而通腑宁颗粒在重用行气止痛之品的同时，亦应用清热燥湿之品，重在祛邪，力求尽除。本证便血虽为热伤肠络，迫血外溢所致，但治疗上却不可纯用寒凉。因寒性凝滞，可使气血凝闭不通，而必须寒热并用，寒热平调使血行而不越，血止而不凝，祛瘀生新，安腑止泻而清痢。中医学认为，"六腑以通为用"，只有宣通气血，祛瘀生新，气血通畅，肠络无阻，邪毒趋散，才能止泻痢，清腑气，疏营血而洒陈六腑。通腑宁颗粒的组方正是寒热并用，寒热平调，而达通调气血、厚肠止泻之功的。

　　选用胡黄连而不用黄连是本方的一大特点。此乃遵《本草正义》所云："按胡黄连之用，悉与川黄连同功。唯沉降之性尤速，故清导下焦湿热，其力愈专，其效较川黄连为捷。"屡验临床，此言不妄。

（原刊于《中国中医药现代远程教育》2004 年第 2 期）

先天性巨结肠的诊断和治疗

（田振国　孟　强　凌光烈）

先天性巨结肠约每5000个新生儿有1例发病。病因为孕后4~12周神经节细胞自始至尾移行穿过神经嵴失败，导致神经节细胞在全部或部分结肠缺失。远端结肠长度的变化不能缓解症状，随着时间变化导致结肠梗阻。无神经节段常常开始于肛门并向近端延伸。短段型疾病最常见，病变限制在结肠的直乙交界区以内。长段型疾病可跨过此区域，影响到全结肠。全小肠和大肠均累及的罕见。大多数人在婴儿期发病，早期诊断可避免并发症。加以恰当的治疗，大多数人可过正常成人的生活。

1. 流行病学

先天性巨结肠的发病是多因素的，可能是家族性的，也可能是自发的。男孩的发病率高于女孩。8号染色体与先天性巨结肠的发病有关，但是绝大多数病例并未表现为家族性。当前研究主要集中在染色体10q11.2。携带这个发病基因的先天性巨结肠与多发性内分泌腺瘤综合征ⅡA型（如甲状腺管道样癌和肾上腺肿瘤）被联系起来。目前的研究正在评价通过筛分这种突变来预测患多发性内分泌腺瘤综合征ⅡA型的风险。

先天性巨结肠也与神经系统、心血管、泌尿外科和胃肠的异常相关联。Down综合征是最常见的与之相关的染色体异常疾病，大约占10%的患者。与先天性巨结肠相关的其他疾病包括先天性耳聋、脑积水、膀胱憩室、麦克尔憩室、肛门闭锁、室间隔缺损、肾缺损、隐睾症、成神经细胞瘤、翁丹呼吸困扰。

2. 临床表现

症状范围从新生儿肠梗阻到大龄儿慢性进行性便秘（表1）。大约80%的婴儿在生命最开始的几个月患有肠运动障碍、厌食和进行性腹胀。超过90%的婴儿在出生后24h内难于排出胎粪。但是，其他导致这种延迟的病因也必须考虑进去（表2）。

由功能性结肠梗阻导致的突发的、罕见的结肠运动是患有先天性巨结肠婴儿的常见症状。直肠指检提示肛门括约肌紧张，同时突然排出大量便和气。尽管大多数患者在婴儿和高龄儿童时表现出症状，然而一些患者可能到成人后才出现症状。高龄儿童的常见症状包括慢性进行性便秘，反复发生粪便嵌塞，生长发育迟缓和营养不良。有 1/3 的先天性巨结肠患者表现为小肠结肠炎相关性腹泻，而不是便秘。

表 1　巨结肠的临床症状

婴儿	大龄儿
胆汁性呕吐	无便或溢流性便失禁
小肠结肠炎相关性腹泻	慢性进行性便秘，常在婴少期开始
出生后 24h 内胎粪排出障碍	不能生长发育
罕见、突发的结肠运动	粪便嵌塞
排便困难	营养不良
黄疸、厌食	进行性腹胀
营养不良、进行性腹胀	

表 2　导致新生儿胎粪排出障碍的相关疾病

诊断	患病率	检查所见
胎粪性栓塞（或便秘）综合征	1/（500~1000）	胎粪性便秘
囊性纤维病相关胎粪性肠梗阻	1/2800	出生后腹胀，囊性纤维病
先天性巨结肠	1/5000	见表 1
肛门直肠畸形	1/（4000~8000）	肛瘘或无肛
左小结肠综合征	罕见	脾曲处有过渡区
神经节细胞减少症	罕见	有过渡区
神经源性肠道发育不良	罕见	巨结肠，神经节细胞异常

若小孩成长超过 12 月，或出生后 24h 内不能排出胎粪，或表现为生长发育迟缓，或无溢流性便失禁或污便，或相对空虚的直肠与紧张的肛门括约肌，就易于在功能性便秘和先天性巨结肠之间进行鉴别。症状可能在先前使用灌肠、缓泻药和调整饮食后再发。

3. 诊断

影像检查可以帮助诊断先天性巨结肠。腹平片可显示小肠或近端结肠扩张。钡灌肠对出生后 3 个月和全结肠患者不能辅助诊断。在扩张过程开始后，病变部位的结肠显示正常，而相对近端的结肠扩张。在对比灌肠影像中可见到"过渡带"。对患有小肠结肠炎的患者应避免使用钡灌肠法，以免发生穿孔的危险。肛门测压证明内括约肌失迟缓至直肠扩张。钡灌肠和肛门测压在敏感性和特异性方面较接近。

直肠吸引活检术可明确诊断。这种方法可以观察到神经节细胞缺失而神经干存在。典型的患者应建议其到儿外科或胃肠外科取活检，同时，临床医生应制定合适的随访。活检的部位应至少在齿线上 0.6cm，因为远处的直肠常没有神经节细胞。如果没有发现神经干细胞，应进行深层活检。

4. 治疗

在先天性巨结肠确诊后，需要进行外科治疗。临床医生应该保持和患者家属进行沟通。术前连续的直肠冲洗有助于缓解肠压力和预防小肠结肠炎。对患有短段型先天性巨结肠而结肠没有扩张的健康新生儿，可以采用回肛吻合进行治疗。如果小儿有先天性巨结肠相关性小肠结肠炎或结肠严重扩张，结肠切除术可在几个月后小儿全身状态恢复后进行。拖出式手术可在结肠造口术后 4~6 个月后进行。

拖出式手术存在几种形式。并发症发生率为 4%~16%。Swenson's 手术切除直肠，牵拉健康有神经节的结肠与肛门吻合。更新的技术（如 Duhamel 手术、Soave 手术）保留了直肠和膀胱的复杂神经分布。在 Soave 术后几个月内对吻合口进行扩张是必要的，以防止狭窄形成，这项工作孩子的父母在家里就可完成。所有这些手术成功率均较高，死亡率较低。

一些外科医生对患有短段型先天性巨结肠的新生儿采用经肛一期 Soave 手术，避免了腹部切口和结肠造口。由于随访时间较短，尚不能得出研究结论。

5. 随访

除外要早期诊断和迅速安排治疗，临床医生还要参与监护术后并发症和提供咨询以及患者家属的自助策略。

5.1　并发症

一般来讲，治疗先天性巨结肠不会发生并发症。但是有超过 10% 的人会发生便秘，有不足 1% 的人发生失禁。小肠结肠炎和结肠破裂是与该病相关最严重的并发症，也是导致该病相关病死率的最常见诱因。患先天性巨结肠的婴儿有 17%~50% 会发生小肠结肠炎。主要的原因是肠梗阻和无神经节肠管。对外科术后婴儿应持续密切监视小肠结肠炎数年，因为有报道感染在 10 年后发生。但是，多数术后小肠结肠炎在回肛拖出吻合术后 2 年内发生。

先天性巨结肠患者患小肠结肠炎（表 3）的早期症状包括腹胀，恶臭味，水样便，乏力和厌食。每日数次直肠冲洗和应用抗生素治疗常有效。中度患者可口服甲硝唑。更严重的疾病应该经静脉应用广谱抗生素和直肠灌洗。直肠灌洗目的是用乳胶管向结肠内导入生理盐水以排出结肠内的便和气。盐水的用量是每千克体重 10~15mL，使用的管子应保证极其柔软，允许的排空增量是 10~15 mL。

表 3　先天性巨结肠相关性小肠结肠炎

早期	晚期
腹胀	呕吐
恶臭味，水样便	发烧
乏力	便血
厌食	休克致死

5.2　咨询

在诊断和术后，应该忠告患者家属进食高纤维素饮食的重要性。因为便秘和肠阻塞有增加小肠结肠炎的风险。另外，应该观察患者是否具有与先天性巨结肠相关性疾病，以及忠告患者的父母该患者的同胞也有患该病的风险。除此以外，还应该给患者提供获取更多信息的渠道和能为之提供服务的人。

（原刊于《中华中医药学会肛肠分会换届会议暨便秘专题研讨会论文专刊》2007 年第 2 期）

辽宁中医药大学肛肠医院
功能性便秘的诊治暂行规范

（田振国）

1. 功能性便秘的诊断标准

参照功能性胃肠病的罗马Ⅲ诊断标准。

1.1　功能性肠道疾病中的功能性便秘

（1）必须满足以下 2 条或多条：①排便费力（至少每 4 次排便中有 1 次）。②排便为块状或硬便（至少每 4 次排便中有 1 次）。③有排便不尽感（至少每 4 次排便中有 1 次）。④有肛门直肠梗阻和（或）阻塞感（至少每 4 次排便中有 1 次）。⑤需要用手操作（如手指辅助排便、盆底支撑排便）以促进排便（至少每 4 次排便中有 1 次）。⑥排便每周少于 3 次。

（2）不用缓泻药几乎没有松散大便。

（3）诊断 IBS 的条件不充分。

＊诊断前症状出现至少 6 个月，近 3 个月满足以上标准。

1.2　功能性肛门直肠疾病中的功能性排便障碍

（1）患者必须满足功能性便秘的诊断标准。

（2）在反复尝试排便的过程中，至少满足以下 2 条：①球囊逼出实验或影像学检查存在排出障碍的证据。②测压法、影像学检查或肌电图显示盆底肌肉不协调收缩（如肛门括约肌或耻骨直肠肌），或基础静息状态下括约肌压力松弛小于 20%。③测压法或影像学检查发现推进力不足。

（3）功能性排便障碍包括不协调性排便和排便推进力不足两类：①不协调性排便：在反复尝试排便时，盆底肌肉不协调收缩，或基础静息状态下括约肌压力松弛小于 20%，但有足够的推进力。②排便推进力不足：在反复尝试排便时，推进力不足，伴或不伴有盆底不协调收缩或基础静息状态下括约肌压力松弛小于 20%。

1.3　新生儿和婴幼儿功能性疾病中的功能性便秘

年龄≤4 岁的新生儿至少满足以下 2 条，持续时间达 1 个月：①每周排便 2 次或少于 2 次。②排便动作训练后每周至少出现 1 次大便失禁。③有大便潴留病史。④有排便疼痛和费力史。⑤直肠内存在大量粪便团块。⑥大块粪便曾堵塞厕所。伴发的症状可能包括易激惹、食欲下降和（或）早饱，随着大量粪便排出，伴随症状立即消失。

1.4　儿童和青少年功能性疾病中的功能性便秘

年龄≥14 岁不符合 IBS 诊断标准的儿童必须满足以下 2 条或多条：①每周在厕所排便≤2 次。②每周至少出现 1 次大便失禁。③有保持体位或过度克制排便病史。④有排便疼痛或困难的病史。⑤直肠内存在大粪块。⑥大块粪便曾堵塞厕所。

＊至少诊断前 2 个月满足上述标准，每周至少发作 1 次。

2. 功能性便秘的临床治疗规范

2.1　治疗原则

采用中西医结合的阶梯式治疗原则，从改变生活方式和饮食习惯入手，依次选用中药、促动力剂、容积性药物、渗透性泻剂、刺激性泻剂以及灌肠剂，同时辅以生物反馈排便行为治疗、针灸、按摩等方法。

2.2　治疗方法

2.2.1　改变生活方式和饮食习惯：加强科学的生活管理，保持良好的精神及心理状态，注意高纤维膳食的摄入，足量饮水，养成按时排便的好习惯，参加适当的体育锻炼等，还可进行腹式呼吸锻炼或摩腹。

2.2.2　中药治疗。

治法：调肝理脾健胃，补肺强肾养心，通腑润肠通便。

处方：养荣润肠舒为基础方（辽宁中医药大学肛肠医院院内制剂，田振国提供）。

药用：黄精 30g，桃仁 10g，杏仁 10g，瓜蒌仁 30g，肉苁蓉 30g，当归 20g，郁李仁 30g，草决明 30g，柏子仁 20g，陈皮 15g，枳壳 15g，甘草 10g。

方解：方中黄精、肉苁蓉、当归补气养阴，益肾润肠；杏仁、瓜蒌开肺润肠；草决明清肝润肠；桃仁、郁李仁、柏子仁、甘草健脾润肠；陈皮、枳壳行气运肠。通过补气、行气而达治秘之功。

辨证加减：临床应用可以根据实际情况在养荣润肠舒合剂基础上加减应用。

（1）气虚秘：体弱头晕，气短汗出，大便不干而努挣难下，便后乏力者为气阳不足，加柴胡 10g，党参 10g，或黄芪汤益气润肠。

（2）血虚秘：体弱、面色苍白，舌质欠津，大便干燥为阴血不足，加当归10g，白芍15g，玄参30g，熟地30g。

（3）热秘：口臭溲赤，便干如球为腑实，加生大黄6g，厚朴10g，玄明粉（冲）6g。或大、小承气汤加减，以急下存阴，或脾约麻仁丸、更衣丸等清润苦泻。

（4）阴虚秘：心烦口干，咽喉肿痛，便无所苦为阴津不足，加沙参30g，麦门冬10g，天花粉30g，或增液承气汤补泻兼施，或五仁丸养阴润燥。

（5）气秘：胸胁满闷，腹胀则便，加槟榔10g，乌药10g，枳实10g，或六磨汤顺气行滞。

（6）冷秘：腹中攻痛，得温减轻，便艰涩而喜暖，多见于老年人，脉沉迟，加补骨脂30g，沉香6g，或半硫丸、苁蓉润肠丸温通益阴。

（7）肺虚秘：咳嗽、哮喘、肺气肿、肺炎等伴有便秘者，加葶苈子（包煎）30g，莱菔子30g，苏子10g，百合10g，阿胶（烊化）10g。

（8）阳虚秘肢冷畏寒、腰膝酸软伴便秘者，加何首乌10g，核桃肉10g，黑芝麻10g，黑木耳10g，熟地15g。

2.2.3　西药治疗。

（1）首选是促肠动力剂，如西沙必利、普卡必利等，能增加便秘患者的排便频率，并降低粪便硬度。

（2）容积性药物：如非比麸、通泰胶囊等。

（3）渗透性泻剂：如硫酸镁、硫酸钠等。

（4）刺激性泻剂：番泻叶、蓖麻油等。

（5）灌肠剂：如液体石蜡、肥皂水、开塞露等。

2.2.4　婴幼儿儿童功能性便秘的按摩方法。

（1）清大肠：治疗部位在食指桡侧缘，从指根到指尖成一直线处。用直推法从指根向指尖推150次以清热。

（2）清天河水：治疗部位在左前臂正中，从腕关节到肘关节成一直线，用食中二指指腹，从腕关节到肘关节直推200次以清热。

（3）清补脾经，先清后补：治疗部位在拇指桡侧，赤白肉际处，由指尖到指根。曲指为补，直推为泻，推150~200次以健脾和胃。

（4）按揉足三里：治疗部位在足三里穴，用双手拇指分别按揉双侧足三里100

次以健脾和胃。

（5）捏脊、推脊：治疗部位在大椎至长强成一直线，左右旁开 1cm 处。患儿俯卧，用拇指螺纹面顶住皮肤，食中二指前接，三指同时用力捏拿皮肤，两手交替向前移动，边推边提，推下七节骨 15~20 次。每日 1 次，15d 为 1 疗程。

（6）将推拿方法耐心传授患儿家长，每周复诊 1 次。

2.3 其他辅助疗法

（1）艾灸：支沟、天枢，配阳陵泉、气海、足三里，每次 15min，每日 1 次，10d 为 1 个疗程。

（2）针刺。①气滞：取穴支沟、阳陵泉、足三里、丰隆、大横穴。方法：每日 1 次，留针 15min，用弧度提拉刮针，中等刺激手法。②气虚：取穴足三里、三阴交、脾俞、阳关、中髎。方法：每次取 2~3 个穴，留针 15min，用弧度提拉刮针，中等刺激手法。③血虚：用耳针疗法，取穴大肠、直肠下段、肝、心穴。方法：王不留行压迫，每周更换 1 次。④寒秘：取穴大肠俞、小肠俞、气海俞。方法：每次取 2 个穴位，用三棱针点刺出血，以酒精闪火法置罐。

（3）推拿疗法：在大腿部内侧大筋（股内侧肌群）外，以手握住，用力捏动，每侧 2~5 次，至患者感到有肠鸣音增加为止，每日 1 次。

（4）生物反馈排便行为治疗：生物反馈治疗法是一种纠正不协调排便行为的训练法，主要用于治疗肛门括约肌失协调和盆底肌、肛门括约肌排便时矛盾性收缩导致的功能性便秘。

（5）穴位贴敷法。

（6）顽固性便秘可行大肠水疗机洗肠治疗。

3. 临床诊疗注意事项

（1）诊断功能性便秘，需排除器质性便秘。

（2）采用中西医结合的阶梯式治疗，从改变生活方式和饮食习惯入手，依次选用中药、促动力剂、容积性药物、渗透性泻剂、刺激性泻剂以及灌肠剂，同时辅以生物反馈排便行为治疗，针灸、按摩等方法治疗。

（3）避免长期应用含有蒽醌类物质的泻剂而导致泻剂性肠病。

（原刊于《中华中医药学会肛肠分会换届会议暨便秘专题研讨会论文专刊》2007 年第 3 期）

通腑宁颗粒对二甲苯引起小鼠
耳肿胀模型影响的实验研究

（田振国）

通腑宁颗粒原名为加味通腑汤，由胡黄连、黄柏、滑石、芦根、天花粉等 13 味中药组成，具有通调气血、清热利湿、通腑止泻功效。主治湿热型慢性非特异性溃疡性结肠炎，疗效满意。本方是笔者的临床经验方，自 1991 年起即在辽宁中医肛肠医院作为院内制剂使用，1999 年在保持原方药物构成不变和剂量配比不变的情况下，改剂型为颗粒剂，现已申报国家三类中药新药。

慢性非特异性溃疡性结肠炎（ulcerative colitis，UC）是一种原因不明的慢性非特异性炎症性肠病，临床上以腹痛、腹泻、黏液血便为主要症状。本病一般呈慢性迁延过程，常反复急性发作。我国近年发病率有显著增高趋势。原因不明，一般认为本病与免疫机制有关。在临床上本病可并发中毒性结肠扩张、肠穿孔、大出血、假性息肉、癌变；肠道外可并发关节炎、皮肤病变、眼病、肝胆病变、尿路结石、间质性肺纤维化、血栓栓塞症、动脉炎等。在治疗上目前西医多采用静脉营养法、抗生素、激素、免疫抑制剂、生物制剂等，但直至目前对本病的病因病理尚未明了，临床疗效尚不够理想。

中医学认为 UC 属于泄泻、痢疾、腹痛等范畴，患者常由于先天禀赋不足，后天脾胃功能不健，在感受外邪、饮食所伤、情志不遂等致病因素作用下而诱发。目前认为其发病病机是脾虚为本，大肠湿热为标，血瘀为局部病理损害。为评价通腑宁颗粒的药理作用，辽宁中医肛肠医院进行了通腑宁颗粒抑制二甲苯引起小鼠耳肿胀的实验研究。

1. 实验材料

1.1　实验动物

昆明种小鼠 60 只，雄性，体重 18~22g，由中国医科大学实验动物中心提供，合格证号：辽实质合字第 008 号，辽实条合字第 001 号。试验前于辽宁省中医研究院动物观察室适应性饲养 1 周后使用，合格证号：辽实条合字第 016 号。

动物饲料：鼠颗粒饲料，于洪区前民饲料厂生产。

饲养环境：辽宁省中医研究院动物饲养观察室，室内洁净、安静、自然采光，通风良好，湿度、温度适中。

饲养方法：按组分笼饲养，小鼠每笼5只，自由进食进水。

1.2 实验药物及试剂

通腑宁颗粒（辽宁省中医研究院制剂室提供，批号：990425，规格7.5g/袋）；香连化滞丸（包头中药厂生产，批号：20000110，规格：6g/丸），阿司匹林（合肥第五制药厂生产，批号：990601，规格：0.3g/片），二甲苯（芜湖塘化工厂出品，批号：920725）。

2. 实验方法

取体重18~22g雄性小鼠60只，随机分为空白对照组，通腑宁颗粒高、中、低剂量组，香连化滞丸组，阿司匹林组。各组动物按表1的剂量灌胃给药，每天给药1次，连续3d。第3天给药后1h，将已浸透二甲苯的直径为7mm的圆形滤纸片紧贴在小鼠右耳部15s，20min后，脱颈处死小鼠，用7mm打孔器冲下左耳和右耳同一部位的圆片，于分析天平上分别称重，以两耳重量的差值表示肿胀程度，比较药物的抗炎作用。

3. 结果与分析

结果与分析见表1。

表1 通腑宁颗粒对二甲苯引起小鼠耳肿胀模型影响的实验结果（$\bar{x} \pm s$）

组别	动物数（只）	剂量（g/kg）	肿胀程度（g）
空白对照组	10	—	0.013 6±0.004 8
通腑宁颗粒高剂量组	10	11.72	0.007 8±0.005 1[*]
通腑宁颗粒中剂量组	10	5.85	0.010 0±0.005 7
通腑宁颗粒低剂量组	10	2.93	0.010 9±0.004 7
香连化滞丸组	10	6.24	0.010 8±0.005 2
阿司匹林组	10	0.47	0.007 2±0.006 1[*]

注：与空白对照组相比，*：$P<0.05$。

由表1可见，通腑宁颗粒高剂量组、阿司匹林组均能抑制二甲苯引起肿胀的作用，与空白对照组相比差异显著（$P<0.05$）。通腑宁颗粒中、低剂量组，香连化滞丸组虽有抑制二甲苯引起肿胀的作用，但与空白对照组相比无显著性差异（$P>$

0.05）。

4. 通腑宁治疗实验性 UC 的结果评价

UC 时的组织学变化多缺乏特异性改变，但炎症的慢性化和有一定的病变分布状况特点（病变呈连续性分布）是该病的特征性病理改变。UC 时的一些临床表现，往往直接反映结肠的病理变化。故对该病的炎症反应进行实验性研究是必要的。采用二甲苯等刺激小鼠耳壳，可在短时间内引起小鼠耳壳充血、水肿等急性炎症表现，以两耳重量的差值表示肿胀的程度，然后观察药物对肿胀程度的影响。实验可以很好地复制出急、慢性炎症表现，故实验是合理的，采用经典抗炎药阿司匹林做对照，表明结果是可靠的。实验结果表明，通腑宁颗粒高剂量组、阿司匹林组均能抑制二甲苯引起耳肿胀作用，与空白对照组相比有显著性差异，表明通腑宁颗粒对急性炎症有抑制作用。两实验共同表明通腑宁颗粒对实验性炎症模型有明显抑制作用。

（原刊于《辽宁中医杂志》2007 年第 10 期）

通腑宁颗粒对醋酸所致损伤性
UC 模型影响的实验研究

（田振国）

通腑宁颗粒原名为加味通腑汤，由胡黄连、黄柏、滑石、芦根、天花粉等 13 味中药组成，具有通调气血、清热利湿、通腑止泻功效。主治湿热型慢性非特异性溃疡性结肠炎，疗效满意。本方是笔者的临床经验方，自 1991 年起即在辽宁中医肛肠医院作为院内制剂使用，1999 年在保持原方药物构成不变和剂量配比不变的情况下，改剂型为颗粒剂，现已申报国家三类中药新药。

慢性非特异性溃疡性结肠炎（ulcerative colitis，UC）是一种原因不明的慢性非特异性炎症性肠病，临床上以腹痛、腹泻、黏液血便为主要症状。本病一般呈慢性迁延过程，常反复急性发作。我国近年发病率有显著增高趋势。原因不明，一般认为本病与免疫机制有关。在临床上本病可并发中毒性结肠扩张、肠穿孔、大出血、假性息肉、癌变；肠道外可并发关节炎、皮肤病变、眼病、肝胆病变、尿路结石、间质性肺纤维化、血栓栓塞症、动脉炎等。在治疗上目前西医多采用静脉营养法、抗生素、激素、免疫抑制剂、生物制剂等，但直至目前对本病的病因病理尚未明了，临床疗效尚不够理想。

中医学认为 UC 属于泄泻、痢疾、腹痛等范畴，患者常由于先天禀赋不足，后天脾胃功能不健，在感受外邪、饮食所伤、情志不遂等致病因素作用下而诱发。目前认为其发病病机是脾虚为本，大肠湿热为标，血瘀为局部病理损害。为评价通腑宁颗粒的药理作用，辽宁中医肛肠医院进行了通腑宁颗粒对醋酸所致损伤性 UC 模型影响的实验研究。

1. 实验材料

1.1 实验动物

Wistar 大鼠 64 只，雌雄各半，体重 180～220g，由中国医科大学实验动物中心提供，合格证号：辽实质合字第 008 号，辽实条合字第 001 号。实验前于辽宁省中医研究院动物观察室适应性饲养 1 周后使用，合格证号：辽实条合字第 016 号。

动物饲料：鼠颗粒饲料，沈阳市于洪区前民饲料厂生产。

饲养环境：辽宁省中医研究院动物饲养观察室，室内洁净、安静、自然采光，通风良好，湿度、温度适中。

饲养方法：按组分笼饲养，大鼠每笼5只，自由进食进水。

1.2　实验药物及试剂

通腑宁颗粒（辽宁省中医研究院制剂室提供，批号：990425，规格7.5g/袋）；香连化滞丸（包头中药厂生产，批号：20000110，规格：6g/丸）；柳氮磺吡啶片（上海三维制药有限公司生产，批号：200011015，规格：250mg/片）；醋酸（沈阳市试剂一厂生产，批号：920403）。

2. 实验方法

取体重180~220g大鼠64只，雌雄各半，将大鼠于实验前1日禁食不禁水，撤去垫料，当日晨以10mL/kg剂量灌胃，给予大鼠番泻叶煎剂3mL（浓度30mg/mL）1次，仍禁食不禁水，次日晨每只大鼠用8%醋酸1.0mL缓缓注入肛内约3cm处造模，15s后用4mL生理盐水冲洗，该日处置完毕后饮食恢复正常，2d后重复1次。取4只大鼠，处死，取出结肠做病理学检查，确定造模成功。然后将大鼠随机分为模型组，通腑宁颗粒高、中、低剂量组，香连化滞丸组，柳氮磺吡啶组。各组动物按表1的剂量灌胃给药，每日1次，连续15d。15d后处死大鼠，取结肠，用水洗净后置于10%甲醛溶液中固定，准备做病理组织学检查。

表1　通腑宁颗粒对各组大鼠的灌胃给药剂量

组别	动物数（只）	剂量（g/kg）
模型组	10	—
通腑宁颗粒高剂量组	10	8.10
通腑宁颗粒中剂量组	10	4.05
通腑宁颗粒低剂量组	10	2.03
香连化滞丸组	10	6.48
柳氮磺吡啶组	10	0.32

3. 结果与分析

模型组可见局部形成明显深溃疡，上皮脱落，溃疡底部血管充血明显，大量炎性细胞浸润。通腑宁颗粒高剂量组可见溃疡处被增生的黏膜腺体所充填，腺体大小形态一致，排列规整，形态接近正常的肠黏膜。通腑宁颗粒中剂量组可见溃疡处黏膜腺体增生较明显，部分溃疡缺损被充填，呈中度溃疡形态改变，血管轻度扩张充血，周边少量炎性细胞浸润。通腑宁颗粒低剂量组可见溃疡处黏膜腺体增生不明显，局部溃疡明显可见，上皮明显缺损，溃疡底部血管充血，炎性细胞浸润。柳氮磺吡啶组可见溃疡处腺体增生明显，大小形态一致，排列规整，表层呈表浅溃疡改变，黏膜上皮缺损，血管轻度扩张充血，周边少量炎细胞浸润。香连化滞丸组可见溃疡处黏膜腺体增生接近通腑宁颗粒中剂量组改变，溃疡底部血管充血，炎性细胞浸润。

如前所述，该模型的复制是成功的，可以用来检测通腑宁颗粒对 UC 急性期的治疗效果。经通腑宁颗粒高剂量组治疗后的病理结果表明，溃疡处被增生的黏膜腺体所充填，肠黏膜腺体大小、形态一致，排列规整，形态接近正常的肠黏膜，说明通腑宁颗粒对 UC 急性期患者病变肠段有很好的修复作用。对病理结果应进行分级，采用 Radit 统计学方法，来考查不同剂量的通腑宁颗粒对 UC 病变的修复程度，此待以后继续进行。

（原刊于《辽宁中医药大学学报》2007 年第 5 期）

通腑宁颗粒对免疫法复制大鼠 UC 动物模型影响的实验研究

（田振国）

通腑宁颗粒原名为加味通腑汤，由胡黄连、黄柏、滑石、芦根、天花粉等 13 味中药组成，具有通调气血、清热利湿、通腑止泻功效。主治湿热型慢性非特异性溃疡性结肠炎，疗效满意。本方是笔者的临床经验方，自 1991 年起即在辽宁中医肛肠医院作为院内制剂使用，1999 年在保持原方药物构成不变和剂量配比不变的情况下，改剂型为颗粒剂，现已申报国家三类中药新药。慢性非特异性溃疡性结肠炎（ulcerative colitis，UC）是一种原因不明的慢性非特异性炎症性肠病，临床上以腹痛、腹泻、黏液血便为主要症状。本病一般呈慢性迁延过程，常反复急性发作。我国近年发病率有显著增高趋势。原因不明，一般认为本病与免疫机制有关。在临床上本病可并发中毒性结肠扩张、肠穿孔、大出血、假性息肉、癌变；肠道外可并发关节炎、皮肤病变、眼病、肝胆病变、尿路结石、间质性肺纤维化、血栓栓塞症、动脉炎等。在治疗上目前西医多采用静脉营养法、抗生素、激素、免疫抑制剂、生物制剂等，但直至目前对本病的病因病理尚未明了，临床疗效尚不够理想。

中医学认为，UC 属于泄泻、痢疾、腹痛等范畴，患者常由于先天禀赋不足，后天脾胃功能不健，在感受外邪，饮食所伤，情志不遂等致病因素作用下而诱发。目前认为其发病病机是脾虚为本，大肠湿热为标，血瘀为局部病理损害。为评价通腑宁颗粒的药理作用，辽宁中医肛肠医院进行了通腑宁颗粒对免疫法复制大鼠 UC 动物模型的影响实验。

1. 实验材料

1.1 实验动物

Wistar 大鼠 74 只，雌雄各半，体重 150~220g；新西兰家兔 4 只，体重 2~3kg。动物均由中国医科大学实验动物中心提供，合格证号：辽实质合字第 008 号，辽实条合字第 001 号。试验前于辽宁省中医研究院动物观察室适应性饲养 1 周后使用，合格证号：辽实条合字第 016 号。

动物饲料：鼠颗粒饲料、兔颗粒饲料，沈阳市于洪区前民饲料厂生产。

饲养环境：辽宁省中医药研究院动物饲养观察室，室内洁净，安静，自然采光，通风良好，湿度、温度适中。

饲养方法：按组分笼饲养，大鼠每笼5只，兔每笼2只，自由进食进水。

1.2　实验药物及试剂

通腑宁颗粒（辽宁省中医药研究院制剂室提供，批号：990425，规格7.5g/袋）；香连化滞丸（包头中药厂生产，批号：20000110，规格：6g/丸）；柳氮磺吡啶片（上海三维制药有限公司生产，批号：200011015，规格：250mg/片）；卡介苗（长春医学生物制品研究所，批号：200010003，规格：60mg/支）；无水羊毛脂（防化学院实验化工厂，批号：981101）；氟化钠（丹东市联合制冷剂厂，批号：950601）；硼砂（沈阳市制剂三厂，批号：991010）；硼酸（沈阳市制剂三厂，批号：991201）；PEG6000（防化学院实验化工厂，批号：950615）。

2. 实验方法

取体重180~220g大鼠74只，雌雄各半，随机分为模型组（64只）和空白对照组（10只），取4只家兔（雌雄不拘），剖腹取全结肠，清水洗净后刮取肠黏膜，加20mL生理盐水，匀浆器匀浆后，离心30min（3000r/min），取上清液。以上清液溶解卡介苗制成10mg/mL溶液。另取无水羊毛脂及液体石蜡，以3：5比例配成佐剂，高温高压灭菌后备用。取佐剂和黏膜上清液卡介苗溶液按1：1比例制成含卡介苗5mg/mL的黏膜匀浆，即抗原。冰箱冷藏。造型大鼠首次每只足跖酒精棉球局部消毒后注射抗原0.4mL，于第10、17、24、31天分别于足跖、背部、腹股沟、腹腔内每只动物以同样剂量注射，但末次注射不加佐剂。造型期间观察大鼠大便性状、厌食与否、毛发、活动状况等，造型时间为40d。从造型组中取4只大鼠，处死，取出结肠做病理学检查，确定造模成功。将造型大鼠随机分成6组，每组10只，分别为通腑宁颗粒高、中、低剂量组，香连化滞丸组，柳氮磺吡啶组，模型组。各组动物按规定的剂量灌胃给药，空白对照组与模型组则灌胃给予同体积生理盐水。连续灌胃给药3周，每日1次。实验结束时，禁食1d，大鼠摘眼球取血后脱颈处死，于距肛门5cm处剖取结肠组织，置10%甲醛溶液中固定。将进行组织病理学检查，血液取血清后备用。采用PEG法测循环免疫复合物。先取4.29g硼砂（$Na_2B_4O_7 \cdot 10H_2O$）、3.40g硼酸（H_3BO_3）、蒸馏水加至1000mL，溶后用G3号玻璃滤器过滤，即配制成 0.1mol/L，pH8.4 硼酸盐缓冲剂（BB）。取 40.9gPEG 6000，10.0g 氟化钠（NaF），BB 加至 1000mL，溶后用 G3 号玻璃滤器过滤，即配成 PEG-NaF 稀释液。取待检血清 0.15mL，加 BB 0.3mL（即 1∶3 稀释）。取 BB 2.0mL 加入对照器，取 PEG-NaF 稀释液 2.0mL 加入测试管，各取 0.2mL1∶3 稀释检样，分别加入测试管和对照管，加入各液后（待检血清最终稀释倍数为 1∶33，PEG 最终浓度为 36.4g/L），于 37℃ 恒温箱中水浴 60min。取出后，用分光光度计在波长 495nm 处测吸光度。计算待检血清浊度值［待检血清浊度值 =（测定管吸光度 - 对照管吸光度）×100］。

3. 结果与分析

3.1　免疫法

复制 UC 模型动物的观察：造型动物于 1 周左右出现黏液稀便。2 周左右更严重，可见脓血、消瘦、食欲减退、毛不光洁、懒动等。经给药后通腑宁高、中、低剂量组，香连化滞丸组与柳氮磺吡啶组均有不同程度的改善。

3.2　通腑宁颗粒对免疫法复制

UC 动物模型免疫功能的影响由表 1 可见，模型组、通腑宁颗粒中剂量组、通腑宁颗粒低剂量组、香连化滞丸组、柳氮磺吡啶组未将 CIC 值恢复到正常范围，同空白对照组相比具显著性差异；而通腑宁颗粒高剂量组则将其恢复到正常范围，同空白对照组相比无显著性差异，说明通腑宁颗粒高剂量组具有免疫调节作用。

表 1　通腑宁颗粒对免疫法复制 UC 动物模型免疫功能的影响（$\bar{x}±s$）

组别	动物数（只）	剂量（g/kg）	循环免疫复合物（CIC）
空白对照组	10	—	0.018±0.004
模型组	10	—	0.048±0.021**
通腑宁颗粒高剂量组	10	8.10	0.023±0.012
通腑宁颗粒中剂量组	10	4.05	0.030±0.017*
通腑宁颗粒低剂量组	10	2.03	0.036±0.020*
香连化滞丸组	10	6.48	0.034±0.018*
柳氮磺吡啶组	10	0.32	0.040±0.016**

注：与空白对照组相比，*：$P<0.05$，**：$P<0.01$。

3.3 通腑宁颗粒对免疫法复制

UC 动物模型影响的病理结果空白对照组可见肠黏膜腺体大小、形态一致，排列规整，黏膜表面上皮完整。模型组可见肠管上皮脱落，局部形成明显深溃疡，肠壁及溃疡底部血管充血明显，大量炎性细胞浸润。通腑宁颗粒高剂量组可见溃疡处被增生的黏膜腺体所充填，腺体大小、形态一致，排列规整，形态接近正常肠黏膜，血管极轻度扩张充血，周边少量炎性细胞浸润。通腑宁颗粒中剂量组溃疡处黏膜腺体增生较明显，部分溃疡所致肠黏膜缺损被充填，呈中度溃疡形态改变，血管轻度扩张充血，周边少量炎性细胞浸润。通腑宁颗粒低剂量组可见溃疡处黏膜腺体增生不明显，局部溃疡明显可见，偶见小脓包上皮明显缺损，溃疡底部血管充血，炎性细胞浸润。香莲化滞丸组可见溃疡处黏膜腺体增生接近通腑宁颗粒中剂量组改变，溃疡底部及肠壁血管充血，炎性细胞浸润。柳氮磺吡啶组可见溃疡处腺体再生明显，大小、形态一致，排列规整，表层呈表浅溃疡改变，黏膜上皮缺损，血管轻度扩张充血，周边少量炎性细胞浸润。

4. 通腑宁治疗实验性 UC 的结果评价

免疫因素在 UC 的发病中的地位日益受到重视，故对其研究是有必要的，且模型的复制是成功的。经通腑宁颗粒高剂量组治疗后病理结果显示：溃疡处被增生的黏膜腺体所充填，肠黏膜腺体大小、形态一致，排列规整，形态接近正常的肠黏膜，说明通腑宁颗粒对免疫法复制 UC 模型的病变肠段有很好的治疗修复作用。除应考查其组织学变化外，为探讨作用机制，还应监测其免疫指标的变化。由于免疫复合物的检测对于判定疾病活动性、治疗效果、预后及探讨发病原因有重要意义，某些自身免疫性疾病可检出循环免疫复合物，故选用该指标。实验结果表明通腑宁颗粒具有一定的免疫调节作用。说明其治疗与调节免疫机能有关。由于通腑宁颗粒组成中补益药物较少，而一般认为调节免疫功能的药物多为补益药，故其对免疫功能的调节可能与祛除致敏物，或阻断了免疫反应的某个环节有关，应增加免疫指标以便进行更深入探讨，此待以后继续进行。

参考文献

[1] 黄乃健. 中国肛肠病学 [M]. 济南：山东科学技术出版社，1996.

［2］喻德洪．肛肠外科疾病问答［M］．上海：上海科学技术出版社，1997.

［3］李仪奎．中药药理实验方法学［M］．上海：上海科学技术出版社，1991.

［4］阴健．中药现代研究与临床应用（1）、（2）［M］．北京：中医古籍出版社，1995.

［5］易季云．鼠溃疡性结肠炎模型的观察［J］．新消化病学杂志，1997，5（1）：721-722.

［6］朱萱萱．肠安胶囊对实验大鼠损伤性溃疡性结肠炎的治疗作用［J］．中药药理与临床，2001，17（13）：29-30.

（原刊于《中华中医药学刊》2007 年第 7 期）

通腑宁颗粒对琼脂引起大鼠肉芽肿炎症
模型影响的实验研究

（田振国）

通腑宁颗粒原名为加味通腑汤，由胡黄连、黄柏、滑石、芦根、天花粉等13味中药组成，具有通调气血、清热利湿、通腑止泻功效。主治湿热型慢性非特异性溃疡性结肠炎，疗效满意。本方是笔者的临床经验方，自1991年起即在辽宁中医肛肠医院作为院内制剂使用，1999年在保持原方药物构成不变和剂量配比不变的情况下，改剂型为颗粒剂，现已申报国家三类中药新药。慢性非特异性溃疡性结肠炎（ulcerative colitis，UC）是一种原因不明的慢性非特异性炎症性肠病，临床上以腹痛、腹泻、黏液血便为主要症状。本病一般呈慢性迁延过程，常反复急性发作。我国近年发病率有显著增高趋势。原因不明，一般认为本病与免疫机制有关。在临床上本病可并发中毒性结肠扩张、肠穿孔、大出血、假性息肉、癌变；肠道外可并发关节炎、皮肤病变、眼病、肝胆病变、尿路结石、间质性肺纤维化、血栓栓塞症、动脉炎等。在治疗上目前西医多采用静脉营养法、抗生素、激素、免疫抑制剂、生物制剂等，但直至目前对本病的病因病理尚未明了，临床疗效尚不够理想。

中医学认为UC属于泄泻、痢疾、腹痛等范畴，患者常由于先天禀赋不足，后天脾胃功能不健，在感受外邪、饮食所伤、情志不遂等致病因素作用下而诱发。目前认为其发病病机是脾虚为本，大肠湿热为标，血瘀为局部病理损害。为评价通腑宁颗粒的药理作用，辽宁中医肛肠医院进行了通腑宁颗粒抗大鼠琼脂肉芽肿实验。

1. 实验材料

1.1　实验动物

Wista大鼠60只，雌雄各半，体重150~220g，由中国医科大学实验动物中心提供，合格证号：辽实质合字第008号，辽实条合字第001号。实验前于辽宁省中医研究院动物观察室适应性饲养1周后使用，合格证号：辽实条合字第016号。

动物饲料：鼠颗粒饲料，于洪区前民饲料厂生产。

饲养环境：辽宁省中医研究院动物饲养观察室，室内洁净、安静、自然采光、通风良好，湿度、温度适中。

饲养方法：按组分笼饲养，大鼠每笼5只，自由进食进水。

1.2　实验药物及试剂

通腑宁颗粒（辽宁省中医研究院制剂室提供，批号：990425，规格7.5g/袋）；香连化滞丸（包头中药厂生产，批号：20000110，规格6g/丸）；阿司匹林（合肥第五制药厂生产，批号：990601，规格：0.3g/片）；琼脂（武汉市第二生物化学制品厂制造，批号：950125）。

2. 实验方法

取体重150～220g大鼠60只，雌雄各半，随机分为空白对照组，通腑宁颗粒高、中、低剂量组，香连化滞丸组，阿司匹林组。将大鼠于乙醚浅麻醉下无菌操作，在鼠背中线皮下注射2%琼脂溶液2mL，与此同时，按表1剂量灌胃给药，空白对照组给予等体积生理盐水，每日1次，连续给药15d。第15天解剖，剥离出肉芽肿琼脂块，用滤纸吸干，放在玻璃纸上用扭力天平称取湿重，记录，比较给药组与对照组差异。

3. 结果与分析

实验结果，见表1。

表1　通腑宁颗粒对琼脂引起大鼠肉芽肿炎症模型影响的实验结果（$\bar{x}\pm s$）

组别	n	剂量（g/kg）	肉芽重量（g）
空白对照组	10	—	2.81±0.36
通腑宁颗粒高剂量组	10	8.10	1.29±0.25[*]
通腑宁颗粒中剂量组	10	4.05	1.46±0.47[*]
通腑宁颗粒低剂量组	10	2.03	1.61±0.76[*]
香连化滞丸组	10	6.48	1.96±0.58[*]
阿司匹林组	10	0.32	1.23±0.22[*]

注：与空白对照组相比，[*]：$P<0.05$。

由表1可见，通腑宁颗粒高、中、低剂量组与香连化滞丸组、阿司匹林组均有抑制大鼠琼脂肉芽肿生长的作用，与空白对照组相比差异显著（$P<0.05$）。

通腑宁治疗实验性UC的结果评价：UC的组织学变化多缺乏特异性改变，但炎症的慢性化和有一定的病变分布状况特点（病变呈连续性分布）是该病的特征性病理改变。UC 的一些临床表现，往往直接反映结肠的病理变化。故对该病的炎症反应进行实验性研究是必要的。采用琼脂等异物，埋入动物局部皮下，可引起与临床某些炎症后期病理变化相似的肉芽增生，然后观察药物对肉芽肿重量的影响。此实验可以很好地复制出急、慢性炎症表现，故实验是合理的，采用经典抗炎药阿司匹林做对照，表明结果是可靠的。实验结果表明，通腑宁颗粒高、中、低剂量组与香连化滞丸组、阿司匹林组均有抑制琼脂肉芽肿生长的作用，与空白对照组相比差异显著，表明通腑宁颗粒对慢性炎症有抑制作用。

参考文献

［1］施根林，祝峰 . 显微镜计数白细胞稀释液配制方法的改进［J］. 陕西医学检验，1994，9（1）：55-56.

［2］王林，郭胜典，王玺坤 . 化浊通淋胶囊对大鼠非细菌性前列腺炎的治疗作用［J］. 中药新药与临床药理，2002，13（4）：218-220.

（原刊于《辽宁中医药大学学报》2007 年第 4 期）

通腑宁颗粒对醋酸引起小鼠疼痛
模型影响的实验研究

（田振国）

通腑宁颗粒原名为加味通腑汤，由胡黄连、黄柏、滑石、芦根、天花粉等 13 味中药组成，具有通调气血、清热利湿、通腑止泻功效。主治湿热型慢性非特异性溃疡性结肠炎，疗效满意。本方是笔者的临床经验方，自 1991 年起即在辽宁中医肛肠医院作为院内制剂使用，1999 年在保持原方药物构成不变和剂量配比不变的情况下，改剂型为颗粒剂，现已申报国家三类中药新药。

慢性非特异性溃疡性结肠炎（ulcerative colitis，UC）是一种原因不明的慢性非特异性炎症性肠病，临床上以腹痛、腹泻、黏液血便为主要症状。本病一般呈慢性迁延过程，常反复急性发作。我国近年发病率有显著增高趋势。原因不明，一般认为本病与免疫机制有关。在临床上本病可并发中毒性结肠扩张、肠穿孔、大出血、假性息肉、癌变；肠道外可并发关节炎、皮肤病变、眼病、肝胆病变、尿路结石、间质性肺纤维化、血栓栓塞症、动脉炎等。在治疗上目前西医多采用静脉营养法、抗生素、激素、免疫抑制剂、生物制剂等，但直至目前对本病的病因病理尚未明了，临床疗效尚不够理想。

中医学认为 UC 属于泄泻、痢疾、腹痛等范畴，患者常由于先天禀赋不足，后天脾胃功能不健，在感受外邪，饮食所伤，情志不遂等致病因素作用下而诱发。目前认为其发病病机是脾虚为本，大肠湿热为标，血瘀为局部病理损害。为评价通腑宁颗粒的药理作用，辽宁中医肛肠医院进行了通腑宁颗粒对醋酸引起小鼠疼痛模型影响的实验研究。

1. 实验材料

1.1　实验动物

昆明种小鼠 50 只，雌雄各半，体重 18~22g，由中国医科大学实验动物中心提供，合格证号：辽实质合字第 008 号，辽实条合字第 001 号。试验前于辽宁省中医研究院动物观察室适应性饲养 1 周后使用，合格证号：辽实条合字第 016 号。

动物饲料：鼠颗粒饲料，于洪区前民饲料厂生产。

饲养环境：辽宁省中医研究院动物饲养观察室，室内洁净、安静、自然采光，通风良好，湿度、温度适中。

饲养方法：按组分笼饲养，小鼠每笼 5 只，自由进食进水。

1.2　实验药物及试剂

通腑宁颗粒（辽宁省中医研究院制剂室提供，批号：990425，规 7.5g/袋）；香连化滞丸（包头中药厂生产，批号：20000110，规格：6g/丸）；阿司匹林（合肥第五制药厂生产，批号：990601，规格：0.3g/片）；醋酸（沈阳市试剂一厂生产，批号：920403）。

2. 实验方法

取体重 18~22g 小鼠 50 只，雌雄各半，随机分为空白对照组，通腑宁颗粒高、中、低剂量组，香连化滞丸组，阿司匹林组。各组动物按表 1 剂量灌胃给药，每日 1 次，连续 3d。第 3d 给药后 1h，各鼠腹腔注射 0.7% 醋酸溶液 0.2mL/只，稳定 5min 后，记录 15min 内出现扭体反应（腹部收缩内陷，躯体扭曲，伸展后肢及蠕行）的次数。

3. 结果与分析

表 1　通腑宁颗粒对醋酸所致小鼠疼痛模型影响的实验结果（$\bar{x} \pm s$）

组别	动物数（只）	剂量（g/kg）	扭体次数（次）
空白对照组	10	—	25.90±9.62
通腑宁颗粒高剂量组	10	11.72	18.70±6.78
通腑宁颗粒中剂量组	10	5.86	18.20±6.73
通腑宁颗粒低剂量组	10	2.93	17.70±7.80
香连化滞丸组	10	6.24	18.00±7.32
阿司匹林组	10	0.47	8.0±2.11**

注：与空白对照组相比，**：$P<0.01$。

实验结果表明，阿司匹林组具有明显镇痛作用，与空白对照组相比有显著性差异（$P<0.01$）；通腑宁高、中、低剂量组及香连化滞丸组具有镇痛作用趋势，但与空白对照组相比无显著性差异（$P>0.05$）。

4. 通脐宁治疗实验性 UC 的结果评价

腹痛是 UC 的主症之一，是周围神经受病变刺激后向中枢传导而产生的一种主观感觉。腹痛按其传入神经及临床表现，可分为躯体性疼痛、内脏性疼痛和牵张性疼痛。引起腹痛的病因，一般分为：平滑肌剧烈收缩或过度伸展（胆绞痛），炎症（阑尾炎），缺血（如肠系膜上动脉栓塞），实质性脏器被膜急剧扩张（如肝脏急性充血），直接侵犯痛觉神经（如腹腔内癌转移）。一种合适的药物应该能减轻患者感觉痛苦的症状，保证生活质量，故应对疼痛模型进行研究。向小鼠腹腔注射0.7%浓度的醋酸，由于刺激腹膜引起扭体反应，表现为腹部收缩内陷，躯体扭曲，后肢伸展及蠕行，镇痛药可抑制此种反应。在该实验中，小鼠已明显表现出上述体征，说明模型的复制是成功的。实验结果表明，阿司匹林组具有明显镇痛作用，与空白对照组相比有显著性差异，通脐宁高、中、低剂量组均表现出有镇痛作用趋势。阿司匹林属于解热消炎镇痛类药物。在组织损伤或发炎时，局部产生与释放某些致痛化学物质（也是致炎物质）如缓激肽等，同时产生与释放前列腺素（PG）。缓激肽作用于痛觉感受器引起疼痛，PG 则可使痛觉感受器对缓激肽等致痛物质的敏感性提高。因此，在炎症过程中，PG 的释放对炎性疼痛起到了放大作用，而 PG（E1、E2 及 F2A）本身也有致痛作用。解热镇痛药可以防止炎症时 PG 的合成，因而有镇痛作用，但其通过中枢神经系统而发挥镇痛作用的可能性也不能排除。故根据阿司匹林的药效学作用机制和实验结果可以推测出通脐宁颗粒的镇痛作用不是直接的，可能通过其他渠道来实现。

（原刊于《辽宁中医杂志》2007 年第 5 期）

通腑宁颗粒对家兔离体十二指肠活动影响的实验研究

（田振国）

通腑宁颗粒原名为加味通腑汤，由胡黄连、黄柏、滑石、芦根、天花粉等 13 味中药组成，具有通调气血、清热利湿、通腑止泻功效。主治湿热型慢性非特异性溃疡性结肠炎，疗效满意。本方是笔者的临床经验方，自 1991 年起即在辽宁中医肛肠医院作为院内制剂使用，1999 年在保持原方药物构成不变和剂量配比不变的情况下，改剂型为颗粒剂，现已申报国家三类中药新药。

慢性非特异性溃疡性结肠炎（ulcerative colitis, UC）是一种原因不明的慢性非特异性炎症性肠病，临床上以腹痛、腹泻、黏液血便为主要症状。本病一般呈慢性迁延过程，常反复急性发作。我国近年发病率有显著增高趋势。原因不明，一般认为本病与免疫机制有关。在临床上本病可并发中毒性结肠扩张、肠穿孔、大出血、假性息肉、癌变；肠道外可并发关节炎、皮肤病变、眼病、肝胆病变、尿路结石、间质性肺纤维化、血栓栓塞症、动脉炎等。在治疗上目前西医多采用静脉营养法、抗生素、激素、免疫抑制剂、生物制剂等，但直至目前对本病的病因病理尚未明了，临床疗效尚不够理想。

中医学认为 UC 属于泄泻、痢疾、腹痛等范畴，患者常由于先天禀赋不足，后天脾胃功能不健，在感受外邪，饮食所伤，情志不遂等致病因素作用下而诱发。目前认为其发病病机是脾虚为本，大肠湿热为标，血瘀为局部病理损害。为评价通腑宁颗粒的药理作用，辽宁中医肛肠医院进行了通腑宁颗粒对家兔离体十二指肠活动影响的实验研究。

1. 实验材料

1.1　实验动物

新西兰家兔 18 只，雌雄各半，体重 2~3kg。由中国医科大学实验动物中心提供，合格证号：辽实质合字第 008 号，辽实条合字第 001 号。实验前于辽宁省中医药研究院动物观察室适应性饲养 1 周后使用，合格证号：辽实条合字第 016 号。

动物饲料：兔颗粒饲料，沈阳市于洪区前民饲料厂生产。

饲养环境：辽宁省中医药研究院动物饲养观察室，室内洁净、安静、自然采光，通风良好，湿度、温度适中。

饲养方法：兔每笼2只，自由进食进水。

1.2　实验药物及试剂

通腑宁颗粒（辽宁省中医药研究院制剂室提供，批号：990425，规格7.5g/袋）；香连化滞丸（包头中药厂生产，批号：20000110，规格：6g/丸）。

2. 实验方法

选取体重2~3kg家兔18只，雌雄各半，随机分为空白对照组、通腑宁颗粒组、香连化滞丸组，各组动物按表1的剂量灌胃给药，每天2次，连续3d。第3天给药后1h，从家兔心脏穿刺采血，每组6只兔的血液收集在一起，离心10min（3000r/min），然后将分离的血清置于56℃的水浴箱内30min，取出，置于-20℃冰箱保存备用。取0.20g $CaCl_2$加入1000mL蒸馏水中，待完全溶解后，再加入NaCl 8g、KCl 0.2g、$MgSO_4 \cdot 7H_2O$ 0.26g、$NaH_2PO_4 \cdot 2H_2O$ 0.065g、$NaHCO_3$ 1g，至完全溶解，于使用前加入葡萄糖1g，完全溶解即配成台氏液。另取禁食24h的家兔，击头致死，迅速剖取十二指肠肠段，取约1.5cm长度，置于麦氏浴槽中通气，恒温于（38±0.5）℃，稳定0.5~1h后，再进行试验。于30mL台氏液中测试时，肠管一端系于吊钩上，另一端系于换能器（差动变压器）钩子上，调节肠肌张力，使其保持自然状态，调节描笔于中部，记录肠肌伸长的长度。选择0~10mm量程，纸速20mm/min，记录一段正常收缩曲线后，分别观察加入对照组血清及不同含药浓度血清对离体家兔十二指肠自发活动的影响。冲洗肠段3次，再描记一段正常曲线后，加入0.01%乙酰胆碱0.1mL，待作用稳定后再分别加入对照组血清及含药兔血清，观察离体家兔十二指肠活动变化并记录。

3. 结果与分析

见表1和表2。

表1　通腑宁颗粒对家兔离体十二指肠活动影响的实验结果 $(\bar{x} \pm s)$

组别	动物数（只）	加入血清量（mL）	血清浓度（%）	给药前频次（次/min）	给药后频次（次/min）	给药前振幅（mm）	给药后振幅（mm）
空白对照组	6	0.6	—	15.56±2.23	14.19±2.52	1.64±0.48	1.94±0.55
通腑宁颗粒高剂量组	6	0.9	3	10.89±1.90	9.38±3.27	1.73±0.38	0.86±0.38**
通腑宁颗粒低剂量组	6	0.6	2	12.60±2.51	10.31±3.50	1.62±0.61	0.73±0.46**
香连化滞组	6	0.6	2	13.44±2.34	12.50±3.22	1.42±0.50	1.83±1.12

注：与空白对照组相比，**：$P<0.01$。

表1实验结果表明：在麦氏浴槽中加入空白血清，给药前后频率、振幅无显著变化；加入0.6mL含通腑宁颗粒血清，给药前后频率无明显变化，但振幅有显著的变化；加入0.9mL含通腑宁颗粒血清，给药前后频率无显著性变化，振幅有极显著的变化；加入0.6mL含香连化滞丸血清，给药前后频率、振幅均无显著性变化。综合以上结果可见当肠肌自律收缩恢复后，在麦氏浴槽内加入含通腑宁颗粒血清，肠肌的自律收缩受到明显抑制，表明含通腑宁颗粒的兔血清对肠肌的自律收缩有显著抑制作用，说明通腑宁颗粒有显著的舒张作用。

表 2　通腑宁颗粒对施加因素作用后的家兔离体十二指肠活动的影响（$\bar{x} \pm s$）

组别	动物数（只）	加入血清量（mL）	血清浓度（%）	张力抑制率（%）
空白对照组	6	0.6	—	21.7±33.5
通腑宁颗粒高剂量组	6	0.9	3	85.1±18.5**
通腑宁颗粒低剂量组	6	0.6	2	78.0±17.5**
香连化滞丸组	6	0.6	2	61.3±21.2*

注：与空白对照组相比，*：$P<0.05$，**：$P<0.01$。

表2实验结果表明：加入0.01%乙酰胆碱（Ach）后，肠肌具有明显的兴奋作用，表现在张力显著增高，收缩幅度明显变小；在加入正常兔血清后，肠肌张力变化小，抑制率仅为21.7%，收缩幅度恢复较小；在加入含通腑宁颗粒兔血清0.9mL后，肠张力显著下降，抑制率则为85.1%，收缩幅度也显著增加；在加入含通腑宁颗粒兔血清0.6mL后，肠张力显著下降，抑制率为78%，收缩幅度有所恢复；在加入0.6mL含香连化滞丸兔血清后，肠肌张力显著下降，抑制率为61.3%，收缩幅度有所恢复。通腑宁颗粒高、低剂量组与空白对照组相比，组间差异显著，说明通腑宁颗粒对Ach所引起的肠肌痉挛性收缩拮抗作用显著。

4. 通腑宁治疗实验性 UC 的结果评价

UC患者行钡剂灌肠检查时，可发现当钡剂至病变处时，常有强烈刺激性痉挛收缩，肠腔向心性狭窄，钡剂排空异常迅速彻底，使黏膜皱襞显示不清甚至不显影，有时如纹样征。病变结肠对其他物体的刺激，痉挛状态可能也会同样出现，而这种痉挛状态可以表现出腹痛、里急后重等症状。故为探讨通腑宁颗粒的作用机制进行了对家兔离体十二指肠活动影响的试验。实验结果表明含通腑宁颗粒的兔血清对肠肌的自动收缩有显著抑制作用，说明通腑宁颗粒对肠管的自发收缩有显著的舒张作用，含通腑宁颗粒血清对 Ach 所致肠管痉挛状态有显著抑制作用，说明通腑宁颗粒对痉挛肠管有显著的解痉作用，故其止痛作用的机制可能在于解除肠管的痉挛。其缓解患者里急后重的作用可能也是通过解痉作用来实现的。

参考文献

[1] 黄乃健. 中国肛肠病学 [M]. 济南：山东科学技术出版社，1996.

[2] 喻德洪. 肛肠外科疾病问答 [M]. 上海：上海科学技术出版社，1997.

[3] 李仪奎. 中药药理实验方法学 [M]. 上海：上海科学技术出版，1991.

[4] 阴健. 中药现代研究与临床应用 [M]. 北京：中医古籍出版社，1995.

[5] 田育望. 四磨汤对胃肠功能影响的实验研究 [J]. 中成药，1998，20（9）：30-33.

（原刊于《中华中医药学刊》2007 年第 3 期）

祖国医学在肛肠病治疗中的指导作用

（田振国）

一、中医药学的历史地位与特色

中医历史悠久，博大精深，贡献千秋，融古通今，简便廉验，言简意赅，体系严谨。中医是中国的国粹，中医首先要姓"中"，保持和发扬中医的传统优势与独有特色，这是不争的事实，历史的事实，文化的体现，民族的立场，人民的声明。

历史悠久：远古时代至公元前 21 世纪，自有人类以来，距今 170 万年前旧石器时代早期元谋人，20 万年前旧石器时代中晚期，5 万年前旧石器时代（晚期）就有了中国的文化，有了中国文化就有了中国医学。而中国医学形成理论体系，有文字记载可追溯至公元前 475 年（春秋战国时期），距今 2500 年前。

博大精深：中医是中国哲学、人文学、社会学、天文学、地理学、逻辑学、农学、化学等各学科理论有机融合而成的。

贡献千秋：中医为中华民族的繁衍昌盛发挥了不可替代的作用。

融古通今：自人类社会以来，中医作为民族文化的结晶，劳动人民智慧的象征，流派纷呈，如繁星闪耀。

简便廉验：

"但愿世上无疾病，哪怕架上药生尘。"——清末湖南某老中医为自家药店题对联。

"但愿人皆健，何妨我独贫。"——清代浙江宁波名医范文甫。

"拘止一定之方，以应无穷之证"，治病必求其本。

"一根针，一把草"，简便廉验。

言简意赅：中医吸收中国文化的丰富内涵，成为中华民族文明史上的一颗璀璨明珠，其论述简明扼要，言简意赅，在实践中凝练成精华而流芳百世。

体系严谨："胸中有万卷书，笔下无半点尘，始可著书"。

孙思邈（581—682），著《备急千金要方》历时 30 年。

李时珍（1518—1593），著《本草纲目》历时 27 年。

张景岳（1563—1640），著《类经》历时 30 年。

赵学敏（1719—1805），著《本草纲目拾遗》历时 37 年。

二、中医药指导治疗肛肠疾病的理论基础

1. 中医学的基本特点

整体观念辨证论治。

2. 中医学的基本内容

（1）四诊：望、闻、问、切。

（2）八纲：阴阳、表里、寒热、虚实。

（3）辨证：病因、气血、脏腑、经络、六经、卫气营血、三焦辨证。

（4）诊病：对疾病诊断，得出确切的病名，既要诊病又要辨证。

（5）病案：即"诊籍"，亦叫医案，是临床的写实。

3. 预防与治则

（1）预防：未病先防，既病防变（上工治未病，不治已病）。

（2）治则：①因时、因地、因人制宜。②标本兼治法。治病求本，急则治标，缓则治本。③标本同治。④正治与反治。寒因寒用、热因热用、塞因塞用（指用寒性药物治疗寒的症状，即真热假寒证，如：健脾治疗腹胀）、通因通用。⑤扶正与祛邪。扶正、祛邪、扶正祛邪兼用。

（3）治病八法：汗、吐、下、和、温、清、补、消。

三、中医药在治疗肛肠科疾病中的作用

1. 中医肛肠是中医药体系中的组成部分

早在春秋战国时期（前 770—前 221）《山海经》中记载："劳水多飞鱼，其状如附鱼，食之已痔。""秦王有病，召医，破痈溃座者，得车一乘；舔痔者，得车五乘。"可见距今两千多年以前已经有治疗痔疮的医师。

1973 年长沙马王堆三号汉墓出土的帛书《五十二病方》中记载有："牡痔、牝痔、脉痔、血痔、胸痒（肛门瘙痒症）、巢痔（肛瘘）、人州出（脱肛）及多种治

法，如灸法、涤法、敖膏药、系以小绳、剖以刀等"。

我国最早的医书《内经》记载："因而饱食，筋脉横解，肠辟为痔。"还记载了肛门直肠的生理功能。

《神农本草经》载槐角、蜂房等21种药治疗痔疮。

《外科正宗》记载用三品一条枪（枯痔锭）和塞药法、挂线法、系痔法、割痔法等治疗方法；运用器械过肛针、弯刀、银丝、探肛筒、钩刀、方头剪、挂子和望眼、望舌识痔的方法。

《古今图书集成·医部全录》收载枯痔、挂线、结扎、脱管、熏洗、导引、针灸、熨痔、割痔、内治、外治等10余种疗法，内服方242首，单验方317首，可见中医诊疗方法丰富多彩，历史悠久。许多方法先后传到朝鲜、日本、越南、印度，在元朝时又传到欧洲。

2. 《肛肠科常见病中医诊疗指南》

该指南归纳了肛肠科临床行之有效的中医中药的诊疗精华，是由中华中医药学会肛肠分会承担的国家项目，共21种疾病，现已完成。

四、肛门病术后辨证用药十三方《田振国教授临床经验》

术后病因病机辨证：

1. 肌肤破损、经络阻隔、气血耗损、功能障碍、热毒蕴结、腑气闭塞、心神扰动脏腑失和痔术后（外剥内扎、分段结扎）

治则：通经活络，散瘀消痛。

主方：通利汤。

常用药：桃仁、红花、枳壳、滑石、延胡索、黄柏、乳香、没药。

2. 肛裂术后（切除、松解）

治则：通便利湿，和血止痛。

主方：清利汤。

常用药：郁李仁、瓜蒌仁、黄柏、薏苡仁、栀子、丹参、当归、延胡索。

3. 肛周脓肿术后（切除引流、切开挂线）

治则：解毒除湿，收敛排脓。

主方：消利汤。

常用药：金银花、蒲公英、土茯苓、泽泻、椿皮、薏苡仁、败酱草、地榆。

4. 肛瘘术后

治则：扶正利湿，收敛解毒。

主方：扶利汤。

常用药：党参、黄芪、黄柏、土茯苓、椿皮、薏苡仁、大青叶、蒲公英。

5. 大肠肿瘤（息肉）切除术后（经腹、镜下）

治则：宽肠下气，行瘀和血。

主方：宽利汤。

常用药：枳壳、厚朴、陈皮、莱菔子、当归、三七、茜草。

6. 肛门湿疣术后（切除、激光治疗）

治则：泻热解毒，消斑除湿。

主方：散利汤。

常用药：苦参、大青叶、地丁、赤芍、夏枯草、土茯苓、萆薢、水蛭、蝉蜕、蒺藜、黄柏。

7. 湿疣，湿疹，瘙痒症熏洗方

治则：利湿解毒，祛风止痒。

主方：外利汤。

常用药：大风子、木鳖子、白芷、明矾、地肤子、蛇床子。

8. 术后尿潴留

治则：补气利水。

主方：淋利汤。

常用药：石韦、萆薢、车前子、茯苓、灯心草、竹叶。

9. 术后粪便嵌塞

治则：泻热通便，缓急止痛。

主方：泻利汤。

常用药：厚朴、枳壳、枳实、槟榔片、大黄、芒硝、滑石、茵陈蒿。

10. 创面愈合迟缓

治则：补气生血，除湿收敛。

主方：收利汤。

常用药：党参、黄芪、苍术、山药、当归、白芍、五味子、何首乌、阿胶。

11. 术后失眠焦虑症

治则：补心安神，活血散郁。

主方：安利汤。

常用药：炒枣仁、龙骨、牡蛎、丹参、红花、珍珠母、菖蒲、夜交藤、琥珀。

12. 术后胃失和降

治则：补脾健胃，降逆止呕。

主方：中利汤。

常用药：白术、苍术、鸡内金、陈皮、苏叶、藿香、草果仁、沉香。

13. 术后肛门流粪水

治则：补气升阳，收敛固涩。

主方：升利汤。

常用药：黄芪、升麻、荜澄茄、白术、山药、乌梅、补骨脂、甘草。

术后十三方辨证、治则、立法、方药，遵循中医的整体观念、辨证论治的特点，体现了未病先防，既病防变的原则。

实践证明此原则对提高中医肛肠科疾病的临床治愈率起到了良好的作用。

（原刊于《中国肛肠病研究心得集》2011 年第 3 期）

中医肛肠学科的内涵与外延

（田振国　柳越冬）

学科作为一种学术分类，一般是指在整个科学体系中学术相对独立、理论相对完整的科学分支，它既是学术分类的名称，又是教学科目设置的基础。学科建设是高等教育的龙头和核心，在学校发展中具有突出地位，高校所具有的人才培养、科学研究、社会服务三大功能的发挥，都必须通过学科建设来实现。现代科学发展的趋势表明：一方面学科门类越分越细，学科的级别层次越来越清晰，表现为新兴学科的不断增加；另一方面科学高度综合，一门科学所涉及的范围越来越广，表现为各门科学之间的互相结合、互相交叉、互相渗透，出现了许多边缘学科和交叉学科。学科建设的首要问题，是要对学科定位，即对内涵与外延有一个明确的界定。

中医肛肠学科是以中医基础理论为指导，以中医外科学为基础，以中西医结合的研究方法为手段，研究肛门及大肠部位疾病的概念、发病、病因、病机、分类、诊断、治疗、预防、护理等的基础理论及临床实践的一门学科。建好中医药学科，要注重中医药学科体系的建设，研究探索基础学科和临床学科间的分化与整合，科学构架和划分各级学科。建好中医肛肠学科，首先要对中医肛肠学科定位，即对其内涵与外延有一个明确的界定。本文着力论证中医肛肠学科的研究范畴，以期对学科建设工作有所启发。

中医治疗肛肠疾病，有着悠久的历史和丰富的经验。肛肠科疾病是指发生于肛门及大肠部位的疾病。包括痔疮、肛瘘、肛裂、肛门直肠周围脓肿、直肠脱垂、大肠息肉、肛门乳头状瘤、肛周皮肤病、肛管癌、直肠癌、结肠癌、便秘、炎症性肠病等。古时我国的肛肠科称为痔科或痔瘘科；中华人民共和国成立后，国家倡导中西医结合，中医肛肠学科作为中医外科的分支学科，发展迅速，成就辉煌。20 世纪以来，科学技术的发展极其迅猛，冲击着医学的各个领域，包括肛肠病学在内的各个医学专门学科的理论和实践，无一不受到新理论、新观念、新方法的重新检验和评价。伴随着学科的细化，中医肛肠学科近年来逐渐从中医外科中分离出来，成为新兴的三级学科。

作为一门古老而又新兴的学科，肛肠学科有着自身的特点和学科属性。中医理论产生于几千年人们对疾病防治的实践活动，历代名医都是在汲取前人临床经验的基础上，通过临床应用，不断总结、实践，升华至理论，产生新的学说和流派，推动中医药学术的发展。先辈们的学术成就，都蕴藏在丰富的中医药文献资料中，这是一个很大的资源。此外，由于中医理论形成于临床实践，所以中医基础与临床学科交叉融合，界限不清，学科分化与综合不完全。因此，在学科建设中，要充分认识和研究中医药学科的这些特点，认真做好继承工作，全面系统地梳理本学科的历史文献，加以认真研究，这既是学科建设的一项重要任务，也是一种必要的方法和途径，只有这样才能使学科建设做到高起点。同时，还应加强临床研究的力度，肛肠学科属于临床学科，一定要以提高防病治病能力为目标，而不能脱离临床。

肛肠科的下一层次学科包括痔瘘科、大肠内科（又包括排便障碍科和炎症性肠病科）、大肠外科（又包括普通大肠外科和肿瘤科）；肛肠科的外延涉及消化内科、普外科、皮肤科、儿科。肛肠学科的发展提高，不仅要注意挖掘中医痔瘘科的传统优势，要注意发挥中医肛肠科的特色诊疗技术，而且还要利用现代科学的方法，加以整理提高，不断充实专科内容，促进医学模式的现代转变，逐步实现中医现代化。肛肠学科的发展与深入研究，亟须引进现代科学的方法手段，诸如胚胎学、解剖学、生理学、病因学、病理学、药理学、药代动力学、分子生物学、免疫学、生物力学、生物信息学、循证医学以及医学统计学等学科领域的知识，还要构建证候研究与方剂研究的物质基础、生物效应与数据评价、挖掘并利用技术平台，还有应用数学、理论物理学的相关方法。既要坚持中医药学术的自身的规律和特点，以中医的方法研究中医，又必须开展在中医理论指导下的实验研究，坚持两条腿走路，积极运用现代科学技术推进中医药现代化。采用中西医结合的研究方法，对肛肠学科的基础理论及临床实践进行不同角度、不同层次的深入研究，创造中西医的有机结合，这样才能使肛肠学科的发展深化下去，使其精益求精。

肛肠学科的内涵建设中，学科建设是基础，是根本，其他建设，如人才梯队的建设、研究室建设、教研室建设、教材建设、专科专病建设、师资队伍建设、学科课程体系建设等均为学科建设的组成部分；学科建设是为了发展学术，而其他建设，如人才梯队的建设、研究室建设、教研室建设、教材建设、专科专病建设、师资队伍建设、学科课程体系建设等是为了丰富和发展学科内涵。通过学科建设，可以提高学术水平，增强在中医药学科领域培养高层次人才和解决重大科学技术问题的能力，整体推进中医药各项工作的高层次发展。在重点学科的内涵建设中，应重视研究室建设，要着力于构思符合中医药学术发展规律的研究项目，明确研究目标，理清研究思路，搞好科研设计，努力出新理论，出新观点，出新的学术思想。中医肛肠学科建设，是教学、科研、医疗各项建设工作的重要基础，是在统一目标下，以人为本的综合集成。这就是说，学科建设是以加速学术发展为目标，以高层次人才培养为根本，集结人、财、物资源，统筹教学、科研、医疗工作，形成整体，统一管理，并对资源进行优化重组，实现共享，使之发挥更大效益。

肛肠学科的内涵与外延不是静止不变的。随着社会历史的发展，人类认识层次的提高，医学认知领域的深化，肛肠学科的内涵与外延也会与时俱进发生变化，不断向前发展。

科学发展观在学科发展中起指导作用，以人为本，全面发展、协调发展与可持续发展相结合，理论体系的构筑与临床实践进一步有机结合，中西医之间以及中医各学科之间相互促进、彼此渗透、互相补充、融合或细化，最终将为中医肛肠科的学术发展服务，为临床疗效的显著提高服务，为人类的健康事业服务，从而真正推动中医药事业的振兴与发展。让我们共同努力，科学把握中医肛肠学科内涵与外延，把重点学科建设推上新的平台，为新世纪中医药事业的发展多做贡献。

（原刊于《中医药学刊》2003 年第 3 期）

加强中医肛肠专科建设

——继往开来携手共谱肛肠科学发展新篇章

（田振国 孟 强）

科学的发展总是与社会的发展同步。中国的肛肠事业在不同的社会发展阶段也具有不同的特点。如何与时俱进加强肛肠专科建设是每一名肛肠专业工作者在工作中都经常思考的课题。2001年始由国家中医药管理局组织"十五"中医肛肠重点专科（专病）申报和建设工作，使肛肠专科又一次得到了快速、良性发展。建设期内取得丰硕成果，积累了丰富的建设经验，为下一步肛肠专科建设探明方向，是肛肠专科发展的里程碑事件。笔者总结分析肛肠重点专科建设总体情况以期抛砖引玉。

中医肛肠重点专科发挥中医特色与优势，吸收现代医学成果，实现临床疗效明显提高，医疗费用显著降低，为其他肛肠专科起到表率作用。2002年与2005年相比，在建重点专科总床位数由651张增加到865张（增长32.9%）；年门诊量由68 411人次增加到91 181人次（增长33.3%）；年住院人数由8 933人增加到11 667人（增长30.6%）；区域外患者和疑难患者比例均增长10%以上，设备总投资由2 831万元增加至8 832万元（增长3.11倍）。

1. 重点专科建设经验集中体现在以下一些方面

（1）肛肠文献数据库建立。辽宁中医药大学附属第三医院建立了肛肠文献数据库检索系统，并将古代肛肠文献整理编撰成《古代肛肠疾病中医文献集粹》一书出版。

（2）制定和规范中医肛肠疾病诊治标准。2002年在中华中医药学会肛肠专业委员会的牵头下建立痔、肛瘘、肛裂、肛周脓肿、直肠脱垂和便秘的诊治规范；2006年中华中医药学会肛肠专业委员会、中华外科学会结直肠肛门学组、中国中西医结合学会肛肠专业委员会联合起草制定了痔、肛瘘、肛裂的诊治指南，为进一步制定国家标准提供依据。

（3）各建设单位均优化了主攻疾病的单病种治疗方案，提高临床疗效，缩短住院时间。

（4）诊治范围不断拓展。8 家建设单位重点专科治疗范围基本涵盖肛门和结直肠部位的所有疾病，已与国外肛肠学科的外延接轨。建设单位处理急重症和疑难病能力明显增强，占收治比例的 23%。

（5）利用中医特色疗法在临床治疗中取得良好的疗效。①溃疡性结肠炎：通过中医辨证施治和中药灌肠治疗，提高轻中型溃疡性结肠炎疗效，可减少激素和免疫抑制剂的使用。辽宁中医药大学附属第三医院研制的通腑宁颗粒通过清热利湿、通调气血治疗湿热型溃疡性结肠炎取得理想临床疗效，本研究获辽宁省科技进步二等奖；北京长青医院腹泻康胶囊和灌肠液通过益脾补肾、扶正培本治疗脾虚湿热型溃疡性结肠炎有效率达 94%，该课题获国家中医药管理局三等奖；吉林中西医结合肛肠医院研制消炎油通过清热解毒、活血化瘀治疗溃疡性结肠炎，缓解率达 80% 以上。通过 5 年的建设，溃疡性结肠炎在中医药临床与基础研究上取得长足的进步。②功能性便秘诊断和治疗：便秘诊断和治疗在建设期间取得全面进步。各建设单位均配备肛肠测压、排粪造影、肌电图等现代医学诊断手段，精确便秘的病因分析。运用养血润肠、益气通下等治法治疗虚证便秘；清热导滞、润肠通便治疗实热便秘；点状结扎治疗黏膜内脱垂；挂线疗法治疗盆底失迟缓；经阴道修补和直肠黏膜注射治疗直肠前突以及针灸治疗慢运输便秘均取得显著疗效，获不同级别的科技进步奖多项。发现白术治疗慢运输便秘可以减轻症状，影响肠 P 物质、突触素和血管活性肠肽（VIP）的表达，为中医药促进肠道动力的新途径。湖南中医药大学第二附属医院开发研究的厚朴排气合剂 2005 年获 SFDA 批准上市。③高位复杂性肛瘘治疗：采用切开、分组挂线、双挂线、旷置、置管引流等疗法，为现代挂线治疗的进展。④肛旁脓肿的治疗：采用腔内超声定位、小切口引流、减少创伤，缩短住院时间。⑤痔的治疗：湖南中医药大学第二附属医院开发研究痔宁片 2002 年获 SFDA 新药证书。⑥直肠脱垂治疗：北京长青医院研制的会阴支架治疗直肠脱垂，该成果获中华中医药学会科技成果三等奖。

（6）学科人才结构、学历结构、学位结构和学缘关系发生长足进步。建设单位共有博士后 1 名、博士 17 名，中医和中西医结合医师占 85% 以上。加强专科化培养的基础上强调一专多能，50% 以上肛肠外科医师兼任多种辅助检查的任务。中医专科人才的国际交流能力有明显提高，各单位均派不同层次的人员赴国外研修，多次举办国际肛肠外科会议。

（7）南京市中医院肛肠科对丁泽民老中医、湖南中医药大学第二附属医院肛肠中心对贺执茂老中医、辽宁中医药大学附属第三医院对田振国教授的学术思想进行研究整理，继承名老中医学术思想和发挥名老中医作用方面取得丰硕成果。

（8）科技开发和创新能力明显增强。建设期间各单位获科研课题、成果奖，发表论文，出版专著，开发院内制剂均出现跨越式提高。中医重点专科的建设是"十五"期间国家中医药管理局在中医专科规范化建设方面进行的有益尝试，因缺乏现成经验可供参考，在建设过程中发现的具体问题已成为我们进行肛肠专科建设的宝贵财富。

2. 对重点专科建设的感悟

（1）不同级别医院的肛肠专科应确定适合自己发展的目标和制定相应措施。

（2）在建设过程中建设单位专科建立的各自网站应加强交流与合作，资源共享，发挥专科信息库的作用。

（3）利用肛肠专科良好的学术氛围，加强多中心合作与交流，开展多中心临床研究项目。特别是对特色疗法、同一疾病的不同治疗方法和技术进行多中心的评价和择优推广。

（4）不断完善和制定统一的诊治规范，使肛肠专业有统一的执业标准，并利于整体水平的提高和中医特色与技术的推广。

（5）疾病谱伴随着社会的发展也在改变，如：2006年中国医药科技十大新闻中城市居民死亡原因构成中恶性肿瘤居第一位。而肠癌病死率在恶性肿瘤中占第6位。因此，肛肠专业工作者在学科外延扩大的同时，应及时调整其内涵建设的重心，以最大限度地为人类健康服务。

3. 寄语

身逢盛世，我们为发展肛肠事业斗志昂扬；展望新世纪，我们倍感任重而道远。让我们继往开来携手共谱肛肠科学发展新篇章！

（原刊于《中华中医药学会肛肠分会换届会议暨便秘专题研讨会论文专刊》2007年）

中医肛肠专业国家级重点
专科建设的内涵、目标与条件

（田振国　张虹玺　王　刚）

目前中医的医疗服务体系仍然存在整体能力不强、专科发展目标不明确、专科学术水平不平衡等问题。开展国家级重点专科建设，有利于引导中医医院把建设与发展的重心转移到以临床技术水平和服务能力为主题的内涵建设上来，有利于树立行业品牌，展示行业发展成果，提高专科医疗技术水平和医疗质量。中医肛肠专业的国家级重点专科经过多年的建设发展取得了一定的成绩，形成了较为完整的经验积累，分述如下：

一、重点专科的概念

关于专科的概念古人曾这样描述"医之，有专门之学者"，与我们现在认为专科即专门为一个科系发展建立的相对独立的科室的认识已经没有什么区别。我们认为重点专科的建设要有5个要素，分别是有丰富的内涵，有标准化的目标，有完整的计划，有实施目标的措施，有和谐发展的环境，这样才能称之为完善的重点专科。目前我们的中医肛肠重点专科是中医占主导地位，突出中医专科优势，体现中医自身特色，提高中医疗效的专科。

二、中医肛肠专科形成的历史过程

早在春秋战国时期（前770—前221）就有肛肠科疾病的记载。《山海经》中最早提出了痔、瘘的病名并沿用至今："……其中有虎蛟，其状鱼身而蛇尾，其音如鸳鸯，食者不肿，可以已痔。""仓文赤尾，食者不痈，可以为瘘。"《素问·五脏别论》记载了魄门（肛门）的生理功能，《素问·生气通天论》提出痔的病机，《灵枢·肠胃》最早记述了胃肠道的实际解剖数据，《灵枢·水脏》最早记载了肠息肉的病名及病机，《灵枢·刺节真邪》最早记载了大肠肿瘤的病机。《难经·五十七难》中将泄泻分为5种进行辨证："有胃泻，有脾泄，有大肠泄，有小肠泄，有大瘕泄，名曰后重。"

其后历代医家均有肛肠科疾病的相关研究与记载，并不断地完善与发展。

汉代医圣张仲景的《金匮要略》中有关于肠痈的脉证及治疗方药的记载。《神农本草经》首载了脱肛病名："蛞蝓味咸寒。主贼风，㖞僻，轶筋，及脱肛，惊痫挛缩。一名陵蠡。生池泽。"

晋代皇甫谧所著的《针灸甲乙经》记述了针灸治疗脱肛、痔、下利等肛肠的方法，首载了"凡痔与阴相通者，死"。这是对肛肠病合并阴道、尿道病的最早论述。

隋代巢元方的《诸病源候论》详列痢候40种，对肠道病进行了较全面记述，描述都很具体确切。痔病诸候中，指出了五痔是牡痔、牝痔、脉痔、肠痔、血痔。另文提出了气痔、酒痔，认为"痔久不瘥，变为瘘也"。最早记载了导引之术防治肛肠病："一足踏地，一足屈膝，两手抱犊鼻下，急挽向身极势，左右换易四七，去痔五劳三里气不下。"

唐代孙思邈的《千金药方》首载了用鲤鱼肠、刺猬皮等治痔的脏器疗法。

宋代《疮疡经验全书》《太平圣惠方》均有关于肛肠科疾病的记载，宋代已建立了痔瘘专科，有专门痔瘘医生。在《普济方》中记载了相关的轶事，宋高宗患瘘，朝中黄院子（宋时内廷的杂役人员）推荐临安痔科专家曹五，用"取痔千金方"（枯痔散的一种）给宋高宗治愈了痔疾。愈后黄院子被加官为观察使。宋代还有痔瘘专书，如《五痔方》，王伯学的《痔瘘论》，滑寿的《痔瘘篇》等。

金元四大家对痔病均有自己不同的看法。李东垣采用清热润燥四法治疗痔病，朱丹溪用补阴凉血消痔，刘完素以5种痔疾分别立方，张从正认为治痔法同治湿。

明代陈实功的《外科正宗》记载了三品一条枪（枯痔锭）、挂线法、系痔法、割痔法。《外科图说》记载着探肛筒、银丝挂子、过肛针、弯刀、钩刀、穿肛弯针、方头剪和治疗先天性锁肛的手术器械。

清代《古今图书集成》记载枯痔、挂线、结扎、脱管、熏洗、导引、针灸、熨痔、割痔、内治、外治等疗法。内服方剂242首，单验方317首，仅熏洗方就达到300余种。另有痔瘘专著《马氏痔瘘科七十二种》，可见当时前人已经对肛肠科的疾病有了很全面的认识。

中华人民共和国成立以后，国家卫生部注重中医药事业的发展，保护及收集散落于民间的传统医药治疗方法与方剂。于1952年开始，多数民间痔瘘专科医生陆续进入医院，成立院中科或专科医院。如：

黄济川（1862—1960），四川内江人。清末开设痔瘘专科诊所，1956年创立"黄济川痔瘘专科诊所"，研制了"枯痔散""药线"等。

邓少杰（1916—1979），福州人。1956年在福州市人民医院任肛肠科主任，1958年研制"枯痔锭"并出席全国文教卫生群英会。

丁泽民，1919年出生于江苏江都。20世纪50年代研制出"枯痔液"，70年代将激光技术应用于肛肠病治疗。

史兆岐（1935—2001），中国中医研究院广安门医院肛肠科主任。研制出消痔灵注射液，获国家科技进步二等奖，南斯拉夫、比利时发明金奖。

陆琦，1921年生人。1956年首创"内痔插药法"，1978年设计"内痔套扎法"，曾因治好周总理痔病，被誉为"痔科国宝"。

新中国肛肠领域的许多知名专家，为新中国肛肠学科体系的建立奠定了坚实基础，推动了新中国肛肠病学的快速发展。老一代痔科专家为新中国的中医肛肠事业做出了巨大贡献。第一届副会长常务理事闻茂康、王方林、张庆荣、李雨浓、李润廷、金虎、杨书兴、尹伯约、任全保、芮恒祥、周济民、贺执茂、黄乃建、曹吉勋、彭显光、喻德洪、叶松荣、卢克博、陈之寒、王秀珍、张东铭、邓正明、柏连松、陈民藩……

2007年第五届理事会成立以后，先后评审5批中医肛肠学科名专家，共207名。

2007年5月在沈阳召开肛肠分会换届暨学术研讨会上评出全国首批中医肛肠学科知名专家18人。2008年9月在沈阳召开肛肠分会学术交流大会上评出第二批中医肛肠学科知名专家37人。2009年10月在西安召开全国第十三次中医肛肠学术交流大会上评出第三批中医肛肠学科知名专家31人。2010年10月在福州召开肛肠分会成立三十周年纪念大会暨全国肛肠学术交流大会上评出第四批中医肛肠学科知名专家49人。2011年10月在北京召开中华中医药学会肛肠分会五届理事会换届会议暨2011年全国肛肠学术交流大会上评出第五批中医肛肠学科知名专家72人。

2010 年，国家中医药管理局评出全国中医肛肠学科名医工作室（站），丁泽民教授及田振国教授二人入围。

其后，中华中医药学会肛肠分会先后评出全国中医肛肠学科先进名医工作室（站）两批，第一批 43 人，第二批 32 人。

中华人民共和国成立后肛肠学会和肛肠专科组织机构的发展应当说受历史条件限制，发展还是相对缓慢的（家传、师承），改革开放后，古老的中医传承与新兴的现代学科进行了有机结合。肛肠组织机构和学术交流得到快速发展。

1956 年中国中医研究院成立了"痔瘘研究小组"。

1964 年中医研究院在北京召开 11 个单位参加的痔瘘座谈会。

1966 年国家卫生部召开 24 个单位参加的部级痔瘘成果鉴定会。

1975 年中医研究院主持召开河北衡水第一届中西医结合防治肛肠疾病协作组会议。至今已经召开了十三次全国的中医肛肠学术会议。

三、重点专科的建设历程

国家中医药管理局于 2002 年开始进行中医的重点专科建设，其中中医肛肠科因为疗效显著，效果良好，在国家的中医建设中走在了前列，也成为中医专科建设的标杆之一。

国家中医药管理局"十五"期间重点专科（专病）建设单位：中医肛肠科 8 个（2002—2006）。

国家中医药管理局"十一五"期间重点专科（专病）建设单位：中医肛肠科共 28 个（2007—2011）。新增 20 个。

"十五"期间 8 个重点专科，仍为"十一五"加强建设重点专科。

国家中医药管理局"十二五"期间重点专科建设单位：中医肛肠科共 68 个（2011 年 12 月评审）。

注："十一五"28 个，"十二五"35 个，其中"十二五"培育项目 5 个。

首批国家及临床中医重点专科：中医肛肠科共 6 个（学会 13 名会长及副会长、2 名常务理事参加评审）。

四、重点专科建设的任务和目标（参考国家中医药管理局"十一五"重点专科终期验收标准）

（一）科室建设

1. 专科科室命名

符合《国家中医药管理局关于规范中医医院与临床科室名称的通知》的有关规定。

2. 规划、计划及措施

按照要求制定并实施专科建设发展规划，规划中体现中医特色。制订并实施年度重点专科工作计划，计划与协作组每年工作要求一致。制定并实施本专科发挥中医药特色优势的具体措施。

3. 专科中医药文化建设

门诊候诊区、病房走廊设立专科中医药文化宣传栏，介绍本专科中医药治疗特色、中医药疗效等内容，宣传内容中使用中医病名和中医术语。

4. 门诊情况

门诊量逐年增加；优势病种（3个以上）的门诊量明显增加；中医治疗比例总体不低于60%；优势病种中医治疗比例不低于80%。

5. 住院情况

床位数不低于60张，并逐年有所增加，出院人数逐年增加，优势病种（3个以上）的收治人数较建设前有所增加。中医治疗比例总体不低于60%，优势病种中医治疗比例不低于70%，区域外住院患者比例达到30%以上，护理开展辨证施护，建立具有中医药特色的专科护理常规，对中医药特色护理进行评价并制定改进措施。

6. 设备配备

诊疗设备是否满足临床工作需要，配备有专科中医诊疗设备。

7. 经费投入

建设经费做到专款专用，地方与单位投入经费总额不低于国家投入的经费总额，地方政府或单位对重点专科建设额外投入专项经费。

8. 人员结构、学术带头人及专科负责人

人员结构：中医药类别执业医师占执业医师的比例达到 70% 以上；高级职称的比例，三级医院占 30%，二级医院占 20%；三级医院硕士以上学位应占 30% 以上；二级医院本科学历应占 70% 以上。

学术带头人：能把握本专科建设要求、发展方向，指导本专科制定建设规划；专业水平得到同行认可（在省级以上学术团体任职）；指导专科建设发挥中医特色、提高中医临床疗效；确定学术继承人。

专科负责人：组织制定并实施专科建设规划；至少半年召开一次专科工作会议；组织落实学术带头人及名老中医临床经验的继承工作；专科病种的健康教育宣传，组织制定专科教育处方、专病门诊。

（二）特色优势

1. 诊疗方案本专科明确 3 个以上稳定的优势病种

优势病种中、西医病名符合重点专科建设的病名要求。诊疗方案体现中医临床思维且规范、可行。①中、西医诊断标准明确。②理法方药完整。③治疗方法具有中医特色，诊疗方案中纳入中医特色疗法、名老中医经验、中医诊疗设备、适宜技术、中成药、现代技术、收费项目等内容。

对诊疗方案的掌握、应用情况：①在疾病诊治的整个过程中中医思维理念的体现。②在治疗过程中能用中医药解决的问题，首选中医药解决。③中医技术、方法等应用情况。本科的治疗方法被纳入协作组诊疗方案中。开展中医临床路径应用推广工作。

2. 医院中药制剂

品种数量，重点专科不少于 3 个，重点专病不少于 2 种。

3. 临床科研

建设周期内围绕提高优势病种中医临床疗效，解决难点，开展科研工作。三级医院至少有省部级以上（含省部级）在研课题 2 项，二级医院应有省部级以上（含省部级）在研课题 1 项；建设周期内以优势病种临床诊疗方案的应用为主题的研究成果获得国家级、省部级成果。

4. 创新

建设周期内围绕优势病种在中医药理论、技术、药物及设备、器械等方面有

创新。

（三）中医疗效

1. 疗效评价

优势病种（3个）疗效明显，每年至少对一个优势病种诊疗方案中的治疗方法进行疗效评价，对治疗方法优势、不足等进行分析、总结，不断优化诊疗方案，临床疗效有所提高，将协作组验证的诊疗方案与本科诊疗方案进行对照，分析每个方案的优势特色。

2. 难点分析

分析优势病种（3个）中医治疗的难点并提出解决难点的思路和措施。

（四）协作组工作

1. 协作组日常工作情况

日常参会情况：参加国家中医药管理局、本专科协作组、协作分组工作会议，参与诊疗方案梳理，参加协作组验证，参与优势病种诊疗方案和临床路径的制定。

2. 网络平台建设

2009年开通视频网络平台。

（五）重点专科建设的目标

目标：提高中医肛肠临床疗效，满足人民群众健康需求。

"探索建立中医药核心价值体系，提高中医药文化影响力"。条件：要有"厚德包容，诲人不倦"的学术带头人；"谦虚谨慎，作风扎实"的学术继承人；"结构合理，合作紧密"的学术团队；"团结，紧密，严肃，活泼"的科室风气；"德、能、勤、廉，综合提高"的人员素质；"精益求精，引领前沿"的专业水平；"精雕细刻，勇攀高峰"的技术创新思维；"理解宽容，履职尽责"的医患关系；"综合服务，人文关怀"的服务意识；"严谨，有序，高效，快捷"的工作状态；"和谐合作，友好相处"的内外环境；"长期积累，积淀牢固"的基础建设。

重点专科建设成功的根本保障：

（1）树立"人为本，德为先"理念，"要把正确的道德认知、自觉的道德养成、积极的道德实践紧密结合起来"。

（2）强调"立身不忘做人为本，做事先做人"原则，"理性平和的社会心态，礼让宽容的人际关系"。

（3）结合职业讲修养的方式。

（4）提倡"宽容，包容，严于律己，宽以待人"的美德。

（5）坚持"干一行，爱一行，专一行""讲风格，讲奉献，讲诚信，讲形象"的道德风范。

（6）做到团结人，尊重人，育好人，用好人，留住人，践行科学的人才观，敢为事业用人才的新理念。

（7）"四不要"：不要怨天尤人，不要贪图安逸，不要沉湎幻想，不要好高骛远。

（六）重点专科建设的最终目的

三型专科：学者型专科，和谐型专科，创新型专科。

三高专科：高素质团队，高层次技术，高质量服务。

三突出专科：文化特色突出，中医特色突出，专科优势突出。

三满意专科：患者满意，社会满意，政府满意。

重点专科建设是一项利国、利民、利业、利己的战略性系统复杂的工程，需要有自强不息、奉献拼搏、奋发有为的精神和勇气去做坚持不懈的努力。让我们中医肛肠界的专家、学者、同仁携手共建，合作共建，为推动我国肛肠事业稳中求进，又好又快的发展，做出我们应有的贡献。

（原刊于《中华中医药学会肛肠分会第十四次全国肛肠学术交流大会论文精选》2012 年）

中医肛肠科标准化建设成果初见

（田振国）

中医作为中华民族的文化瑰宝传承了几千年，进入现代，随着我国改革开放的深入开展，人民生活水平的不断提高，现代医疗技术手段不断地被引进与开展，规范化的现代医疗模式更多地被人们所接受。中医因为理论体系与主流意识形态的原因，规范化的程度一直不高，还不能为国际性的生命科学体系所完全接受，中医的科学研究在没有统一标准的情况下还不能发挥最大作用。因此，中医药的标准化就成为目前我国中医药事业发展亟待解决的基本问题和突破口。中医肛肠学同样迫切需要在继承传统经验、吸收现代研究成果、应用现代科研方法的基础上，研究和制定具有中医药特色、科学性强、严谨规范、能够为行业内实际应用、能被行业内外广泛接受和认可的诊断及治疗标准，来有效地解决目前因无章可循造成的行业松散状态。

2006 年《中医肛肠科常见病治疗指南》（以下简称《肛肠科指南》）项目启动，该项目由国家中医药管理局政策法规与监督司立项，中华中医药学会负责，中华中医药学会肛肠分会承担，对中医特色优势明显病种的诊疗过程进行了规范化的梳理，并聘请中国标准化研究院专家指导标准化文件的起草。经过肛肠分会专家的论证、起草、修订、审校，国家中医药管理局标准化办公室组织专家把关，经十几轮的反复修改，最终审查通过，由中国中医药出版社出版。中医肛肠科有 20 个优势病种入选《肛肠科指南》，5 项技术入选《中医医疗技术操作方案和技术手册》。全国 81 家重点专科协作组单位、9 所大专院校、41 家技术协作组单位参与了以上文件的编写、验证、修订等工作。

此次编写的中医标准化文件具有较高的可操作性。在其编写过程中，肛肠学科的各位专家都投入了极大的热情，同时中华中医药学会作为项目的组织者也付出了极大的努力，体现了科学严谨的态度。如肛肠学科的溃疡性结肠炎与消化科出现了交叉，最终在学会的协调下统一由消化科发布该病的指南。而同样与儿科交叉的儿童功能性便秘及与皮肤科交叉的肛门湿疹，则根据疾病的特点及患者就医的习惯以及在疾病治疗中的特色等因素，分别做出了儿童功能性便秘由《肛肠科指南》发布、肛门湿疹作为单独疾病由《肛肠科指南》发布、湿疹由《皮肤科指南》发布的决定，科学而客观地解决了多学科交叉的问题。此次《肛肠科指南》的编写凝结了全国中医肛肠科中医人的心血，是该专科建设几十年经验与成果的一次集中总结。其推广应用必将规范中医肛肠领域诊疗行为，同时推动中医肛肠事业健康有序发展，为中医肛肠专业的国际交流奠定基础，为实现中医肛肠专业现代化做出了重要贡献，使其焕发勃勃生机，从而走出一条更为宽广的发展之路。

（原刊于《中国中医药报》2013年10月18日）

第三篇

名医验案

一、便秘

1. 老年慢性便秘

张某，女，73 岁，2008 年 12 月 17 日初诊。

以"便秘 6 年"为主诉。初诊：该患者 6 年前无明显诱因开始出现便秘，腹胀难忍。自服芦荟胶囊等通便药后大便可下，后渐无效，需加用开塞露大便方可下。近两月来症状又有加重，需自行灌肠大便方可缓下。伴见面色晦暗，四肢不温，喜热怕冷，腰脊酸冷，舌质淡，苔白，脉沉迟。

诊断为便秘，证属阳虚。治拟温阳通便为法。

方用扶本润肠舒加减。处方：肉苁蓉 30g，决明子 30g，瓜蒌仁 30g，淫羊藿 30g，莱菔子 30g，黄精 30g，吴茱萸 15g，肉桂 15g，桃仁 15g，木香 15g，枳实 20g，槟榔片 20g，黄芩 20g，怀牛膝 20g，枳壳 20g。

水煎服，1 日 1 剂。

二诊：服药 7 剂后，大便艰涩症状有所减轻，但仍排出困难，腹胀亦减轻。舌淡、苔白，脉沉迟。

原方去枳壳、枳实，加当归 20g，柴胡 20g，杏仁 15g，继服 14 剂，大便可自下。

2. 老年慢性便秘

魏某，女，65 岁，2005 年 1 月 9 日初诊。

主诉：排便困难 4 年。

现病史：患者自述 4 年前无明显诱因出现大便困难，6~7d 一行，需服番泻叶或肛注开塞露可排出，先干后成形，便条细，量少，无脓无血，伴腹胀，恶寒喜热，食欲不振，睡眠差，舌淡胖苔白，脉沉缓尺弱。

西医诊断：结肠慢传输型便秘。

中医诊断：便秘（脾肾阳虚型）。

治法：温补脾肾，润肠通便。

处方：黄精 30g，决明子 20g，肉苁蓉 30g，白术 20g，厚朴 20g，滑石 20g，吴茱萸 15g，肉豆蔻 15g，山楂 20g，麦芽 15g，莱菔子 20g，瓜蒌仁 20g，枣仁 15g，枳壳 20g，槟榔片 20g，肉桂 15g。

上方每剂水煎取 150mL，分 3 次口服，每日 1 剂。

二诊：15d 后，患者自述服药后有便意感，大便 3~4d 一行，偶尔需用开塞露，先干后成形，便条增粗，便量增加，腹胀缓解，食欲增加，睡眠差，舌淡胖苔白，脉沉缓尺弱。

前方加枳实 15g，郁李仁 15g，桃仁 15g，龙骨、牡蛎各 20g，珍珠母 20g。

三诊：15d 后，患者自述大便 2~3d 一行，便意感明显，成形质软，无明显腹胀及恶寒，饮食、睡眠好转，舌淡苔白，脉沉。改用养荣润肠舒 100mL，每日 3 次口服，15d 后复诊时患者无明显不适，继服 1 周以巩固疗效，随访至今未复发。

3. 慢性功能性便秘

王某，男，76 岁，2009 年 5 月 19 日就诊。

主诉：排便困难十几年，加重 1 周。

现病史：该患者与十几年前无明显诱因出现排便困难，大便 3~4d 一行，便质不干或稍干，排出困难。近 1 年来，病情加重，大便 5~7d 一行，间断使用番泻叶、开塞露等药物或用手法辅助排便。现证见：大便 5~7d 一行，大便先硬后软，便后腹中不适，伴汗出，肢倦懒言，咳嗽无力，气短而喘，面色无华，口唇色淡，心悸气短，失眠多梦，舌质淡，脉弦细。

诊断：虚秘（气血亏虚型）。

治法：益气养血，宣肺润下。

方药：黄精 30g，当归 20g，桃仁 10g，杏仁 20g，枳壳 10g，肉苁蓉 30g，甘草 15g，柏子仁 15g，郁李仁 15g，瓜蒌仁 20g，厚朴 10g，川芎 10g，火麻仁 15g，黄芪 20g。

上方每剂水煎取 150mL，分 2 次口服，每日 1 剂。

二诊：7d 后，患者自述服药期间，每日排便两次，便质变软，自觉排便较前通畅，腹胀缓解，气力增加，但仍食欲不振，睡眠差，舌淡，脉虚。上方加炒麦芽 15g、神曲 15g、陈皮 10g、龙骨 20g、牡蛎 20g、珍珠母 20g。

三诊：15d 后，患者自述大便 2~3d 一行，便意感明显，成形质软，无明显腹胀，饮食、睡眠好转，舌淡苔白，脉平。原方不变，继服 2 周后，复诊时患者排便正常，无明显不适，再服 1 周以巩固疗效，随访至今未复发。

二、溃疡性结肠炎

刘某，女，32 岁，2010 年 3 月 4 日来诊。

主诉：间断性大便带脓血 2 个月。

现病史：患者大便每日 5~6 次，质稀不成形，带脓血，量少色鲜红，里急后重，腹痛拒按，脐周胀满，肠鸣音亢奋，便时肛门有灼热感，饮食乏味，中脘满闷，身乏困重，小便短赤，眠可，舌苔黄腻，脉滑数。

曾用药：固本益肠片、黄连素等，效果不明显。

既往史：2010 年于外院行电子结肠镜检查，诊断为慢性溃疡性结肠炎。

诊断：溃疡性结肠炎（湿热下注型）。

治法：清热利湿，理气和血，消食导滞。

处方：白头翁 30g，秦皮 15g，苦参 30g，黄柏 30g，车前子 10g，木香 15g，砂仁 20g，枳实 20g，枳壳 30g，地榆 15g，白芍 30g，黄芩 15g，炒莱菔子 30g，焦山楂 15g，升麻炭 15g，甘草 10g。

上方 7 剂，每剂水煎 2 次，每次取 150mL，分 3 次口服，每日 1 剂。

二诊：7d 后复诊，患者自述服药期间，大便每日 2~3 次，粪质较稀，脓血明显减少，腹胀消失，腹痛、里急后重感仍见，纳可，余症如前，苔腻微黄，脉滑。上方去砂仁、炒莱菔子、枳实，加入厚朴 15g，当归 20g，赤芍 15g。

三诊：服上方 15d 后来诊，大便每日 2 次，排成形软便，脓血消失，患者神清气爽，饮食正常，睡眠佳，余无明显不适感。原方不变，继服 2 周后，行肠镜检查，全结肠未见异常，遂嘱患者停服上方，随访半年未见复发。

梁某，男，8 岁，2006 年 10 月 27 日就诊。

主诉：间断性大便带脓血 1 年。

现病史：患者大便日 7~8 次，便质清稀，夹带脓血黏液，里急后重，左下腹腹痛，泻后痛减，脐周胀满，肠鸣不已，便时肛门灼热，小便黄，畏寒肢冷，周身乏力，面色萎黄，纳差，寐不安，舌质淡红，苔白根黄腻，脉弦。

曾用药：自制中药制剂、柳氮磺胺嘧啶、黄连素等，稍有缓解。

既往史：2005 年曾于沈阳市某医院诊断为慢性溃疡性结肠炎。

诊断：慢性非特异性溃疡性结肠炎（脾胃两虚，湿热内蕴型）。

治法：温里清热，涩肠止痢。

处方：党参 20g，黄芪 20g，白术 15g，茯苓 15g，吴茱萸 15g，胡黄连 15g，防风 10g，柴胡 10g，白芍 15g，砂仁 10g，莱菔子 10g，焦山楂 25g，地榆 15g，仙鹤草 15g，乌梅 10g，酒大黄 5g，陈皮 15g，甘草 15g。

上方 7 剂，每剂浓煎 3 次，每次取 100mL，混合后分 3 次口服，每日 1 剂。

二诊：7d 后复诊，患者自述服药期间，大便每日 4~5 次，粪质稀，脓血明显减少，腹胀消失，腹痛稍有缓解，纳和，余症如前，舌质淡红，苔腻微黄。上方去砂仁、莱菔子，酒大黄减为 3g，胡黄连减为 10g。

整理如下：党参 20g，黄芪 20g，白术 15g，茯苓 15g，吴茱萸 15g，胡黄连 10g，防风 10g，柴胡 10g，白芍 15g，焦山楂 15g，地榆 15g，仙鹤草 15g，乌梅 10g，酒大黄 3g，陈皮 15g，甘草 15g。

三诊：7d 后，患者自述大便每日 2~3 次，里急后重感，脓血仍见，但已人为减少，腹痛明显减轻。腹暖肢温。饮食尤佳，舌淡苔白，脉弦。加入枳实 10g、厚朴 10g、当归 15g、赤芍 15g。

上方调整为：党参 20g，黄芪 20g，白术 15g，茯苓 15g，吴茱萸 15g，胡黄连 10g，防风 10g，柴胡 10g，白芍 15g，焦山楂 15g，地榆 15g，仙鹤草 15g，乌梅 10g，酒大黄 3g，陈皮 15g，枳实 10g，厚朴 10g，当归 15g，赤芍 15g，甘草 15g。

四诊：服上方 7d 后来诊，大便每日 2 次，排成形软便，脓血消失，患者神清气爽，余无明显不适，行电子结肠镜检查，全结肠未见异常，遂嘱患者停用上方，继服成药参苓白术散自行调理，随访 3 个月未见复发。

三、肠易激综合征

李某，男，48 岁，干部，2007 年 12 月 18 日初诊。

主诉：腹泻与便秘交替出现反复 5 年余，病初因突然腹泻后，经服磺胺类抗生素药物治疗，急性腹泻得到控制，后较长时间便次增加，大便溏薄。2003 年开始出现腹泻与便秘交替发生，大便混有少量白色黏冻状物，无脓血便，常伴有腹痛，喜温喜按，便次忽少忽多，舌淡红，苔厚腻。

本例证属脾虚泄泻。处方：制附子 10g，党参 30g，胡黄连 15g，炒白术 30g，肉苁蓉 30g，补骨脂 30g，炮姜 20g，木香 15g，肉豆蔻 30g，煨诃子 20g，白芍 30g，云苓 30g，甘草 15g。

上方加减服用共 3 个月。服上药 1 个月，腹痛腹泻均消失，大便每日 1 次，无黏冻，门诊观察数月，疗效巩固。

酌选制附子、补骨脂温补肾阳，肉豆蔻、炮姜温中散寒，白术、茯苓健脾和中燥湿，能助脾胃之健运以促生化之源，诃子苦涩降敛，固脾止泻，全方共收温阳健脾止泻之功。

孙某，男，52 岁，干部，2007 年 5 月 19 日初诊。

主诉：腹泻 3 年余，反复发作，每因进食生冷或情志因素而诱发，大便溏薄，每日 4~5 次，便前腹痛肠鸣，矢气频频，纳呆，腹部畏寒，口干苦，夜寐不佳，舌淡红，苔薄白腻，脉细弦。

此乃肝郁脾虚之征。

处方：吴茱萸 30g，黄连 10g，白术 20g，白芍 20g，甘草 10g，郁金 15g，陈皮 15g，防风 15g，枳壳 15g，肉桂 15g，乌梅 10g，葛根 15g。

水煎服，每日 1 剂。并嘱其条畅情志，切忌动怒。

服上方 20 剂，腹泻明显缓解，大便每日 1~2 次，尚能成形，腹胀、肠鸣减轻，腹痛不著，夜寐略有改善，腹部仍有冷感，舌脉如前。原方加山药 10g，改肉桂 20g，续服 14 剂，大便转常，余症基本消失。

酌选痛泻要方加味，方中白术、乌梅与甘草相配，酸甘合用，酸以制肝，甘以补脾，黄连配肉桂，意取交泰安神之意，黄连合吴茱萸，苦辛寒热同用，调和肠胃，复加枳壳以理气，葛根止泻，郁金开郁，全方泄木安土，调中止泻，配合调节情志，遂收良效。

四、大肠黑变病

马某，男，74 岁，2005 年 1 月初诊。

主诉：便秘 10 年，加重 5 年，服用芦荟胶囊或使用开塞露方能排便，现服用芦荟胶囊也不能排便。

临床表现：大便难下，3~4d 一行，便黏腻不爽，面色无华，头晕目眩，急躁易怒，口干渴，舌暗，脉沉弦细。

证候分析：血虚不上荣则面色无华，头晕目眩，血虚津少，无水舟停，不能下润大肠，气血虚弱，肠管蠕动无力，故大便难下，土虚木乘，寒湿内困，故便黏腻不爽。阴血虚不能制阳而致烦躁易怒、口干渴，舌淡、脉沉弦细为肝肾阴血不足。

治以药用：黄精50g，桃仁20g，杏仁15g，瓜蒌仁20g，玉竹20g，白头翁50g，枳实30g，黄芩30g，莱菔子50g，泽泻30g，赤芍15g，肉苁蓉30g。

后每诊均以本方随症加减。2005年5月复诊，大便每日1次，无黏液，黄软便，面色见红润，无头晕，舌淡脉沉。

五、肛门瘙痒症

张某，女，42岁，2009年8月初诊。

主诉：肛门瘙痒4月余，加重半个月。

初诊：肛门瘙痒，潮湿渗出，夜间加重，肛门下坠不适，困倦身重，纳差，夜卧不安，舌苔厚腻，脉濡滑。

专科检查：取截石位，视诊肛周皮肤增生粗糙，肛门皱襞加深；指诊肛内进指4cm未触及硬性肿物；肛门镜未见明显异常。

证属风湿郁结之肛门瘙痒症，治当利湿解毒，祛风止痒。方用外利汤加减。

药用：大风子15g，木鳖子15g，白鲜皮15g，白芷30g，明矾15g，地肤子50g，蛇床子30g。

用法：将药物煎成水剂，趁热先熏后洗，然后坐浴，每次30min，每日1次，另嘱其保持肛门局部干爽，清洁卫生。

二诊：3d后复诊，自述瘙痒明显减轻，效不更方，续用4d。

三诊：7d后复诊，自述偶有夜间瘙痒，续用前方4d，痊愈。

2个月后复诊，自觉临床症状无反复，嘱其调节饮食，忌辛辣刺激之品，保持肛门局部清洁卫生。

六、肛门湿疹

患者张某，男，49岁，司机，2014年4月9日初诊。

主诉：肛周潮湿、瘙痒2个月，加重3d。

初诊：肛周有数个红色丘疹，灼热瘙痒，抓破后流脂水，可见鳞屑；伴有心烦口渴，身热不扬，大便干，小便短赤；舌质红，苔薄白，脉滑数。

专科检查：

截石位视诊：肛周皮肤潮红，有数个丘疱疹，破溃疱疹有淡黄色液体流出。

指诊：肛内进指 6cm 未触及硬性肿物。

肛门镜：未见明显异常。

证属湿热蕴肤证，治当清热利湿，疏风止痒。药用：龙胆草 20g，生地 20g，黄芩 10g，当归 15g，栀子 10g，白芍 20g，薏苡仁 15g，川芎 15g，防风 15g，荆芥 15g，蝉蜕 10g，车前子 10g，泽泻 15g，柴胡 15g，甘草 10g，土茯苓 30g，连翘 15g，天花粉 10g，白蒺藜 15g，大黄 10g（后下）。

7 剂，每日 1 剂，每日 2 次，水煎服。

同时外用：苦参 50g，土茯苓 50g，黄芩 50g，黄柏 50g，蛇床子 50g，地肤子 50g，地榆 50g，大风子 15g，白矾 15g，木鳖子 15g，白芷 15g，五倍子 15g。

7 剂，熏洗，每日 1 剂，每日早晚各 1 次。

然后外敷适量一效散。另嘱其保持肛门局部干爽、清洁卫生，调畅情志，忌食辛辣。

二诊：7d 后复诊，自述肛门潮湿减轻，皮肤仍有少量丘疹，偶感瘙痒，失眠，口服前方加白鲜皮 15g，夜交藤 10g，外用方不变，7 剂。

三诊：14d 后复诊，自述各症状明显减轻，效不更方，续用前方各 7 剂。

3 个月后复诊，自觉临床症状无反复，嘱其调畅情志，调节饮食，忌辛辣刺激之品，保持肛门局部清洁卫生，病情变化随诊。

第四篇

学术传承

助阳通便汤治疗慢传输型便秘的实验研究

（辽宁中医药大学 2012 届博士研究生　隋　楠）

社会日益进步发展，人们竞争越发激烈。随着生存压力的增加、生活方式及饮食结构的变化，慢传输型便秘的发病率越来越高，逐年上升。查阅有关便秘的相关流行病学调查报告显示，我国的便秘发病率为 6.07%，在我国便秘的发病率受地区性影响，显示出地区差异性，但该病的发病率都高于 2%。在老年人群甚至可达到 15%~20%。便秘症状顽固，使患者痛苦不已，严重影响广大人民群众的生活质量，还可产生多种并发症。而且还是早老性痴呆、肝性脑病等病诱发因素。便秘甚至可以诱发脑血管意外或急性心肌梗死，对患者生命产生直接的威胁。目前对慢传输性便秘的病因、发病机制的探讨主要集中在对肠神经递质以及胃肠道肽类激素的改变、结肠动力紊乱、ICC 等方面的异常，但任何一种病因都不能完全涵盖便秘的所有情况。便秘可能是多种因素共同作用的结果，目前尚未完全清楚，但是已有了更多的研究和更新的认识。关于便秘的治疗药物种类繁多，但经临床应用大部分药物初期使用疗效较好，但随着使用时间的延长，效果越来越不尽如人意，药物副作用发生概率也随之大大增加。还出现服药即腹泻，停药即便秘的药物依赖性。祖国医学经过几千年的继承和创新，在便秘的病因病机及治疗方面积累了丰富的经验，中医药在防治便秘方面更显示出显著优势。导师田振国经多年实践，博览古今文献，经过大量的临床验证，认为对于便秘，其病位在大肠，但与脾肾关系密切。临床上以脾肾阳虚导致的便秘为主。至于脾肾阳虚的病因可能为素体脾肾阳虚，或年老体弱脾肾阳虚衰，或久用泻火通便之剂伤阳。因此，田振国教授针对脾肾阳气不足，推动乏力，肠道传导无力，糟粕停聚为主要病机，提出补脾强肾、宽中润肠的治疗方法，组方助阳通便汤，治疗便秘，副作用小、有确切的临床疗效。

本课题是为了深入研究采用助阳通便汤治疗便秘的作用机制，主要从以下方面进行研究：观察便秘模型小鼠在助阳通便汤影响干预下的通便作用，并同时应用免疫组化的方法，从分子水平入手，研究这种便秘模型小鼠在本中药复方干预下其结肠肌间神经丛血管活性肠肽（VIP）和5-羟色胺（5-HT）受体含量的改变情况，进而揭示助阳通便汤治疗便秘的可能作用机制之一，为慢传输型便秘的中医中药治疗提供实验依据，同时也指导临床，为临床治疗提供理论参考，为新药申报做好前期准备。

实验一：慢传输型便秘小鼠模型的制备

1. 实验材料

1.1 实验动物

健康的普通级昆明种小鼠105只，体重20±2g，购于辽宁中医药大学实验动物中心。动物合格证编号：辽（实）SYX-20100167。实验动物条件符合国家科学技术术委员会颁布的《实验动物管理条例》要求。

1.2 实验药品及制备

盐酸吗啡：10mg/mL，东北制药集团生产，批号110123-1。由沈阳市药监局批准，由辽宁中医药大学附属第三医院药局购入。

1.3 主要仪器及设备

小鼠灌胃针头。上海玻利鸽工贸有限公司，型号：12号。

1mL注射器。山东威高集团医用高分子制品股份有限公司。

小鼠笼。北京科技有限公司。

电子石英计时器。姜堰市新康医疗器械有限公司，型号：XK98-A。

电子天平。北京赛多利斯仪器系统有限公司，型号：BS223S。

定性滤纸。杭州沃华滤纸有限公司，规格：7cm、9cm。

2. 实验方法

2.1 实验动物的饲养

2.1.1 分组：将105只小鼠自然喂养5d以适应实验环境，实验中为避免人为因素造成的影响，对分组时严格遵循随机的原则。将105只小鼠按性别、体重分层随机分成正常组、模型组、助阳通便汤低剂量组、助阳通便汤中剂量组、助阳通便汤高剂量组、麻子仁丸组、西沙比利组，共7组，每组15只。进行实验的各组小鼠均分笼饲养，每笼5只，合计7组21笼，共105只小鼠。

2.1.2　饲养：实验小鼠饲养地点是辽宁中医药大学实验中心。饲养地点自然采光，照明昼夜明暗交替周期为 12h。饲养温度为 20±2.0℃。通风良好，相对湿度 40%~60%。所有小鼠在整个实验期间均正常自由饲养。

2.2　复制动物模型

造模前先将滤纸铺于各饲养笼中，收集各笼中小鼠 24h 粪便量，称重，进行统计分析。比较各组小鼠的排便情况在造模之前是否存在差异。再除正常组外，其余各组均参照许海尘的文献报道方法制备成慢传输型便秘小鼠模型。具体如下：造模小鼠按照 2.5mg/kg 的剂量每天 1 次皮下注射盐酸吗啡注射液，正常组注射等量等渗生理盐水。连续注射 45d。造模后观察小鼠一般体征变化，观察小鼠排粪便便质情况，测量小鼠 24h 排粪便重量。小鼠 24h 排粪便重量测定：将滤纸铺于各饲养笼中，收集各笼中小鼠 24h 粪便量，称重。

2.3　复制便秘模型成功标准：小鼠从外观观察可见出现瘦小、干瘪，倦怠少动，小便发黄，大便表面水分减少，明显干硬，粪便颗粒细小，呈球状。

3. 结果

3.1　排便重量情况

在造模前各组小鼠的 24h 排便重量情况无显著差异，$P>0.05$，说明在排便方面实验动物在实验初始时组间有均衡性。详见表 1。

3.2　一般体征观察

所有 105 只小鼠造模后均无死亡，证明了此种造模方法的安全性和易操作性。

正常组小鼠行为、活动、饮食、二便均正常。造模各组小鼠外观瘦小、干瘪、体重下降，饮食减少，小便色黄。

3.3　小鼠排粪便便质情况

与正常组小鼠相比造模各组小鼠大便明显干结，粪便颗粒细小，呈圆珠状或串珠状，排便粒数明显减少。

3.4　造模第 45d 各组小鼠 24h 粪便重量比较

各组小鼠 24h 粪便重量记录如下：实验数据以均数±标准差（$\bar{x}\pm s$）表示，采用单因素方差分析和两两比较，得到的结果。造模各组与正常组比较重量明显下降，有显著性差异（$P<0.05$）；造模各组间比较小鼠 24h 粪便量变化不大，无显著性差异（$P>0.05$）。详见表 1。

综上，符合便秘的临床表现，故认为造模成功。

表 1　各组小鼠 24h 粪便重量比较（$\bar{x}\pm s$）

组别	n	造模前重量（g/24h）	造模后重量（g/24h）
正常组	15	2.32±0.23	2.34±0.25
模型组	15	2.33±0.22	1.71±0.32[*]
助阳高	15	2.35±0.25	1.70±0.29[*]
助阳中	15	2.34±0.21	1.69±0.31[*]
助阳低	15	2.33±0.19	1.71±0.28[*]
麻仁组	15	2.32±0.21	1.68±0.25[*]
西沙比利组	15	2.34±0.23	1.69±0.30[*]

注：* 为与正常组比较 $P<0.05$。

4. 结论

对小鼠按照 2.5mg/kg 的剂量每日 1 次皮下注射盐酸吗啡，连续注射 45d 的方法进行造模，可以成功复制出小鼠慢传输型便秘的模型，操作简便，安全性好。模型可供进一步动物实验使用。

实验二：助阳通便汤对便秘模型小鼠排便时间及粒数的影响

1. 实验材料

1.1　实验动物

实验一的各组小鼠。

1.2　实验药品及制备

助阳通便汤：由辽宁中医药大学附属第三医院药局提供。

麻仁软胶囊：天津市中央药业有限公司，批号：国药准字 Z10940031。

西沙比利：西安杨森制药有限公司。

助阳通便汤的制备：肉苁蓉 30g，牛膝 20g，肉桂 15g，淫羊藿 30g，白术 20g，山药 20g，郁李仁 20g，厚朴 20g，枳壳 30g，桑葚子 20g（由辽宁中医药大学附属第三医院药局提供），原方生药量 225g。

自来水浸泡以上药物 40min，先武火煎煮，沸腾后改为文火，分两次提取滤液混匀，加热浓缩为 1.5g/mL 溶液，置于 -20℃冰箱备用，用时预热至室温。

助阳通便汤低剂量溶液：生药量 14.63g/kg，上述溶液稀释 1 倍。

助阳通便汤中剂量溶液：生药量 29.25g/kg，上述溶液原液。

助阳通便汤高剂量溶液：生药量 58.50g/kg，上述溶液浓缩 1 倍。

麻仁软胶囊溶液的配制：用蒸馏水将麻仁软胶囊配制成 3.0g/mL 的混悬液。

西沙比利溶液的配置：用蒸馏水将西沙必利片配制成 0.25mg/mL 的混悬液。

墨汁的配制：在容积为 1000mL 的烧杯中加入 800mL 蒸馏水，用电子天平称取 100g 阿拉伯树胶粉放入其中，用玻璃棒边煮边搅匀，直至煮沸溶液呈透明糊状，用电子天平称取 50g 活性炭粉，加入到上述煮沸的糊状溶液中用玻璃棒边煮边搅匀。煮沸 3 次，呈黑色糊状，待糊状溶液冷却后，加入蒸馏水定容到 1000mL，放入冰箱中 4℃保存备用。

1.3　主要试剂

活性炭。国药集团化学试剂有限公司，批号：F20010706。

阿拉伯树胶粉。国药集团化学试剂有限公司，批号：20081210。

1.4　主要仪器及设备

小鼠灌胃针头。上海玻利鸽工贸有限公司，型号：12 号。

1mL 注射器。山东威高集团医用高分子制品股份有限公司。

定性滤纸。杭州沃华滤纸有限公司，规格：7cm、9cm。

天平。上海精密科学仪器有限公司，型号：BS124S。

量筒。肯堡博美（北京）玻璃有限公司，规格：2000mL、1000mL、500mL。

烧杯。肯堡博美（北京）玻璃有限公司，规格：2000mL、1000mL、500mL。

2. 实验方法

2.1　给药方法

根据文献方法给药，实验小鼠各药剂量也参照文献用药计算公式计算。

助阳通便汤低剂量组：按 0.2mL/10g 体重日 1 次灌胃给药，生药量为 14.63g/kg。

助阳通便汤中剂量组：按 0.2mL/10g 体重日 1 次灌胃给药，生药量为 29.25g/kg。

助阳通便汤高剂量组：按 0.2mL/10g 体重日 1 次灌胃给药，生药量为 58.50g/kg。

麻仁软胶囊组：用蒸馏水将麻仁软胶囊配制成 3.0g/mL 的混悬液，按 0.2mL/10g

体重每日 1 次灌胃给药。

西沙必利组：用蒸馏水将西沙必利片配制成 0.25mg/mL 的混悬液，按 0.2mL/10g 体重每日 1 次灌胃给药。

模型组和正常组则每日灌胃蒸馏水按 0.2mL/10g 体重进行。

各组均连续 10d 灌胃给药。在给药期间，给予所有小鼠自由饮水与摄食，隔日称重 1 次，给药剂量根据体重变化调整。

2.2 通便效应实验

在第 9 天给药前各组小鼠均禁食 12h，不禁水。第 9 天正常灌胃给药，灌胃给药 30min 后，按 0.2mL/10g 剂量给予每只小鼠墨汁灌胃，操作结束同时开始计时。重新恢复进水进食，并在饲养笼中铺上滤纸方便进行观察，记录各组实验小鼠第一次排出黑色粪便的时间和每只实验小鼠在 24h 内排出的粪便总重量。

2.3 统计学处理

采用 SPSS13.0 软件包进行统计分析。各组实验数据采用均数±标准差（$\bar{x}\pm s$）表示，均数间的比较采用方差分析和两两比较。$P<0.05$ 时判定有显著性差异。

3. 结果及分析

3.1 各组小鼠的一般状态及排便情况

正常组小鼠饮食、体重、活动、二便均正常。造模各组小鼠从外观观察可见瘦小、干瘪、饮食减少，倦怠少动，小便发黄。大便表面水分减少，明显干硬，粪便颗粒细小，呈球状。自进行药物治疗起，且随着治疗时间的延长，治疗各组小鼠便秘情况均有不同程度的改善，饮食有所增加，倦怠少动症状也随之有所改善。尤其是助阳通便汤高剂量组小鼠粪便水分增多，粪便颗粒由细小逐渐增大，由球状逐渐成圆柱状。说明助阳通便汤可以改善便秘小鼠的排便性状。实验过程中，西沙比利组小鼠死亡 1 只，是由于灌胃操作不当所致。

3.2 助阳通便汤对便秘模型小鼠首次排黑便时间的影响

与正常组比较，模型组、助阳通便汤低剂量组、麻仁组小鼠首次排黑便时间延长，有显著性差异（$P<0.05$），说明此模型稳定可靠。

与模型组比较，正常组及各治疗组小鼠首次排黑便时间均缩短，其中正常组、助阳通便汤高剂量组、助阳通便汤中剂量组、西沙比利组小鼠首次排黑便时间明显缩短，有显著性差异（$P<0.05$），说明助阳通便汤可以促进便秘小鼠的排便，改善排便功能。

与麻仁组比较，助阳通便汤高剂量组、助阳通便汤中剂量组、西沙比利组有显著性差异（$P<0.05$），说明助阳通便汤促进便秘小鼠的排便，改善排便功能的作用优于麻仁软胶囊。

与西沙比利组比较，助阳通便汤高剂量组、助阳通便汤中剂量组没有差异（$P>0.05$），说明助阳通便汤促进便秘小鼠的排便，改善排便功能的作用与西沙比利相当，见表2。

表2　助阳通便汤对便秘模型小鼠首次排黑便时间的影响（$\bar{x}\pm s$）

组别	n	首次排黑便时间（min）
正常组	15	32.9±3.2△
模型组	15	57.5±4.5*
助阳高	15	36.2±3.3△#
助阳中	15	39.5±3.5△#
助阳低	15	49.8±4.6*
麻仁组	15	51.7±4.4*
西沙比利组	14	37.6±3.9△#

*为与正常组比较 $P<0.05$，△为与模型组比较 $P<0.05$，#为与麻仁组比较 $P<0.05$。

3.3　助阳通便汤对便秘模型小鼠24h排便便重的影响

与正常组比较，各组小鼠24h排便便重均减轻，其中模型组、助阳通便汤低剂量组、麻仁组小鼠24h排便便重显著减少（$P<0.05$）。说明此模型稳定可靠。

与模型组比较，小鼠24h排便便重正常组及各治疗组均有不同程度的增加，其中正常组、助阳通便汤高剂量组、助阳通便汤中剂量组、西沙比利组有显著性差异（$P<0.05$）。说明助阳通便汤可以促进便秘小鼠的排便，改善排便功能。

与麻仁组比较，小鼠24h排便便重助阳通便汤高剂量组、助阳通便汤中剂量组、西沙比利组有统计学差异（$P<0.05$）。说明助阳通便汤促进便秘小鼠的排便，改善排便功能的作用优于麻仁软胶囊。

与西沙比利组比较，助阳通便汤高剂量组、助阳通便汤中剂量组没有差异（$P>0.05$）。说明助阳通便汤促进便秘小鼠的排便，改善排便功能的作用与西沙比利相当，见表3。

表3　助阳通便汤对便秘模型小鼠24h排便便重的影响 ($\bar{x}±s$)

组别	n	造模后重量（g）	治疗后重量（g）
正常组	15	2.34±0.25	2.37±0.31 △
模型组	15	1.71±0.32	1.69±0.23 *
助阳高	15	1.70±0.29	2.34±0.26 △ #
助阳中	15	1.69±0.31	2.31±0.29 △ #
助阳低	15	1.71±0.28	1.73±0.27 *
麻仁组	15	1.68±0.25	1.70±0.24 *
西沙比利组	14	1.69±0.30	2.32±0.26 △ #

注：* 为与正常组比较 $P<0.05$，△ 为与模型组比较 $P<0.05$，# 为与麻仁组比较 $P<0.05$。

4. 结论

（1）盐酸吗啡皮下注射复制出小鼠便秘模型稳定性好。

（2）助阳通便汤可以增加便秘小鼠的24h排便重量，并呈现出显著的量效依赖关系。

实验三：助阳通便汤对小鼠小肠墨汁推进率的影响

1. 实验材料

1.1　实验动物

实验一的各组小鼠。

1.2　实验药品及制备

助阳通便汤：由辽宁中医药大学附属第三医院药局提供。

麻仁软胶囊：天津市中央药业有限公司，批号：国药准字 Z10940031。

西沙比利：西安杨森制药有限公司。

助阳通便汤的制备：肉苁蓉30g，牛膝20g，肉桂15g，仙灵脾30g，白术20g，山药20g，郁李仁20g，厚朴20g，枳壳30g，桑葚子20g（由辽宁中医药大学附属第三医院药局提供），原方生药量225g。

自来水浸泡以上药物40min，先武火煎煮，沸腾后改为文火，分两次提取滤液混匀，加热浓缩为 1.5g/mL 溶液，置于−20℃冰箱备用，用时预热至室温。

助阳通便汤低剂量溶液：生药量 14.63g/kg，上述溶液稀释1倍。

助阳通便汤中剂量溶液：生药量 29.25g/kg，上述溶液原液。

助阳通便汤高剂量溶液：生药量 58.50g/kg，上述溶液浓缩 1 倍。

麻仁软胶囊组：用蒸馏水将麻仁软胶囊配制成 3.0g/mL 的混悬液。

西沙必利组：用蒸馏水将西沙必利片配制成 0.25mg/mL 的混悬液。

墨汁的配制：在容积为 1000mL 的烧杯中加入 800mL 蒸馏水，用电子天平称取 100g 阿拉伯树胶粉放入其中，用玻璃棒边煮边搅匀，直至煮沸溶液呈透明糊状，用电子天平称取 50g 活性炭粉，加入到上述煮沸的糊状溶液中用玻璃棒边煮边搅匀。煮沸 3 次，呈黑色糊状，待糊状溶液冷却后，加入蒸馏水定容到 1000mL，放入冰箱中 4℃保存备用。

1.3　主要试剂

活性炭。国药集团化学试剂有限公司，批号：F20010706。

阿拉伯树胶粉。国药集团化学试剂有限公司，批号：20081210。

1.4　主要仪器及设备

小鼠灌胃针头。上海玻利鸽工贸有限公司，型号：12 号。

1mL 注射器。山东威高集团医用高分子制品股份有限公司。

定性滤纸。杭州沃华滤纸有限公司，规格：7cm、9cm。

量筒。肯堡博美（北京）玻璃有限公司，规格：2000mL、1000mL、500mL。

烧杯。肯堡博美（北京）玻璃有限公司，规格：2000mL、1000mL、500mL。

兔鼠两用解剖台。张家港市生物医学仪器厂，型号：ST-3S。

手术剪。上海医疗器械有限公司手术器械厂，16cm。

眼科镊。上海医疗器械有限公司手术器械厂。

2. 实验方法

2.1　给药方法

根据文献制定给药方法及剂量折算如下：

助阳通便汤低剂量组：按 0.2mL/10g 体重日 1 次灌胃给药，生药量为 14.63g/kg。

助阳通便汤中剂量组：按 0.2mL/10g 体重日 1 次灌胃给药，生药量为 29.25g/kg。

助阳通便汤高剂量组：按 0.2mL/10g 体重日 1 次灌胃给药，生药量为 58.50g/kg。

麻仁软胶囊组：用蒸馏水将麻仁软胶囊配制成 3.0g/mL 的混悬液，按 0.2mL/10g 体重每日 1 次灌胃给药。

西沙必利组：用蒸馏水将西沙必利片配制成 0.25mg/mL 的混悬液，按 0.2mL/10g 体重每日 1 次灌胃给药。

模型组和正常组则每日灌蒸馏水按 0.2mL/10g 体重进行。

实验各组均灌胃给药连续 10d。在给药期间，给予所有小鼠自由饮水与摄食，隔日称量 1 次体重，给药剂量的调整根据体重变化而进行。

2.2 对便秘小鼠小肠推进率（表4）的测定

各组小鼠在第 10 天给药前仍禁食不禁水 12h，末次给药 30min 后，各组小鼠均给予配制好的墨汁灌胃，灌胃剂量按 0.02mL/g 计算。灌胃结束开始计时，过 20min 后，将各组小鼠脱颈椎处死，立即打开腹腔，分离肠系膜，分离大肠及小肠，剪取上端自幽门，下端至回肠部的肠管即为小肠，置于托盘上。轻轻将小肠摆成直线，测量肠管长度作为"小肠总长度"。从幽门至墨汁所到部位的前沿的长度为"墨汁推进长度"，以后者长度除以前者长度的百分比计算炭末在肠管中的推进率。即炭末推进率（%）=墨汁推进长度（cm）/小肠总长度（cm）×100%。打开腹腔同时注意观察各组小肠容积是否增大。

2.3 统计学处理

采用 SPSS13.0 软件包进行统计分析。各组实验数据采用均数±标准差（$\bar{x}\pm s$）表示，均数间的比较采用方差分析和两两比较。$P<0.05$ 时判定有显著性差异。

3. 结果及分析

与正常组比较，模型组小鼠小肠推进率慢，且有显著性差异（$P<0.05$）。各治疗组小鼠小肠推进率均不同程度增快，其中助阳通便汤高剂量组、助阳通便汤中剂量组、西沙比利组小鼠小肠推进率增快有显著性差异（$P<0.05$）。

与模型组比较，正常组小鼠小肠推进率快，且有显著性差异（$P<0.05$），说明便秘小鼠模型确实存在肠蠕动的减弱。治疗后各组小鼠小肠墨汁推进率均明显增快，不仅明显高于模型组，且高于正常对照组，这说明各组药物治疗对小鼠的肠蠕动都有不同程度的促进作用，助阳通便汤高剂量组、助阳通便汤中剂量组、西沙比利组与模型组比较有显著性差异（$P<0.05$）。

与麻仁组比较助阳通便汤高剂量组、助阳通便汤中剂量组、西沙比利组有显著差异（$P<0.05$）。说明助阳通便汤促进便秘小鼠肠蠕动的作用优于麻仁软胶囊。

与西沙比利组比较助阳通便汤高剂量组、助阳通便汤中剂量组无显著性差异（$P>0.05$），说明助阳通便汤促进便秘小鼠的肠蠕动作用与西沙比利相当。

表4　各组小鼠小肠墨汁推进情况（$\bar{x}\pm s$）

组别	n	炭末推进率（%）
正常组	15	75.07±4.12△
模型组	15	66.53±4.23*
助阳高	15	92.52±3.98*△#
助阳中	15	90.3±4.05*△#
助阳低	15	77.1±3.91
麻仁组	15	81.5±5.11
西沙比利组	14	91.2±4.07*△#

注：* 为与正常组比较 $P<0.05$，△ 为与模型组比较 $P<0.05$，# 为与麻仁组比较 $P<0.05$。

4. 结论

助阳通便汤可以显著提高便秘模型小鼠的小肠推进率，具有显著增加便秘小鼠肠蠕动的作用，通过增强肠动力达到治疗便秘的作用，并呈量效依赖关系。

实验四：助阳通便汤对便秘模型小鼠肠组织中 5-HT 受体、VIP 的分布和表达的影响

1. 实验材料

1.1　实验动物

实验一的各组小鼠。

1.2　主要试剂

兔抗大鼠 VIP 及 5-HT 受体抗体，由北京博奥森生物科技有限公司提供。

SP 试剂盒、DAB 显色试剂盒由北京博奥森生物科技有限公司提供。

中性树胶及苏木素染液由辽宁中医药大学形态实验室提供。

1.3　主要仪器及设备

微量移液器，美国热电公司生产。

脱水机，LEICA 300 型，德国莱卡公司生产。

石蜡包埋机，EG1150 型，德国莱卡公司生产。

切片机，LEICA RM2235 型，德国莱卡公司生产。

数码显微镜，OLYMPUS BX41 型，日本 OLYMPUS 公司生产。

生物显微镜，CHA 型，日本 OLYMPUS 公司生产。

Leica Q550CW 图像采集和分析系统（德国莱卡公司）

2. 实验方法

2.1　取材方法

实验三脱颈椎处死的小鼠，将腹腔迅速打开，将大肠分离，切取约 15mm 近端的结肠段组织，在预先备好的小瓶中放入固定液，将组织装入其中固定。

2.2　石蜡切片的制备

参照文献方法进行制备。

2.2.1　取出固定好的组织块，自来水充分冲洗，然后使用全自动脱水机脱水，用乙醇脱水的浓度和时间如下：①70% 乙醇，150min。②80% 乙醇，150min。③90% 乙醇，150min。④95% 乙醇，150min。⑤95% 乙醇，150min。⑥无水乙醇，60min。⑦无水乙醇，60min。

2.2.2　透明、浸蜡和包埋：用二甲苯透明，用二甲苯浸泡组织 30min，透明之后于石蜡中将组织块浸入，二甲苯被石蜡置换出，组织浸蜡后将其置于融化的固体石蜡中，常温下待石蜡凝固后，组织即被包在其中。

2.2.3　切片和封片：使用轮转式切片机，先修整蜡块出现一个平面，然后设定 5μm 为切片厚度，切好蜡带后用注射器针头将其挑起，平铺在展片机的水槽中，设定水槽中水温为 45℃，借助水的温度和水的张力，自然展平略皱的蜡带，在恒温水面上充分展平蜡片后，用小镊子捞取蜡片放到载玻片的中段处，倾斜载玻片去除余水，将载玻片放置在烤片机上，设置 60℃ 下烘烤 30min，脱去溶化组织间隙的石蜡。

2.3　免疫组化实验步骤

2.3.1　抗体的稀释度及阴性对照设定：一抗来源于兔，一抗与抗体稀释液配比按照 1∶200 进行稀释。二抗为生物素化羊抗兔 IgG（即用型），以 PBS 代替一抗做阴性对照，DAB 显色，光镜下观察阳性细胞。在清晰的背景上出现特异性棕黄色颗粒者为阳性，阴性对照无特异性着色。

2.3.2　免疫组化检测步骤：参照文献方法进行制备。

（1）将石蜡进行切片，之后常规脱蜡脱水，同上述步骤进行。

（2）用蒸馏水冲洗，在 PBS 液浸泡 5min。

（3）孵育在 3% 无色液体去离子水中 10～15min，使内源性过氧化物酶消除活性。

（4）滴加蓝色液体试剂 A，在室温下孵育 10～15min，倒掉液体，勿洗。

（5）将事先稀释好的一抗工作液滴入，在温度为 37℃ 状态下孵育 2～3h。

（6）用 PBS 反复冲洗 3 次，每次冲洗时间为 3min。

（7）将黄色液体试剂 B 滴入，在室温状态下或 37℃ 的环境下孵育 10～15min。

（8）再用 PBS 反复冲洗 3 次，每次冲洗时间为 3min。

（9）将橙色液体试剂 C 滴入，在室温状态下或 37℃ 的环境下孵育 10～15min。

（10）再次用 PBS 反复冲洗 3 次，每次冲洗时间为 3min。

（11）DAB 或 AEC 显色剂进行显色。

（12）使用自来水反复冲洗。

（13）再次用苏木素染色处理，盐酸酒精分化。

（14）透明，封片。

2.4　HE 染色实验步骤

2.4.1　HE 染液的配制：参照文献方法进行配制。

（1）Harris 苏木素：量取蒸馏水 200mL、无水乙醇 10mL，称取苏木素精 1g、硫酸铝钾 20g、一氧化汞 0.5g，将事先称取好的苏木素用无水乙醇溶解，用蒸馏水将硫酸铝钾溶解，煮沸上述两种溶液的混合液，取走离火后，再将一氧化汞加入混合液中，用玻璃棒边加入边搅匀，观察当混合液变为深紫色的时候，快速将其移入冷水中迅速使之冷却，放置约 12h，过滤取其上清液，密封保存于棕色磨口试剂瓶中备用，使用前加入冰乙酸 3 滴或 5% 冰乙酸 4mL。

（2）0.5% 伊红（水溶性）：量取蒸馏水 75mL、95% 乙醇 25mL，称取伊红 0.5g。先取伊红加入少量蒸馏水中，用玻璃棒将伊红碾碎并搅动使其溶解于蒸馏水中，再将剩余的蒸馏水完全倒入，待伊红完全溶解后，将乙醇加入其中，用玻璃棒搅匀，最后加入 1 滴冰乙酸，密封保存在白色小磨口试剂瓶中备用。

（3）1% 盐酸水溶液：量取蒸馏水 297mL、盐酸 3mL，将二者混匀共计 300mL

盐酸溶液，保存在白色试剂瓶中备用。

2.4.2 脱蜡：放入在二甲苯（Ⅰ）中脱蜡 5min，取出后用吸水纸将液体吸干；放入在二甲苯（Ⅱ）中脱蜡 1min 至切片呈透明状，取出后用吸水纸将液体吸干；放入在 100%乙醇（Ⅰ）中 5min，取出后用吸水纸将液体吸干；放入在 100%乙醇（Ⅱ）5min，取出后用吸水纸将液体吸干；放入在 95%乙醇中 3min；自来水反复冲洗 2min，取出后用吸水纸将液体吸干。

2.4.3 染色：放入上述事先配置好的 Harris 苏木素中 5min 进行染色处理；取出后用自来水稍微冲洗；在用 1%盐酸水溶液分化 10s，使得切片由蓝色变为红色；用自来水进行 20min 冲洗使之返蓝；用 0.5%水溶性伊红溶液染色 1min；放入 95%乙醇（Ⅰ）中 5min 使组织脱水，取出后用吸水纸将液体吸干；再次放入 95%乙醇（Ⅱ）中 5min，取出后用吸水纸将液体吸干；放入 100%乙醇（Ⅰ）中 5min，取出后用吸水纸将液体吸干；放入 100%乙醇（Ⅱ）中 2min，取出后用吸水纸将液体吸干；放入二甲苯（Ⅰ）中 2~3min 使切片透明，取出后用吸水纸将液体吸干；再次放入二甲苯（Ⅱ）中 5min 使切片透明。

2.4.4 中性树胶封片。

2.5 染色组化结果判定

2.5.1 图像分析：切片染色后，选择染色良好区域，利用 Leica Q550CW 系统进行图像采集和分析，观察切片，对每只实验小鼠的取材部位选取 3 张切片进行观察。

2.5.2 平均光密度值测定：切片染色后，选择染色良好区域，应用 Leica Q550CW 系统进行图像采集和分析，对每只实验小鼠的取材部位选取 3 张切片进行观察，对每张切片选取 5 个互不重叠视野在显微镜下（40×10）观察，测定平均光密度值，即在单位面积的阳性细胞表达，代表其表达情况，该蛋白在实验小鼠结肠组织中的表达结果是通过计算每只小鼠所选取的几组数据的均值来实现的。

2.6 统计学处理

采用 SPSS13.0 软件包进行统计分析。实验结果采用均数±标准差（$\bar{x}\pm s$）表示，组间比较采用方差分析。$P<0.05$ 被认为有显著性差异。

3. 结果与分析

3.1 HE 染色及免疫组化染色

免疫组化染色，见附图。

所有切片中均可见多少不等的 5-HT 受体和 VIP 阳性表达的细胞，阳性细胞多呈圆形或椭圆形，胞浆可见染成黄色或棕黄色的颗粒。

与正常组比，模型组 5-HT 受体和 VIP 阳性表达的细胞较少，分布稀疏。

与正常组比较，各治疗组小鼠结肠组织中 5-HT 受体和 VIP 阳性表达细胞分布相对较密集。

各组大鼠结肠组织 VIP 表达免疫组化图片（图 1~图 7）。

附图

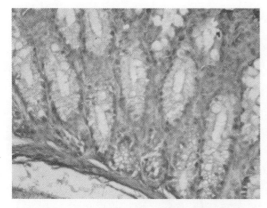

图 1　空白对照组（**DAB** 显色，×400 倍）

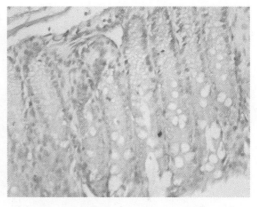

图 2　模型组（**DAB** 显色，×400 倍）

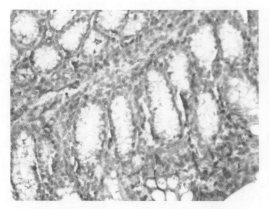

图 3　西药对照组（**DAB** 显色，×400 倍）

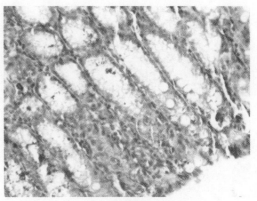

图 4　麻仁组（**DAB** 显色，×400 倍）

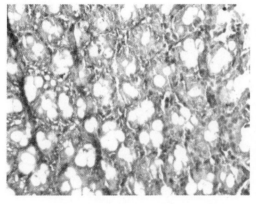

图5 高剂量组（**DAB** 显色，×400 倍）

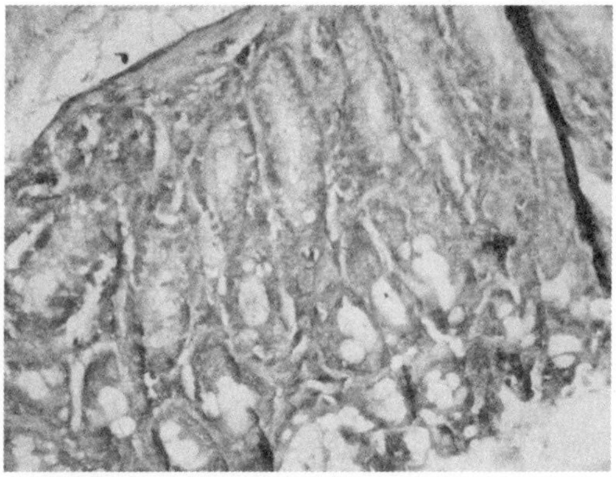

图6 中剂量组（**DAB** 显色，×400 倍）

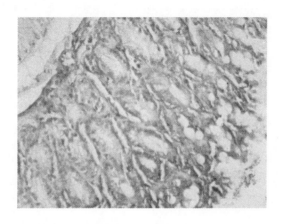

图7 低剂量组（**DAB** 显色，×400 倍）

各组大鼠结肠组织 5-HT-R 表达免疫组化图片（图 8~图 14）。

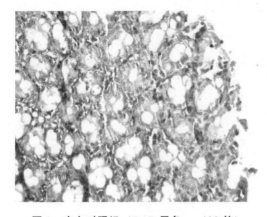

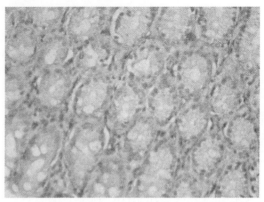

图8 空白对照组（**DAB** 显色，×400 倍）

图9 模型组（**DAB** 显色，×400 倍）

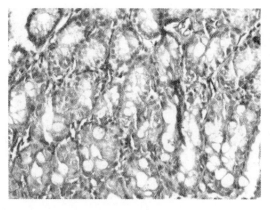

图10　西药对照组（**DAB** 显色，×400 倍）

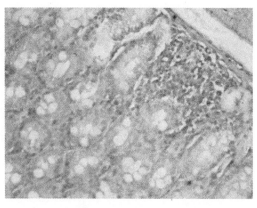

图11　麻仁组（**DAB** 显色，×400 倍）

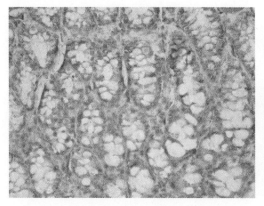

图12　高剂量组（**DAB** 显色，×400 倍）

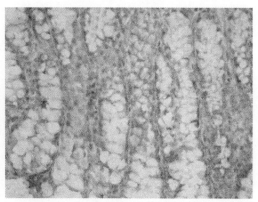

图13　中剂量组（**DAB** 显色，×400 倍）

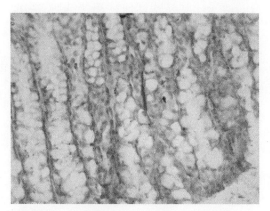

图14　低剂量组（**DAB** 显色，×400 倍）

3.2　免疫组化平均光密度值

免疫组化平均光密度值的比较（表5）。

表5　各组小鼠5-HT受体、VIP平均光密度值的比较（×10^{4}μm^2）（$\bar{x}±s$）

组别	n	5-HT-R	VIP
正常组	15	0.360±0.05$^{△\#}$	0.400±0.06$^{△\#}$
模型组	15	0.103±0.08*	0.166±0.06*
助阳高	15	0.334±0.07$^{△\#}$	0.399±0.05$^{△\#}$
助阳中	15	0.302±0.05$^{△\#}$	0.289±0.07$^{△\#}$
助阳低	15	0.203±0.06*	0.215±0.03*
麻仁组	15	0.181±0.04*	0.186±0.03*
西沙比利组	14	0.343±0.07$^{△\#}$	0.214±0.04*

注：＊为与正常组比较 $P<0.05$，△为与模型组比较 $P<0.05$，#为与麻仁组比较 $P<0.05$。

3.2.1　小鼠结肠5-HT受体阳性细胞：与正常组比较，模型组5-HT受体平均光密度值明显减少，说明便秘模型小鼠结肠5-HT阳性细胞数量减少。

与模型组比较，各治疗组5-HT平均光密度值均有不同程度增高，其中助阳通便汤高剂量组、助阳通便汤中剂量组和西沙比利组与模型组比较 $P<0.05$，说明助阳通便汤和西沙比利能增加便秘小鼠结肠5-HT阳性细胞数量。助阳通便汤低剂量组、麻仁组 $P>0.05$，说明助阳通便汤低剂量和麻仁软胶囊增加便秘小鼠结肠5-HT阳性细胞数量的作用不明显。

助阳通便汤高剂量组、助阳通便汤中剂量组和西沙比利组组间比较 $P>0.05$，说明助阳通便汤各剂量和西沙比利在增加便秘小鼠结肠5-HT阳性细胞数量的作用无显著差异。

3.2.2　小鼠结肠VIP阳性细胞：与正常组比较，模型组VIP平均光密度值明显减少，说明便秘模型小鼠结肠VIP阳性细胞数量减少。

与模型组比较，各治疗组VIP平均光密度值均有不同程度增高，其中助阳通便汤高剂量组、助阳通便汤中剂量组与模型组比较 $P<0.05$，说明助阳通便汤能增加便秘小鼠结肠VIP阳性细胞数量。助阳通便汤低剂量组、麻仁组和西沙比利组 $P>0.05$，说明助阳通便汤低剂量、麻仁软胶囊和西沙比利增加便秘小鼠结肠VIP阳性细胞数量的作用不明显。

助阳通便汤高剂量组、助阳通便汤中剂量组组间比较 $P>0.05$，说明助阳通便汤高剂量和中剂量在增加便秘小鼠结肠VIP阳性细胞数量的作用无显著差异。助阳通便汤低剂量组、麻仁软胶囊组和西沙比利组组间比较 $P>0.05$，说明助阳通便汤低剂量、麻仁软胶囊和西沙比利在增加便秘小鼠结肠 VIP 阳性细胞数量的作用不明显。

4. 分析讨论

4.1　关于对便秘的认识

（1）便秘的流行病学调查：随着经济水平的发展，生活、行为方式的改变，饮食结构发生变化以及受到心理因素、精神因素的影响，加上步入老龄化社会的步伐加快，查阅中国的有关便秘的相关流行病学调查报告显示，便秘发病率逐年增加，都高于 2%。在我国便秘的发病率受地区性影响，显示出地区差异性，慢性便秘在北京地区的患病率为 6.07%，女性为 9.68%，男性为 2.11%。

有研究报道天津市成年人慢性便秘调查显示：慢性便秘患病率为 11.6%，随年龄增长便秘患病率增高，从 55 岁开始增长更明显，80 岁以上组高达 37.3%。流行病学资料认为便秘与性别有密切关系，广州的调查显示男女患病率比为 1∶1.77。北京成人男女患病率比为 1∶4.59。天津市男女患病率比为 1∶2.75。女性患病率多于男性。国内调查还显示便秘的发生有明显的地域性。于普林等调查了北方三城市北京、西安、沈阳和南方三城市上海、成都、广州共 6 个地区，结果显示：北方三城市中北京便秘的患病率最高为 20.3%，其次是沈阳患病率为 18.5%，西安略低是 12.9%；南方三城市中成都便秘的患病率最高为 10.4%，其次是广州为 9.0%，上海患病率略低是 7.0%，可见，我国北方地区便秘患病率高于南方地区，存在地区差异。此项流行病学调查还显示，便秘的患病率还存在城市和乡村的地域差别，农村患病率为 12.3%，高于患病率为 10.9% 的城市。综上所述，近年来，我国便秘的发病率老年>青年，女性>男性，北方>南方，乡村>城市。即随着年龄的增长而增高，老年人患病率较高，女性是高危人群，北方患病率高于南方，城市发病率高于农村。这可能与饮食习惯、生活习惯、健康状况、精神心理因素、气候等有关。

长期的慢性便秘对患者的危害很大，不仅大大降低了患者的生活质量，而且还能导致或诱发很多疾病，比如长期慢性便秘患者患结肠癌、肝性脑病、乳腺疾病、早老性痴呆等病的概率远高于非便秘患者。大量临床事实表明，便秘甚至可以诱发急性心肌梗死或脑血管意外而直接危及患者生命。因此，应引起广大医务工作者和人民群众的高度重视。

（2）现代医学对便秘的认识：现代医学将便秘根据病因将其分为两类，即继发性便秘和功能性便秘。①继发性便秘：内分泌和代谢性疾病是导致继发性便秘最主要的原因，是因为上述疾病会对平滑肌功能产生影响而引起继发性便秘。此外还有其他原因如医源性、食物性因素、外伤性及神经系统疾病等也会导致继发性便秘的发生。②功能性便秘（FC）：对于 FC 的认定是指未发现上述原因引起的便秘。将 FC 在病理生理学机制角度可分为 3 种类型：a. 慢传输型（STC）。b. 出口梗阻型（OOC）。c. 混合型（MIX）。在便秘的几种类型中，慢传输型便秘（slow transit constipation，STC）发病率约占整个便秘患者的 45.5%，所占比例很高。慢传输型便秘（STC）又称结肠无力型便秘，是指结肠、直肠无明显器质性病变，而以食物通过胃肠道排出体外的时间延长为特征的一种排便障碍，主要表现为便次减少、腹胀、肠鸣音减少、便意缺乏、大便干燥、排出困难、久蹲难下等。辅助检查证实 STC 有全胃肠或结肠通过时间延缓或结肠动力低下。

近年来，广大学者、研究者为探讨便秘发病机制，做了大量工作，目前对慢传输性便秘的病因、发病机制的探讨主要集中在对肠神经系统改变、肠神经递质以及胃肠道肽类激素的改变、结肠动力紊乱、ICC（Cajal 间质细胞，interstitial cells of cajal，ICC）等方面的异常，但任何一种病因都不能完全涵盖 STC 的所有情况。STC 可能是多种因素共同作用的结果，目前尚未完全清楚。

现代医学对于 STC 的治疗主要是药物治疗和手术治疗。药物治疗方面目前临床上治疗 STC 的西药可分为促动力剂和泻剂两种。西沙必利为第三代全胃肠道动力药，可加强并协调胃肠运动。动物组织体外研究表明，西沙必利是血清素（5-HT）第 4 受体激动剂。其作用机制主要是可刺激肠肌神经元，同时选择性地促进肠肌层神经丛节后处乙酰胆碱的释放（在时间上和数量上），从而增强胃肠平滑肌动力；但不影响黏膜下神经丛，因此不改变黏膜的分泌。但西沙比利对心脏的副作用，个别报道本品能影响中枢神经系统。泻剂包括刺激性泻剂、容积性泻剂、渗透性泻剂和润滑性泻剂等。但各种泻剂的应用都有不同程度的副作用，如刺激性泻剂长期使用会损伤肠壁的神经，并可导致结肠黑变病，甚则导致泻性结肠。容积性泻剂靠增加粪便容量、软化粪便起作用，产生腹胀使患者难以忍受，严重者可引起肠梗阻。渗透性泻剂可引起电解质紊乱。润滑剂长期使用可导致脂溶性维生素的吸收障碍。手术治疗方面，对于出口梗阻性便秘以及混合性便秘的手术术式较多样化，根本目的是解决梗阻问题，经临床观察研究近期效果较好，但远期疗效并不理想，可能与便秘本身由多种因素引起有关。

（3）祖国医学对便秘的认识。关于便秘的病位历代医家多认为在大肠，但与其他脏腑的关系也很密切。脏腑的功能失常都可导致便秘症状的发生。与脾胃的关系：如"太阴之厥，后不利"（《素问·厥论》）。与肾的关系："大便秘结，肾病也"（《杂病源流犀烛·大便秘结源流》）。与肺的关系："然大肠所以能传道者，以其为肺之腑，肺气下达，故能传导，是以大便秘结，有升举肺气之法也。"（《难经正义·卷三·三十五难》）。便秘的产生还与津液不足、寒热虚实、饮食、劳役有关。《医宗必读》曰："老年津液干枯，妇人产后亡血及发汗利小便，病后血气未复，皆能秘结，法当补益气血，使津液生则便自通。"《丹溪心法·燥结》曰："小便属清道属气，大便属浊道属血。"《兰室秘藏·大便结燥》云："……津液润则大便如常，若饥饱失节，劳役过度，损伤胃气及食辛热味厚之物而助火邪，伏于血中，耗伤真阴，津液亏少，故大便结燥……又有年老气虚、津液不足而结燥者。"《素问·举痛论》说："热气留于小肠，肠中痛，瘅热焦渴，则坚干不得出，故痛而闭不通矣。"

祖国医学文献上对便秘治疗方法各个方面都有探讨，内容丰富，而且各有其特色。早在《内经》及后世著作对便秘都有详细论述。关于治疗便秘的具体方药在《内经》中没有明确提出，但在《素问·至真要大论》中为后世留下了治疗便秘的基本治则："引而竭之，其在下者""中满者，泻之于内"。汉代张仲景《伤寒论》将便秘分为阴结、阳结，创三承气汤治疗实证便秘及麻子仁丸、厚朴三物汤、抵挡汤等，至今仍为临床奉为经典之作，并首创灌肠法治疗便秘，创立蜜煎导、猪胆汁导等治疗的方剂。

现代医家对便秘的辨证分型治疗目前尚未统一，多以中医高等院校统编教材《中医内科学》（2003年王永炎主编教材和2003年周仲瑛主编"十五"规划教材）将便秘分两类7型：实秘，包括热秘、气秘、冷秘3型；虚秘，包括气虚秘、血虚秘、阴虚秘、阳虚秘4型。分型辨证治疗。此外还有单方验方以及中成药治疗STC，临床上均取得了肯定的疗效，远期疗效也很满意。与西药相比，中医药治疗本病显示出了巨大的优势，中医药对便秘的治疗具有多靶点、综合效应的优势，对便秘的伴随症状改善明显，提高了患者的生活质量，且毒副作用少。因此，还应该多做研究，最大限度地发挥中医药的优势，造福广大患者。

4.2 关于助阳通便汤

田振国教授全面总结历代医著，并结合大量临床实践，经多年潜心研究，注重发挥中医特长和优势，在对于便秘的诊断治疗过程中，综观患者的临床表现、舌象、脉象，以中医理论为依据，辨证分析，将辨证与辨病相结合，形成较为完善的诊治体系。田振国教授认为对于便秘，其病位在大肠，但与脏腑功能失调有关，尤其与脾肾关系密切。临床上以脾肾阳虚导致的便秘为主。至于脾肾阳虚的病因可能为素体脾肾阳虚，或年老体弱脾肾阳虚衰，或久用泻火通便之剂伤阳。因此，田振国教授针对脾肾阳气不足，推动乏力，肠道传导无力，糟粕停聚的主要病机，提出补脾强肾、宽中润肠的治疗方法治疗便秘。

补脾强肾：大肠要发挥正常的排便功能需要阳气的温煦和推动作用。阳气主要来自先天之本和后天之本——脾肾之阳。

脾为后天之本，气血生化之源。早在《内经》就有便秘的发生与脾胃有关的记载，如《素问·厥论》曰："太阴之厥，则腹胀后不利。"《丹溪心法·脾约丸论》中说："胃强脾弱，约束津液不得四布……故曰脾约……既曰脾约，脾弱不得通也。"指出胃强脾弱引起便秘。饮食入胃经过脾胃，小肠腐熟，运化，分清别浊，清者吸收入体内，浊者下传大肠，排出体外是为大便。脾胃位居中焦，五行属土，主运化、升清，为气机升降之枢纽，当脾胃失司，清阳不升浊阴不降时，大肠的传导功能就失常，则糟粕内停，大便秘结难排。脾有散津的作用，为胃行其津液。脾不散津，肠道失养，则发便秘。此外，大肠的正常传导还必须依靠脾胃中气的推动。中气虚弱，传导乏力即可形成便秘。

肾司二便，为先天之本，乃元阴、元阳之府。《诸病源候论》云："肾脏受邪，虚则不能制小便，则小便利，津液枯燥，肠胃干涩，故大便难。"《杂病源流犀烛·大便秘结源流》云："大便秘结，肾病也"。《沈氏尊生书》云："肾主五液，津液盛则大便调和。"《景岳全书·秘结》曰："凡下焦阳虚，则阳气不行，阳气不行则不能传送，而阴凝于下，此阳虚而阴结也。"大肠排泄糟粕的功能有赖于肾阳的温煦推动，肾阳气虚衰，寒自内生，肠道传送无力，故大便艰涩，排出困难，予温阳补阳，使阳光温煦而动力十足，则大便得以畅行矣。此法之妙，全在不润大肠而补肾，因大肠居于下流，最难独治，必须从肾经以润之。重在扶正固本，远期疗效巩固，值得推广应用。

许多学者也通过实验研究证实了肠动力减弱在便秘发生中的重要机制。王赞舜认为便秘发生的主要原因之一是结肠推动力减弱，使得肠内容物在结肠内停留时间延长，水分被大量吸收，粪质干硬，继而引起便秘。Bazzocchi 等研究便秘患者结肠转运功能和动力，采用了同位素和测压的方法，结果发现有一部分便秘患者的结肠动力降低。杨爱敏研究脾虚与肠动力的关系，研究结果发现肠动力减弱与脾虚有相关性，脾虚的患者大多数存在小肠、结肠动力障碍。

宽中润肠：田教授治疗便秘很注重维护人体的正气，注重保持阴阳平衡，符合中医理论"正气存内，邪不可干"的辨证思想。但便秘为有形之邪引起的病症，《素问·至真药大论》曰："其实者，散而泻之""其下者，引而竭之""留者攻之"等原则。且"六腑以通为用"，因此，配合宽中润肠通下的治疗方法亦十分重要。以宽中润肠通下法为治，使腑气通畅，气血调和。

田振国教授以上述便秘的病因病机为依据，灵活运用中药，科学配伍，形成自己独特的用药风格，组方助阳通便汤治疗本病，在临床上取得了满意疗效。助阳通便汤组方：肉苁蓉 30g，牛膝 20g，肉桂 15g，淫羊藿 30g，白术 20g，山药 20g，郁李仁 20g，厚朴 20g，枳壳 30g，桑葚子 20g。组方中肉苁蓉、牛膝、淫羊藿、肉桂四药合用，强肾益气，助元阳利二阴，通二便。肉苁蓉：入肾、大肠经，补肾、益精、润燥、滑肠，治血枯便秘。《神农本草经》："主五劳七情，补中、养五脏、强阴、益精气。"牛膝：入肾经，散瘀血，消癥瘕，补中续绝，助十二经气，治心腹诸痛，疗脐下坚结。《本草经疏》："牛膝走而能补，性善下行。"白术：补后天之力强，既可用于止泻亦可用于治疗便秘，取其健脾升清之意。山药：健脾、厚肠胃、补肺、益肾。两药合用共凑健脾润肠之功效。厚朴、枳壳两药合用，理脾行气，助阳散结，强散精气，助脾之运化水谷之功能。厚朴：入大肠经、脾经、胃经，功效是温降散滞，温中下气，消痰燥湿，治疗宿食不消，腹满胸痞痛胀及寒湿泻痢。《本草发挥》记载"能治腹胀"。《药性论》记载"主疗积年冷气，腹内雷鸣，宿食不消"。《名医别录》记载"消痰下气，疗霍乱及腹痛胀满"。枳壳：入脾、大肠经，功效是消积、破气，治食积胁胀。《本草纲目》："健脾开胃，调五脏、下气、止呕逆，利大小肠，亦治便秘、脱肛。"桑葚子：滋补强壮、润肠燥。郁李仁：归小肠经、大肠经，功效为利水消肿，润肠通便，郁李仁有润肠燥功效，是因其质润富含大量油脂故能治疗便秘肠燥，功效类似麻仁而较强，《用药法象》记载"专治大肠气滞，燥涩不通"，可见其润中兼可行大肠之气滞。现代药理实验研究充分证明本方组方用药的科学性，分述如下：肉苁蓉促进排便的作用明显。它对小肠推进速度可以显著提高，肠肌运动功能得以改善，肠蠕动增强。对阿托品抑制排便作用产生对抗，同时明显地抑制大肠对水分的吸收作用，从而改善粪便的性状和大肠的排出功能，使粪便湿润，顺利排出。肉苁蓉所含的有效物质即对排便作用的影响的有效成分为亲水性木胶质类多糖和无机盐类，肉苁蓉负离子测定和水溶液元素分析显示该药含有硫酸根、磷酸根等负离子和钠、镁等阳离子，这些成分对排便有促进作用。枳壳的作用，能使小鼠离体肠管的振幅增大，肌张力升高。白术对肠管活动有双向调节作用，水煎液有明显促进小鼠胃排空及小肠推进功能的作用。白术水煎液灌胃给药对小鼠小肠推进炭末胶液运动有明显加强作用。厚朴，具有调整胃肠运动的作用，其煎剂对家兔离体肠管有兴奋作用。枳壳对在体的平滑肌具有兴奋作用，其提取物能增强肠管的自主运动。

总之，助阳通便汤配伍严谨，合理搭配，补通结合，标本兼顾，可见用药之独到。

4.3　关于本实验研究

（1）建立便秘动物模型的评价：目前，国内尚无公认的、成熟的慢性便秘动物模型。造成实验动物便秘的方法很多，如药物法、手术法、中医证型造模法等，可以满足多种实验目的的需求。

本研究参考众多文献，对小鼠便秘模型的复制方法是采用吗啡法建立。吗啡是众所周知的强效阿片类镇痛药，临床研究显示，晚期癌症的镇痛治疗广泛应用且别无选择地将吗啡作为强效阿片类镇痛药物，在有效镇痛的同时还产生严重的便秘。它导致便秘的机制是：可与外周阿片受体通过中枢结合，使机体排便数量减少及肠道推进减弱。于是这一作用机制广泛应用于文献中建立便秘动物模型。经研究如果将阿片受体激动剂给予便秘动物后则出现肠道传输变慢且与剂量呈相关性，使用阿片受体拮抗剂干预则出现肠道传输功能增强且与剂量呈相关性。胡晔东等将盐酸吗啡给予小鼠皮下注射，给药剂量是 2.5mg/kg 体重，每日 1 次，45d 连续给药。结果：模型组与正常组相比较，小鼠肠推进率减慢，粪便重量减轻，结肠 c-kit 阳性细胞数减少，有显著性差异，结论：认为复制的小鼠便秘模型应用本方法结果能与临床慢传输型便秘在组织细胞学、生理、病理方面具有一致性。研究同时还观察到吗啡通过中枢与外周阿片受体结合，导致肠道动力减退，结肠 ICC 数量减少，这种结果符合慢传输型便秘的发生机制，因此更进一步验证了应用吗啡法复制慢传输型便秘模型小鼠的可行性及该模型与临床慢传输型便秘（STC）的相似性，所以本实验选择了吗啡作为造模药物。

通过本实验观察，小鼠造模过程中未出现死亡，模型小鼠排便次数减少，肠道传输减慢，粪便颗粒细小，且排便粒数及重量明显下降，与慢性便秘患者具有相同的临床症状。另外，实验动物的饲养符合动物生理活动规律的正常状态，生理活动条件处于正常，喂养条件无特殊的要求通过本方法进行造模，可以成功复制出小鼠慢传输型便秘的模型，操作简便，安全性好。此动物模型可以用作下一步动物实验研究。

（2）助阳通便汤通便效应的评价：本实验采用每日按 2.5mg/kg 皮下注射盐酸吗啡 1 次，连续 45d 的方法复制小鼠慢传输型便秘的模型，然后通过助阳通便汤高、中、低剂量和麻仁软胶囊及西沙比利进行灌胃给药，观察助阳通便汤对慢传输型便秘小鼠首次排黑便时间、24h 内各组小鼠排便的总粒数及粪便重量的影响，评价助阳通便汤的通便作用。

慢传输型便秘（slow transit constipation，STC）主要因延缓结肠内容物传输引起，以大便次数减少，排便困难，便意消失，伴腹胀为主要症状。因此，通过观察服药后便秘模型小鼠首次排黑便时间、24h 内各组小鼠排便粪便重量的变化情况，可以反映该药对慢传输型便秘的治疗情况。通过本实验研究发现，助阳通便汤高、中、低剂量均可缩短便秘小鼠的首次排便时间，增加 24h 排便重量，改善粪便的性状。其中助阳通便汤高、中剂量作用显著；助阳通便汤高剂量作用与西沙比利作用相当；低剂量作用与麻仁软胶囊作用相当。本实验研究结果表明，助阳通便汤可以增加便秘小鼠的 24h 排便重量，并呈现出显著的量效依赖关系。助阳通便汤是通便效应较好的纯中药制剂。

（3）助阳通便汤对肠道动力影响的评价：结肠动力障碍是便秘发生的主要机制之一。要反映助阳通便汤对肠道平滑肌的影响，指示剂选用黑色炭末较为公认，本实验通过观察便秘小鼠小肠的炭末推进距离，从而判断肠道运动受助阳通便汤的影响情况。因此，本实验通过观察助阳通便汤对小鼠小肠墨汁推进率的影响，判断助阳通便汤对肠道动力影响及治疗便秘的疗效。

本实验研究发现，助阳通便汤高、中、低剂量组均可提高便秘模型小鼠的小肠蠕动和墨汁推进速度及墨汁推进率增加。助阳通便汤高、中剂量作用显著；助阳通便汤高剂量作用与西沙比利作用相当；而小剂量组与麻仁软胶囊组作用相当。可见，助阳通便汤可提高便秘小鼠小肠平滑肌的收缩，增加肠道的动力，进而达到治疗或缓解便秘的作用。而且中药制剂对肠动力的提高的优势在于：中药促肠动力作用具有双向调节、整体调理、毒副作用低的特点。现代药理实验研究充分证明本方组方中肉苁蓉具有促进排便作用：①能显著缩短通便时间，促进排便。②能改善排出粪便的形态为正常或稍大粪粒。③能对小鼠小肠推进度显著提高，该药能增强肠蠕动作用得以证明，还有对肠肌运动功能改善的作用。④能对阿托品的抑制排便作用有效地对抗。⑤具有抑制大肠的水分吸收的作用。厚朴煎剂能兴奋家兔离体肠管，厚朴碱为提取的有效成分，对胃肠运动有调整的作用。白术对肠管活动有双向调节作用，其水煎液有明显促进小鼠胃排空及小肠推进功能的作用，白术水煎液灌胃给药对小鼠小肠推进炭末胶液运动有明显加强作用。枳壳能兴奋在体的平滑肌，枳壳提取物对肠管的自主运动有增强作用。

因此，助阳通便汤是治疗 STC 的安全有效药物。该药可显著提高便秘模型小鼠的小肠推进率，具有显著增加便秘小鼠肠蠕动的作用，通过增强肠动力达到治疗便秘的作用，并呈量效依赖关系。

（4）助阳通便汤对肠神经递质影响的评价：近年来，广大学者、研究者为探讨慢传输性便秘发病机制，在便秘与肠神经递质的关系方面做了大量工作，取得了一定的研究进展。研究证明：神经递质对肠蠕动的调节发挥着重要作用。调节肠蠕动的神经递质分为兴奋性递质、抑制性递质和双向性递质。目前，已经确定的经肠道神经系统释放的肠神经递质或调质多达数十种，其中乙酰胆碱（Ach）、P 物质（SP）、速激肽（TKS）、酪氨酸激酶-C 等经过研究验证为主要兴奋性递质。主要的抑制性递质有血管活性肠肽（VIP）、一氧化氮（NO）、生长抑素（ss）、酪酪肽（PYY）、神经肽 Y（NPY）、脑啡肽（ENK）等已经研究验证。5-HT 等经研究确定为双向性递质。现已发现的肠神经递质的种类如此多样，功能亦各不相同，如果它们协调平衡，则肠道神经系统功能正常，不会影响排便，若它们的平衡关系改变，使正常的兴奋性和抑制性神经活动失去协调的平衡作用，均可导致肠道神经肌肉功能障碍而发生运动性疾病——慢传输型便秘。为了揭示助阳通便汤治疗慢传输型便秘的作用机制，本实验选择了血管活性肠肽（VIP）和 5-HT 作为研究对象进行观察。

属于肽能神经递质之一的血管活性肠肽（vasoactive intestinal peptide，VIP），是一种由 28 个氨基酸残基组成的小分子多肽，主要分布于中枢神经系统和胃肠道黏膜及肠壁神经丛，是一种非肾上腺能非胆碱能神经（NANC）抑制系统的神经递质，也是 ENS 中的一种主要的抑制性神经递质，为松弛胃肠道、参与肠蠕动调节的重要成分。血管活性肠肽作为肠神经系统的主要抑制性神经递质，主要作用是促进胃肠黏膜的分泌活动，抑制肠道平滑肌的紧张性，调节肠道平滑肌舒张，使肠蠕动受到抑制，同时能使括约肌收缩。大多数放射免疫法及免疫组化法测定认为结肠传输减慢与 VIP 含量降低并不矛盾。结果表明患 STC 者其结肠远端结肠壁内 VIP 能神经成分缺少或缺失，VIP 在肌层中的含量比正常降低，并在结肠 GMCs 向下传播时，必须有远侧肠管的松弛伴随，称之为下行性抑制，上行性兴奋，肠内容物才会向下移动。Sjolund 的研究发现 STC 患者的升结肠、横结肠组织标本中 VIP 浓度明显增多

5-HT 系统主要存在于中枢内，参与精神情感活动和下丘脑-垂体的精神内分泌活动的调节，5-HT 能神经元广泛分布胃肠道的各层组织中，特别是肠肌间神经丛含量丰富，是机体内重要的神经递质之一。在肠管壁内 5-HT 具有双重作用，既是一类发挥重要作用的神经递质，又是信号传导分子。5-HT 由肠道嗜铬细胞释放，它的作用多方面，包括促进肠壁蠕动，刺激腺体分泌，调节控制肠壁血管扩张与收缩，以及支配迷走神经和产生疼痛感等。5-HT 有不同受体类型，5-HT 的兴奋性受体包括 5-HT1、5-HT3、5-HT4 这 3 种，抑制性受体为 5-HT1A，激活 5-HT3 受体可引起升结肠、横结肠、降结肠收缩，而 5-HT4 受体激动剂仅对横结肠有促动力作用。与结肠运动关系较大的受体是 5-HT4 受体，促动力药物西沙比利治疗便秘的作用就是与 5-HT4 受体结合后发挥出来的。有报道 STC 肌间丛 5-HT 免疫反应性增强。5-HT3 受体拮抗剂可引起便秘，Schouten 对 15 例 STC 患者乙状结肠肌间丛 5-HT 利用免疫组化法及图像分析技术进行检测，结果与对照组相比免疫反应性增强。另有报道 STC 肌间丛 5-HT 免疫反应性增强。5-HT3 受体拮抗剂可引起便秘。

总之，慢传输型便秘小鼠结肠传输功能障碍与结肠肌间神经丛内血管活性肠肽

（VIP）和 5-HT 的水平有关。由于血管活性肠肽（VIP）和 5-HT 分别对胃肠动力起抑制和兴奋作用这一事实已为大量体内外实验所证实，所以选择此两项指标评价药物疗效及分析作用机制。

通过本实验研究表明模型组小鼠结肠组织中血管活性肠肽（VIP）和 5-HT 受体阳性表达的细胞减少，分布稀疏，经过治疗的各组 5-HT、VIP 阳性表达的细胞分布相对较密集。阳性细胞多呈圆形或椭圆形，胞浆可见染色呈棕黄或棕褐色的颗粒。

因此，助阳通便汤是通过增加便秘模型小鼠肠组织中的血管活性肠肽（VIP）和 5-HT 受体含量，来增加便秘小鼠肠蠕动的作用，进而达到治疗便秘的作用。

4.4 本课题的创新点

4.4.1 从中医角度提出了 STC 的病因病机及治法：认为脾肾阳气不足，推动乏力，肠道传导无力，糟粕停聚为主要病机，提出补脾强肾、宽中润肠的治疗方法。

4.4.2 提出了治疗 STC 的中药复方：助阳通便汤，临床疗效显著。

4.4.3 通过动物实验研究证实了助阳通便汤具有通便效应，并从分子水平阐明了其作用机制，为新药研发提供理论和实验依据。

5. 结论

（1）应用盐酸吗啡可以成功复制出小鼠慢传输型便秘模型且安全性好，是探讨慢传输型便秘发病机制和研发新药的较好模型。

（2）助阳通便汤具有明显改善便秘小鼠排便功能的作用，并可呈现出量效关系，可有效治疗慢传输型便秘。

（3）助阳通便汤能通过增加便秘小鼠的肠蠕动达到治疗慢传输便秘的作用。

（4）助阳通便汤可通过增加 5-HT 受体和 VIP 的含量来增加结肠的有效蠕动，进而达到有效治疗慢传输型便秘的作用。

参考文献

[1] 许海尘. 慢传输型便秘模型的建立及其机制探讨 [J]. 医学研究生学报，2004，17（6）：502.

[2] 徐叔云，卞如濂，陈修. 药理实验方法学 [M]. 3 版. 北京：人民卫生出版社，2002：1344.

[3] 陈奇. 中药药理实验方法学 [M]. 2 版. 北京：人民卫生出版社，2006：354.

［4］ 马贤德．感染白色念珠菌小鼠肾指数与病情相关性及其在中药研究中的应用［D］．沈阳：辽宁中医药大学，2010.

［5］ 朴杰．nm23-H 和 PCNA 在喉鳞状上皮癌中的表达及其临床意义［D］．延吉：延边大学，2006.

［6］ 唐古生．ICOSL/ICOS 逆向信号调控树突状细胞生物学功能研究［D］．上海：第二军医大学，2008.

［7］ 郭晓峰，柯美云，潘国宗，等．北京地区成人慢性便秘整群、分层、随机流行病学调查及其相关因素分析［J］．中华消化杂志，2002，22（10）：637-638.

［8］ 阚志超，姚宏昌，龙治平，等．天津市成年人慢性便秘调查及相关因素分析［J］．中华消化杂志，2004，24（10）：612-614.

［9］ 尉秀清，陈昊湖，王锦辉，等．广州市居民肠易激综合征及功能性便秘的流行病学调查［J］．中华内科杂志，2000，40（s）：517-520.

［10］ 郭晓峰，柯美云，潘国宗，等．北京地区成年人慢性便秘流行病学调查及其相关因素分析［J］．基础医学与临床，2001，21（增）：106-107.

［11］ 于普林，李增金，郑宏．老年人便秘流行病学特点的初步分析［J］．中华老年病学杂志，2001，20（2）：132-134.

［12］ 张虹玺．养荣润肠舒合剂对慢传输型便秘的治疗作用及机理研究［D］．沈阳：辽宁中医药大学，2009.

［13］ 张秋瓒，杨华．功能性便秘的药物治疗［J］．中国全科医学，2005，1（8）：129-130.

［14］ 王赞舜．老年人的便秘和大便失禁［J］．国外医学消化分册，1995，15（4）：216.

［15］ BAZZOCCHI G，ELLIS J，VILLANUEVA M J，et al. Gastroenterology［J］．zhentralblchri，1990，98（3）：686-693.

［16］ 杨爱敏．脾虚证患者胃肠 X 线钡餐检查再观察［J］．广州中医药大学学报，1991，8（2）：101-104.

［17］ 高学敏．中药学［M］．北京：中国中医药出版社，2006：504.

［18］ 王岚，彭成．便秘动物模型的研究进展［J］．广州中医药大学学报，2007，24（2）：174.

［19］ 胡晔东，Cajal 间质细胞与一氧化氮在吗啡诱导慢传输运动小鼠结肠中的改变［J］．中国临床康复，2005，9（44）：134.

［20］ 陈奇．中药药效研究思路与方法［M］．北京：人民卫生出版社，2005：424.

［21］ SCHIEFRE B，STANGE E F. Motility diagnosis in chronic wnstipation［J］．Zentralbl Chri，1999，124（9）：775.

［22］ 童卫东，张胜本，张连阳，等．慢传输型便秘结肠肌间丛 NOS、SOM、5-HT 免疫反应性变化［J］．中国胃肠外科杂志，1999，2（3）：168-170.

［23］SHI X Z, SARNA S K. Gene therapy of Cavl. 2 channel with VIP and VIP receptor agonists and antago-nists: a novel approach to designing promotility and antimotility agents ［J］. Am J Physiol Gastrointes-tliver Physiol, 2008, 295（1）: G187-G196.

［24］CHRISTOFI F L. Purinergic receptors and gastrointestinal secretomotor function ［J］. Purinergic Signal, 2008, 4（3）: 213-236.

［25］LI D, HE L. Meta-analysis supports association between serotonin transporter（5-HTT）and suicidal behavior ［J］. Mol Psychiatry, 2007, 12（1）: 47-54.

止痛润肠浓煎饮防治混合痔术后
便秘的临床及实验研究

（辽宁中医药大学 2013 届博士研究生　季成春）

随着社会的发展，人们生活习惯、工作方式的改变，因食辛辣、饮酒、便秘、久坐、缺少体力劳动或体育锻炼等诸多因素，混合痔的发病率仍居高不下，同时也由于人们对健康的要求越来越高，不再讳疾忌医，混合痔的就诊率逐年增高。混合痔的治疗如果通过改变不健康的生活、饮食及排便习惯，仍不能改善，并且药物治疗无效或效果不佳、反复发作，则手术就成了必然的选择。然而便秘是混合痔术后常见的并发症之一，严重时可发生粪嵌塞。术后便秘一旦发生，将给患者带来极大痛苦，不仅能引发出血、剧烈疼痛及虚脱等并发症，而且严重影响切口愈合，甚至导致手术失败。临床中多在发生便秘后给予对症处置，如开塞露灌肠等，虽可一时缓解症状，但已增加了患者痛苦，甚至引起其他并发症，如术后出血等，因此如何预防混合痔术后便秘已成为肛肠科亟待解决的问题。

目前关于便秘的研究较多，尤其是慢传输型便秘，但混合痔术后便秘与上述便秘机制均不相同，主要是由于混合痔术后活动减少，气血亏虚，肠蠕动减慢；术后肛门切口疼痛，括约肌痉挛，患者惧痛畏便；入院后生活、饮食的不适应以及精神高度紧张等因素引起。因此单独应用某种有缓泻作用的西药或中成药很难达到理想的效果，有时还会引起明显的腹泻，便次增多，给患者带来更多的痛苦。我的导师田振国教授根据混合痔术后便秘发生的特殊病因病机，拟定经验方止痛润肠浓煎饮用于防治混合痔术后便秘，取得了良好的治疗效果。

本课题为观察止痛润肠浓煎饮防治混合痔术后便秘的疗效及不良反应，并深入研究其作用机制，主要从以下几个方面进行研究：观察混合痔术后患者首次排便时间，术后首次、第 3~4 天、第 6~7 天及第 9~10 天时间段大便性状评分及排便时疼痛评分；探讨制备混合痔术后便秘大鼠动物模型的方法；观察混合痔术后便秘模型大鼠在止痛润肠浓煎饮干预下的排便量，新鲜粪便含水率及 0.5h 小肠活性炭凝胶推进长度及推进率等；并同时应用 RT-PCR、免疫组化、酶联免疫等方法，从基因表达及蛋白、分子水平入手，研究这种混合痔术后便秘模型大鼠在本中药复方干预下其结肠黏膜水通过道蛋白 3（AQP3）mRNA 和蛋白、诱导型一氧化氮合酶（iNOS）表达的变化和血清前列腺素 E2（PGE2）含量的改变情况。进而揭示止痛润肠浓煎饮防治混合痔术后便秘的可能作用机制，为混合痔术后便秘的中医药治疗提供临床及实验依据，从而更好地推广扩大应用范围，造福广大患者。

第一部分　止痛润肠浓煎饮防治混合痔术后便秘的临床研究

便秘是混合痔术后常见的并发症之一，严重时可发生粪便嵌塞。术后便秘如果发生，将给患者带来极大痛苦，不但能引发出血、虚脱等并发症而且严重影响切口愈合，甚至可以导致手术失败。以往临床中多在发生便秘后给予相应处置，如开塞露灌肠等，虽可临时时缓解症状，但已经增加了患者痛苦，甚至可引起其他并发症，如术后大出血等，因此怎样预防混合痔术后便秘已经成为肛肠科急待解决的问题。为了观察止痛润肠浓煎饮防治混合痔术后便秘的疗效及不良反应，对 2011 年 5 月至 2012 年 5 月收治的混合痔住院手术患者进行了随机分组对照研究。

1. 研究资料与方法

1.1　研究对象

（1）病例入选标准：符合混合痔的诊断标准，各期各型混合痔住院手术治疗的患者，性别不限，年龄 18~60 岁；术前 3 个月内无便秘病史，既往无长期服用任何缓泻药物史；签署知情同意书者。

（2）病例排除标准：合并其他肛门疾病，如肛瘘、肛裂、严重的肛周湿疹、肛周脓肿及其他一切可能影响混合痔手术及术后切口愈合的肛周疾病；肛门已有失禁或部分失禁者；已确诊患有炎性肠病或伴有长期腹泻者；患有结直肠肿瘤患者；合并心脑血管疾病，不能耐受手术或肝硬化等疾病可能增加手术风险者；患有慢性或急性肝肾功能不全者；凝血功能异常或进行抗凝治疗者；合并有糖尿病，血糖控制不佳者；女性处于妊娠期或月经期的患者；智力障碍或有精神病史不能合作者。

（3）病例剔除标准：①观察期间应用其他影响胃肠动力药物者。②治疗期间因疼痛滥用镇痛药物者。③观察期间出现各种并发症如严重的感染、出血等不能继续进行研究者。④自行出院、退出或失访者。⑤术中发现肛门直肠其他病变不能继续手术或改变手术方式者。

1.2　研究方法

（1）分组：所有符合纳入标准的病例，根据患者住院号进行随机分组，奇数入对照组，偶数入治疗组。

（2）治疗方法：所有患者入院后完善术前各项相关检查，除常规查体及专科查体外，还包括血常规、血型、凝血六项、尿便常规、血生化、传染病筛查、胸片、心电图、肛管直肠压力检测，肝胆脾肾彩超及结肠镜等。根据上述结果排除不符合研究标准的病例。所有进入研究的病例均签署知情同意书。所有患者术前开塞露 2 支灌肠，排净直肠内粪便，均在骶管麻醉下行混合痔内扎外切创面开放（Milligan-Morgan）手术，并根据需要加消痔灵注射术。术后进食易消化饮食及新鲜水果、蔬菜，口服或静脉应用抗生素 3d 预防感染，每日便后坐浴，换药。治疗组术后第 1 天开始服用田振国教授经验方止痛润肠浓煎饮（由黄芪 30g、当归 30g、延胡索 20g、生地 30g、升麻 15g、郁李仁 30g、枳壳 30g、白术 20g、桃仁 15g 组成，临床应用时可随症加减，由本院制剂室煎制，每剂浓缩至 200mL，100mL 每日两次口服）。对照组术后第 1 天开始口服麻仁软胶囊 1 粒（天津市中央药业有限公司，国药准字 Z10940031，0.6g/粒）+温开水 100mL，每日两次。术后第 10 天停用止痛润肠浓煎饮及麻仁软胶囊。

（3）基本手术操作过程及注意事项。

基本过程：患者于骶麻成功后取截石位，常规消毒，铺无菌巾，碘伏消毒肛管及直肠下段，进行直肠指诊及肛门镜检查，进一步除外其他肛门直肠疾病。根据混合痔的具体形状、位置及大小等情况设计肛缘放射状手术切口的位置及数量。然后采用三到四指扩肛法充分松解肛门，按照设计切口行切除或剥除外痔，结扎或套扎较大内痔，如果患者有明确的便血症状，则较小的内痔、结扎或套扎的痔核根部及痔上区给予消痔灵稀释液（消痔灵注射液 10mL+2%利多卡因注射液 5mL+注射用水 5mL 混合液）黏膜下层注射，每点 1~2mL，总量 10mL 左右。修剪手术切口缘皮肤，检查无活动出血后，红霉素油纱条压迫创面，无菌敷料包扎。

注意事项：术中采用三到四指扩肛法取代括约肌挑断，以减少创伤，扩肛应温柔操作，如果皮肤过紧可先切开一两处预设切口，以免在非切口处撕裂皮肤；术中要彻底剥除所有静脉曲张外痔，同时尽可能保护肛管及肛周皮肤；结扎或套扎及消痔灵注射均应在齿线上区进行；修剪手术切口缘皮肤，肛管及肛周要求不要有皮肤缺损，也不要有皮赘残留，或切口缘皮肤重叠、内翻或外翻；术中尽量避免使用电刀，减少创面结扎止血线。

（4）统计学方法：采用 SPSS13.0 软件进行统计分析。各组实验数据采用均数±标准差（$\bar{x}\pm s$）表示，等级资料采用秩和检验，计量资料采用两样本 t 检验，$P<$ 0.05 时判定有显著性差异。

2. 疗效观察

采用双盲法，由护士及患者本人共同完成。

2.1 首次排便时间

护士协助患者记录术后首次排便日期及时间，并根据手术记录中的手术结束时间计算术后首次排便时间，按四舍五入法，精确到整数小时。

2.2 大便性状评分

大便性状评分由患者本人进行评分，护士协助记录第一次、第 3~4 天、第 6~7 天及第 9~10 天时间段内大便性状评分，如同时一时间段内有多次排便，取该时间段内第一次排便评分进行统计。评分标准按照 Bristol 大便性状图谱（bristol stool chart）分型：1 型：分离的硬块，记 1 分；2 型：团块状，记 2 分；3 型：干裂的香肠状，记 3 分；4 型：柔软的香肠状，记 4 分；5 型：软的团块，记 5 分；6 型：泥浆状，记 6 分；7 型：水样便，记 7 分。

2.3 排便时疼痛评分

在排便前 12h 内不用任何镇痛药物情况下，根据数字评分法（numeric rating scale，NRS）（图 1），0 代表无痛，10 代表疼痛难忍，由患者依据自己疼痛程度评分，护士做记录。记录术后首次、第 3~4 天、第 6~7 天及第 9~10 天时间段内疼痛评分。如同一个时间段内多次排便，只取该时间段内第一次排便时疼痛评分进行统计分析。

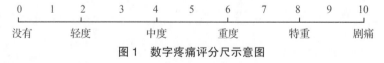

图 1 数字疼痛评分尺示意图

3. 结果

3.1 一般资料

结果共有 83 例混合痔术后患者进入临床研究。有效病例 78 例，治疗组 41 例，男 24 例，女 17 例；年龄 18~30 岁 8 例，31~45 岁 22 例，46~60 岁 11 例。对照组 37 例，男 23 例，女 14 例；年龄 18~30 岁 7 例，31~45 岁 21 例，46~60 岁 9 例。两组患者在例数、年龄、性别、外痔类型和内痔分期等方面均无统计学差异（*P*>0.05）。另有 5 例退出观察：治疗组两例（1 例患者因为自动出院，终止治疗；1 例患者因为术后合并急性心肌梗死转院），对照组 3 例（1 例患者因术后疼痛剧烈，不能耐受，多次服用镇痛药；1 例患者因术后出现排便困难，行开塞露灌肠治疗；1 例患者因术后第 8 天合并出血再次手术止血）。

3.2　首次排便时间

对照组：40.43±10.22h，治疗组 36.24±9.01h，平均首次排便时间治疗组短于对照组，但两组比较差异无统计学意义（*P*>0.05）。

3.3　大便性状

大便性状分型各时段情况如表 1，与对照组相比，术后首次及术后第 3~4 天大便性状评分治疗组明显优于对照组（*P*<0.01），术后第 6~7 天治疗组大便性状评分亦优于对照组（*P*<0.05），术后第 9~10 天大便性状评分与对照组无明显差异（*P*>0.05）。

表 1　大便性状分型评分结果［*n*(%)］

时间	组别	1 型	2 型	3 型	4 型	5 型	6 型	7 型
首次	对照组(*n*=37)	1(2.7)	5(13.5)	11(29.7)	13(35.1)	6(16.2)	1(2.7)	0(0)
	治疗组(*n*=41)	0(0)	2(4.9)	7(17.1)	15(36.6)	13(31.7)	4(9.8)	0(0)*
3~4d	对照组(*n*=37)	0(0)	2(5.4)	11(29.7)	16(43.2)	7(18.9)	1(2.7)	0(0)
	治疗组(*n*=41)	0(0)	0(0)	5(12.2)	18(43.9)	15(36.6)	3(7.3)	0(0)*
6~7d	对照组(*n*=37)	0(0)	0(0)	9(24.3)	18(48.6)	9(24.3)	1(2.7)	0(0)
	治疗组(*n*=41)	0(0)	0(0)	2(4.9)	22(53.7)	13(31.7)	4(9.8)	0(0)▲
9~10d	对照组(*n*=37)	0(0)	0(0)	3(8.1)	21(56.8)	12(32.4)	1(2.7)	0(0)
	治疗组(*n*=41)	0(0)	0(0)	1(2.4)	25(61.0)	15(36.6)	0(0)	0(0)

注：与对照组比较，*：*P*<0.01，▲：*P*<0.05。

3.4　术后各时间段排便疼痛评分

见表 2，与对照组相比，术后首次及术后第 3~4 天大便疼痛评分治疗组明显低于对照组（*P*<0.01），术后第 6~7 天治疗组大便疼痛评分亦低于对照组（*P*<0.05），术后第 9~10 天大便疼痛评分与对照组无明显差异（*P*>0.05）。

表2　大便疼痛评分结果（$\bar{x}\pm s$）

组别	首次	3~4d	6~7d	9~10d
对照组	4.37±1.11	4.03±0.90	3.08±0.86	1.84±0.73
治疗组	3.66±1.06*	3.44±0.67*	2.59±0.63▲	1.56±0.63

注：与对照组比较，*：$P<0.01$，▲：$P<0.05$。

4. 结论

混合痔术后患者口服止痛润肠浓煎饮具有促进排便、软化大便、减轻疼痛的作用，且不易引起腹泻。口服止痛润肠浓煎饮是防治混合痔患者术后便秘的有效方法。

第二部分：止痛润肠浓煎饮防治混合痔术后便秘的实验研究

实验一：止痛润肠浓煎饮口服给药急性毒理试验研究

导师田振国教授经验方止痛润肠浓煎饮为复方中药汤剂，已经应用临床多年，用于防治混合痔术后便秘，取得了良好的疗效，临床使用中未发现毒副作用。为进一步观察其可能存在的毒性，考察其药物安全性，我们参照国家食品药品监督管理局组织撰写的"中药、天然药物急性毒性研究技术指导原则"要求，进行小鼠灌胃给药的急性毒性试验研究。观察灌胃给予受试物止痛润肠浓煎饮后小鼠的急性毒性反应和死亡情况。

1. 实验材料

1.1　试验动物

SPF级昆明种小鼠，体重18~22g，由辽宁长生生物技术有限公司提供，许可证号：SCXK（辽）2010-0001。

1.2　受试药品

止痛润肠浓煎饮由黄芪30g、当归30g、延胡索20g、生地30g、升麻15g、郁李仁10g、枳壳30g、白术20g、桃仁10g组成，由辽宁中医药大学附属医院中药局提供。纯净水浸泡以上药物40min，每次加水1L先武火煎煮，沸腾后改为文火30min，共煎煮3次，将3次煎煮液合并，浓缩至最大浓度（以不堵塞灌胃器为限），最终浓度为3.5g生药/mL。临床拟用量：195g生药/d，口服。

1.3　试验环境

所有小鼠于试验前在辽宁省中医药研究院SPF级动物室适应性饲养后使用，许可证号：SYXK（辽）2007-0010。温度20~23℃，湿度55%~60%。

1.4　主要仪器及试剂

纯净水，杭州娃哈哈集团有限公司生产；批号：220930，规格：1.5L/瓶。

一次性使用无菌注射器，山东威高集团医用高分子制品股份有限公司，批号：2011040102，规格：1mL。

FA2004分析天平，上海舜宇恒平科学仪器有限公司生产。

小鼠灌胃器，上海玻利鸽工贸有限公司，型号：12号。

2. 试验方法

2.1　预试验

2.1.1　动物分组：选用SPF级昆明种小鼠30只，按体重随机分为A、B、C3组，每组10只，雌雄各半。

2.1.2　实验方法：所有动物给药前禁食不禁水16h（于给药前日16：00开始禁食不禁水至给药日8：00开始灌胃给药）。A组每天给药1次；B组每天给药2次，间隔6h；C组每天给药3次，间隔4h。小鼠每次灌胃给予40mL/kg的止痛润肠浓煎饮的浓缩液（3.5g生药/mL）。然后按常规饲养，观察小鼠外观、行为活动、呼吸、分泌物、排便、死亡等情况，共观察7d。

2.1.3　结果：预试验结果表明，小鼠在上述剂量灌胃给药后未见小鼠死亡，未能测出小鼠灌胃给药的半数致死量（LD50），故进行小鼠灌胃给药的最大给药量试验研究。

2.2　最大给药量试验

2.2.1　动物分组：选用SPF级昆明种小鼠40只，按体重随机分为2组，分别为空白对照组及给药组，每组20只，雌雄各半。

2.2.2　试验方法：取适应性饲养3d的小鼠，按照上述方法分组，给药前禁食不禁水16h（于给药前日16：00开始禁食不禁水至给药日8：00开始灌胃给药），按止痛润肠浓煎饮的最大浓度（3.5g生药/mL）、小鼠1次灌胃最大容积（40mL/kg）给药，12：00、16：00再各给药1次，共给药3次，每次间隔4h；空白对照组给予等体积的纯净水，方法同给药组。第3次给药后两组小鼠均给予正常饮食，常规饲养14d。

2.2.3　观察指标：实验期间每天观察有无死亡、外观、行为、精神状态、分泌物、排泄物、饮食和中毒症状；给药前和给药后第 7 天、第 14 天分别称量小鼠的体重；在观察期结束后对存活动物进行大体解剖，记录相关情况，如有器官出现异常，则对病变器官进行组织病理学检查。

3. 结果

在灌胃给药后及饲养期间未见有小鼠死亡。

3.1 对动物一般情况的影响

止痛润肠浓煎饮以最大给药量给予小鼠后，精神状况良好，毛色光亮，呼吸通畅、均匀，行为、分泌物及小便等均无异常。给药组给药后出现大便含水量增加，颜色变黑（中药颜色），个别呈稀糊状，1d 后恢复正常，小鼠体重增长正常。结果见表 3。

表 3 小鼠灌胃给药急性毒性试验结果 $(\bar{x}\pm s)$

组别	剂量 （g 生药/kg）	动物数 （只）	死亡动物数 （只）	体重（g）		
				给药前	给药后 7d	给药后 14d
空白对照组	0	20	0	20.26±0.70	25.40±0.53	30.52±0.93
给药组	420	20	0	20.15±0.79	25.38±0.67	30.30±0.98

由表 3 可见，给药组受试小鼠体重与空白对照组比无明显差异（$P>0.05$）。

3.2 大体解剖结果

实验结束大体解剖各小鼠心、肺、肾、肝、脾、胃肠道等主要脏器均未见异常，故未进行组织病理学检查。

4. 结论

止痛润肠浓煎饮短期应用无明显毒性作用，临床应用安全。

实验二：混合痔术后便秘大鼠模型的制备

便秘是混合痔术后常见的并发症之一，混合痔患者术后因活动减少，胃肠道蠕动减慢，饮食量下降，精神紧张，肛门疼痛等原因而出现不同程度的便秘。关于混合痔术后便秘动物模型的制作未有文献报道，但关于便秘的动物模型制作方法较多，可适合不同研究的要求，通过对比各种造模方法的特点，参照文献，加入手术处理因素，通过预实验，我们应用限水+洛哌丁胺灌胃+肛门手术的方法制作了适合本实验要求的动物模型，并观察其自然恢复情况，为进一步研究提供了依据。

1. 实验材料

1.1 实验动物

健康的普通级 SD 大鼠 24 只，雌雄各半，体重 300±20g，购于辽宁中医药大学实验动物中心。动物合格证编号：SCXK（辽）2010-0001。实验动物条件符合国家科学技术委员会颁布的《实验动物管理条例》要求。

1.2 实验药品及饲料

盐酸洛哌丁胺胶囊：2mg/粒，西安杨森制药有限公司生产，国药准字 H10910085，批号：120717178；用纯净水制成洛哌丁胺悬浊液，浓度为 0.5mg/mL，灌胃时吹打均匀后使用。

纯净水，杭州娃哈哈集团有限公司生产；批号：220930，规格：1.5L/瓶。

鼠粮：全价颗粒饲料，由辽宁中医药大学实验动物中心提供。

1.3 主要仪器及设备

大鼠灌胃针头。上海玻利鸽工贸有限公司，型号：12 号。

注射器。山东威高集团医用高分子制品股份有限公司，规格：5mL、10mL、20mL、60mL。

大鼠笼。北京科技有限公司。

电子石英计时器。姜堰市新康医疗器械有限公司，型号：XK98-A。

电子天平。北京赛多利斯仪器系统有限公司，型号：BS223S。

Milli-Q Biocel 超纯水系统。美国 Millipore 公司。

电热恒温鼓风干燥箱。上海精宏实验设备有限公司，型号：DHG-9070A。

兔鼠两用解剖台。张家港市生物医学仪器厂，型号：ST-3S。

2. 实验方法

2.1 实验动物的分组与饲养

2.1.1 分组：将 24 只大鼠应用随机数字表按性别、体重分层随机分成 3 组：正常组、模型组和模型恢复组。每组 8 只，雌雄各半。进行实验的各组大鼠均分笼饲养，每笼 1 只。

2.1.2 饲养：实验大鼠饲养地点是辽宁中医药大学实验中心。饲养地点自然采光，饲养温度为 22±2.0℃。通风良好，相对湿度 40%~60%。所有动物购入后适应性饲养 3d，自由进食饮水。每日早 9：00 每只大鼠给予更换新垫料，每只给予鼠粮 50g，饮用水 100mL，自由饮食。以后每日早 9：00 清理粪便，测量鼠粮剩余量，计算出 24h 进食量；取 60mL 注射器测饮用水剩余量，计算 24h 饮水量。大鼠在更换垫料时一般均可观察到排便，取新排出粪便 1～3 粒，立即用电子天平称量湿重，然后经干燥箱 40℃，充分干燥 1h 后（经测定继续干燥 1h 以上重量不再减轻，说明 1h 已经充分干燥），称量干重，计算粪便含水率。同时再次给予鼠粮 50g，饮用水 100mL。测得大鼠正常状态下 24h 饮水量，进食量，排便量及新鲜粪便含水率结果，以供下一步实验参考。

2.2 混合痔术后便秘大鼠模型的制备方法

造模方法根据文献报道及预实验结果进行。

2.2.1 给药及限水方法：第 1～3 天（实验 0～72h）模型组和模型恢复组大鼠禁水不禁食，给予洛哌丁胺悬浊液 3mg/kg，灌胃日 2 次，间隔 6h。对照组大鼠正常饮食，给予同体积纯净水灌胃，方法同模型组。

第 4 天（72h）模型组和模型恢复组行肛门手术，对照组行假手术。模型组术后继续给予洛哌丁胺悬浊液 3mg/kg，约 2mL，灌胃每日 2 次，间隔 6h，并给予正常饮水量 1/6（约 8mL/只）的纯净水，鼠粮不限。模型恢复组和假手术组术后不限饮食。

第 5 天（96h）以后模型组给予正常饮水量的 1/6（约 8mL/只），继续给予洛哌丁胺悬浊液 3mg/kg，灌胃日 2 次，间隔 6h，鼠粮不限。模型恢复组给予足量饮水及鼠粮。

2.2.2 麻醉及手术方法：术前采用乙醚麻醉，将大鼠与蘸有乙醚的棉球同时罩入玻璃钟罩内，密切观察大鼠状态，从躁动到停止活动，到角膜反射消失，呼吸均匀，即可手术。角膜反射未消失说明麻醉深度不够，如出现抽搐样呼吸，则麻醉过深有死亡危险。如术中出现麻醉变浅，可在手术时用装有乙醚棉球的小瓶放在大鼠的口鼻旁边，不要罩住口鼻，以免缺氧。将大鼠四肢及门齿固定于解剖台上，碘伏消毒肛周皮肤，取肛管右后及左侧各做一放射状棱形切口，深达皮下，长约 0.6cm，最宽处约 0.2cm，内达直肠与肛管交界，外达肛缘。一般均无明显出血，如有明显出血可压迫止血。假手术方法，除不做切口外其他操作与模型组相同。

2.3 观察测量指标

每日上午 9：00 测量并计算大鼠每日进食量、排便量和饮水量；观察大鼠排便的难易程度，新排出粪便的质地；测量并计算新鲜粪便含水率。当模型恢复组上述指标与正常对照组无统计学差异时实验终止。

3. 结果

（1）大鼠造模前正常情况下饮食及排便情况见表4。

表4 大鼠实验前正常情况下饮食及排便情况（$\bar{x}\pm s$）

分组	饮水量（mL）	进食量（g）	排便量（g）	新鲜粪便含水率（%）
对照组	47.50±4.17	24.24±1.30	3.99±0.50	58.58±3.25
模型组	48.50±4.57	23.95±0.92	4.25±0.65	58.10±2.79
模型恢复组	48.75±4.17	24.46±1.11	4.20±0.62	57.81±3.16
总体均数	48.25±4.15	24.22±1.11	4.14±0.58	58.16±2.95

由表4可以看出，在造模前正常情况下，大鼠24h饮水量、进食量、排便量及新鲜粪便含水率正常参考值范围，3组比较均无统计学差别（$P>0.05$）。

（2）第2天上午9：00（即模型组禁水24h）观测各组大鼠饮食及排便情况，结果见表5，其中饮水量包括灌胃给予的液体量，排便量包含清理粪便当时大鼠排出的粪便，新鲜粪便含水率为大鼠排出后立即测量值。

表5 各组大鼠第2天饮食及排便结果（$\bar{x}\pm s$）

分组	饮水量（mL）	进食量（g）	排便量（g）	新鲜粪便含水率（%）
对照组	47.38±4.27	23.93±0.94	4.03±0.51	57.33±2.90
模型组	4	22.35±2.46	3.74±0.63	55.28±3.50
模型恢复组	4	22.88±2.60	3.81±0.30	55.47±2.34

由表5可以看出，模型组及模型恢复组进食量、排便量及新鲜粪便含水率与对照组相比有所下降，但无统计学差异（$P>0.05$）。

（3）第3天上午9：00（即模型组禁水48h）观测各组大鼠饮食及排便情况结果见表6。

表6 各级大鼠第3天饮食及排便结果（$\bar{x}\pm s$）

分组	饮水量（mL）	进食量（g）	排便量（g）	新鲜粪便含水率（%）
对照组	50.38±4.24	23.93±0.94	4.08±0.41	56.41±3.01
模型组	4	18.15±2.46[*]	3.38±0.29[*]	49.14±3.51[*]
模型恢复组	4	17.88±2.37[*]	3.31±0.38[*]	49.88±3.45[*]

注：与对照组比较，*：$P<0.01$。

由表6可以看出，模型组及模型恢复组进食量、排便量及新鲜粪便含水率与对照组相比明显下降，有统计学差异（*P*<0.01）。

（4）第4天上午9：00（即模型组禁水72h）观测各组大鼠饮食及排便情况结果见表7。

表7　大鼠第4天晨饮食及排便情况（$\bar{x}\pm s$）

分组	饮水量（mL）	进食量（g）	排便量（g）	新鲜粪便含水率（%）
对照组	47.62±4.00	24.08±1.76	4.09±0.64	58.80±3.01
模型组	4	13.66±1.03[*]	2.19±0.40[*]	40.19±1.96[*]
模型恢复组	4	13.30±0.78[*]	2.13±0.32[*]	39.11±2.18[*]

注：与对照组比较，[*]：*P*<0.01。

由表7可以看出，模型组及模型恢复组进食量、排便量及新鲜粪便含水率与对照组相比进一步明显下降，统计学差异显著（*P*<0.01）。

（5）第5天上午9：00（即模型组手术后24h）观测各组大鼠饮食及排便情况结果见表8。

表8　鼠第5天晨饮食及排便情况（$\bar{x}\pm s$）

分组	饮水量（mL）	进食量（g）	排便量（g）	新鲜粪便含水率（%）
对照组	46.88±4.19	24.19±.83	4.15±0.55	57.48±2.65
模型组	12	11.08±1.61[*]	1.84±0.58[*]	38.24±1.88[*]
模型恢复组	55.75±3.33[*]	18.32±1.31[*▲]	3.28±0.43[*▲]	47.75±1.43[*▲]

注：与对照组比较，[*]：*P*<0.01，与模型组相比▲：*P*<0.01。

由表8可以看出，模型组进食量、排便量及新鲜粪便含水率与对照组相比明显下降，统计学差异显著（*P*<0.01）。模型恢复组与对照相比饮水量明显增加，进食量、排便量及新鲜粪便含水率仍低于对照组（*P*<0.01），但均明显高于模型组（*P*<0.01）。

（6）第6天上午9：00（即模型组手术后48h）观测各组大鼠饮食及排便情况。结果见表9。

表9　大鼠第6天晨饮食及排便情况（$\bar{x}\pm s$）

分组	饮水量（mL）	进食量（g）	排便量（g）	新鲜粪便含水率（%）
对照组	48.13±13	24.08±1.08	4.01±0.39	55.13±2.12
模型组	12	12.13±1.54[*]	2.09±0.28[*]	40.21±2.49[*]
模型恢复组	49±13	23.88±2.01[▲]	4.16±0.32[▲]	54.60±2.01[▲]

注：与对照组比较，[*]：*P*<0.01，与模型组相比▲：*P*<0.01。

由表9可以看出，模型组进食量、排便量及新鲜粪便含水率与对照组相比明显下降，统计学差异显著（P<0.01）。模型恢复组与对照相比饮水量、进食量、排便量及新鲜粪便含水率无显著差异（P>0.05）。

（7）3组大鼠排便量随时间变化结果见图2。

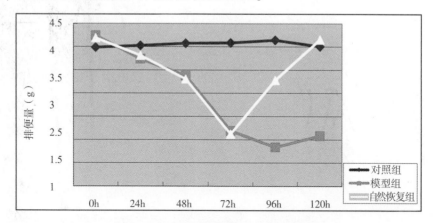

图2　3组大鼠排便量随时间变化折线图

由图2可见，正常对照组排便量无明显变化；模型组与模型恢复组大鼠自造模开始排便量逐渐减少，模型组在造模结束后排便量继续减少并维持在低水平，而模型恢复在去除造模因素后，排便量在48h快速恢复至正常。

（8）3组大鼠新鲜粪便含水率随时间变化结果见图3。

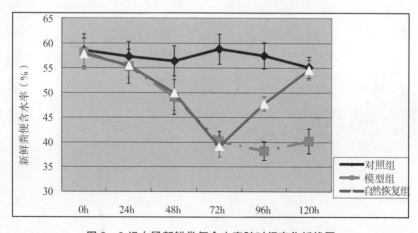

图3　3组大鼠新鲜粪便含水率随时间变化折线图

由图3可见，正常对照组新鲜粪便含水率无明显变化；模型组与模型恢复组大鼠自造模开始新鲜粪便含水率逐渐下降，模型组在造模结束后新鲜粪便含水率继续下降并维持在低水平，而模型恢复组在去除造模因素后，新鲜粪便含水率在48h快速恢复至正常。

（9）排便情况及粪便性状观察结果：禁水开始24h后模型组大鼠排便未见明显

困难，粪便表面水分减少，可见明显黏液膜；禁水48h模型组大鼠粪粒排出时间略有延长，粪粒表面无明显水分，黏液膜变薄；禁水72h模型组大鼠粪粒排出时间延长，形状变短，表面黏液膜不明显；肛门手术后24h（实验开始96h）及48h模型组大鼠粪粒排出时间明显延长，有的卡在肛门处，较长时间仍不能排出，有的大鼠被反复抓取观察0.5h，也未见排便。排出粪粒干燥，表面几乎无黏液膜，质硬，甚至成近球形，掷地有声。而模型恢复组在肛门手术后24h时，排便较模型组改善，但通过肛门时仍较慢，粪粒表面水分及黏液均明显增加，术后48h除可能因肛门疼痛排出较缓慢外，粪外观与对照组无明显差异。

4. 结论

通过联合应用限水、灌服洛哌丁胺及肛门手术，可以成功制作混合痔术后便秘大鼠模型；该方法制作混合痔术后便秘模型，操作简便，具有良好的稳定性和安全性，符合临床混合痔患者术后出现便秘的病理生理特点；本方法制作的混合痔术后便秘大鼠模型在去除造模因素后，自然恢复时间较短，但如果持续施加造模因素，则表现出较好的稳定性，可供进一步动物实验使用。

实验三：止痛润肠浓煎饮防治混合痔术后便秘的实验研究

便秘是混合痔术后常见的并发症之一，一旦发生不仅增加患者痛苦，还会引起出血、晕厥及切口裂开等其他并发症，我们通过临床研究发现止痛润肠浓煎饮是防治混合痔术后便秘的有效方剂，具有益气养血、活血止痛、升举阳气、行气健脾、润肠通便等作用，可全方位、多靶点改善混合痔术后便秘，标本兼治。为了进一步研究其作用机制，我们制作了混合痔术后便秘的大鼠动物模型。便秘的发生主要与肠道动力及其对内容物水分过度吸收等因素有关，混合痔术后便秘还与肛门切口疼痛有关。NOS能够合成NO抑制肠道蠕动；AQPs参与肠道对水的吸收和分泌；前列腺素与疼痛程度有一定的相关性。我们通过动物实验研究观察上述指标的变化，从而在一定程度上阐明止痛润肠浓煎饮防治混合痔术后便秘的作用机制，为进一步推广应用提供理论基础。

1. 实验材料

1.1 实验动物

健康的普通级SD大鼠48只，雌雄各半，体重300±20g，购于辽宁中医药大学实验动物中心。动物合格证编号：SCXK（辽）2010-0001。实验动物符合国家科学技术委员会颁布的《实验动物管理条例》要求。

1.2 实验药品及制备

止痛润肠浓煎饮由黄芪30g、当归30g、延胡索20g、生地30g、升麻15g、郁李仁10g、枳壳30g、白术20g、桃仁10g组成，由辽宁中医药大学附属医院中药局提供，纯净水浸泡以上药物40min，每次加纯净水1L先武火煎煮，沸腾后改为文火30min，分3次提取滤液混匀，煎液分别浓缩为生药0.6、1.2、2.4g/mL，分包密封后置于冷藏箱内4℃保存备用，保存期不超过3d，使用时微波炉加热至37℃。

麻仁软胶囊，天津市中央药业有限公司，国药准字Z10940031，0.6g/粒，成人1粒，每日2次，口服，将胶囊内浓缩药液用纯净水配制成0.0075g/mL的混悬液，即每粒胶囊内浓缩药液加纯净水至80mL。

参照文献计算人鼠等效剂量，成人以60kg计算，本实验大鼠按平均300g计算，止痛润肠浓煎饮大鼠等效剂量为195/60×6.17×0.794≈生药16g/（kg·d）；麻仁软胶囊大鼠用量1.2/60×6.17×0.794≈0.1g/（kg·d）。

1.3 主要试剂及配制方法

1.3.1 活性炭凝胶：在容积为500mL的烧杯中加入400mL蒸馏水，用电子天平称取50g阿拉伯树胶粉（国药集团化学试剂有限公司，批号：20081210）放入其中，用玻璃棒边煮边搅匀，慢火煮沸溶液呈透明糊状，用电子天平称取25g活性炭粉（国药集团化学试剂有限公司，批号：F20010706），加入到上述煮沸的糊状树胶溶液中，用玻璃棒边煮边搅匀，至呈黑色均匀糊状，即制成活性炭凝胶，冷却至室温备用。

1.3.2 大鼠前列腺素E2检测ELISA试剂盒：产地，美国；购于沈阳鼎国生物技术有限公司。

1.3.3 TRIzol试剂：美国GIBCO公司。

1.3.4 RT-PCR试剂盒：宝生物工程（大连）有限公司。

1.3.5 上下游引物：宝生物工程（大连）有限公司合成。

1.3.6 免疫组化试剂盒：武汉博士德生物工程有限公司。

1.3.7 一抗：Anti-AQP3（兔来源多克隆）、Anti-AchE（兔来源多克隆）、Anti-NOS诱导型（兔来源多克隆）均购于武汉博士德生物工程有限公司。

1.3.8 DAB显色试剂盒（黄）：武汉博士德生物工程有限公司。

1.4　主要仪器及设备

1.4.1　MY Cycler 梯度 PCR 仪，美国 BIO-RAD 公司。

1.4.2　脱水机，型号：LEICA 300，德国徕卡公司生产。

1.4.3　石蜡包埋机，型号：EG1150H，德国 LEICA 公司生产。

1.4.4　石蜡切片机，型号：HM340E，德国 MICROM 公司生产。

1.4.5　生物组织摊烤片机，型号：YT-6C，湖北省孝感市亚光医用电子技术有限公司。

1.4.6　恒字牌电热恒温鼓风干燥箱，型号：101-0-BS，上海跃进医疗器械有限公司。

1.4.7　高速台式冷冻离心机，型号：TGL-20M，湖南湘仪实验仪器开发有限公司。

1.4.8　超纯水系统，型号：Biocel，美国 Millipore 公司。

1.4.9　制冰机，型号：SIM-F140，日本 SANYO 公司。

1.4.10　凝胶成像分析仪，型号：WD9413B，北京市六一仪器厂。

1.4.11　电泳仪，Tanon Eps300，上海天能科技有限公司。

1.4.12　水平电泳槽，上海天能科技有限公司。

1.4.13　恒温磁力搅拌器，型号：JB-2 型，上海雷磁新泾仪器有限公司。

1.4.14　电子天平，型号：BS223S d＝0.001g，北京赛多利斯仪器系统有限公司。

1.4.15　微量加样器（0~1000μL），芬兰 Thermo Electron 公司。

1.4.16　全自动酶标仪，型号：anthos 2010，奥地利 Anthos 仪器公司。

1.4.17　UV-2800 型紫外可见分光光度计，尤尼科（上海）仪器有限公司。

1.4.18　超低温冷冻储存箱，型号：DW-HL388，中科美菱低温技术有限责任公司。

1.4.19　微波炉，型号：MF-2485EQS，青岛海尔微波制品有限公司。

1.4.20　微型离心机，型号：Mini-6K，湖南湘仪实验仪器开发有限公司。

1.4.21　液氮容器，型号：YDS-35T，乐山市东亚机电工贸有限公司。

1.4.22　直冷式冷藏冷冻箱，型号：BCD-254，德国西门子公司。

1.4.23　电热恒温鼓风干燥箱，型号：DHG-9070A，上海精宏实验设备有限公司。

1.4.24　水浴锅，型号：SHA-B 常州国华仪器设备有限公司。

1.4.25　光学显微镜，型号：Nikon MODEL YS100，日本 Nikon 公司。

1.4.26　兔鼠两用解剖台，张家港市生物医学仪器厂，型号：ST-3S。

1.4.27　大、小鼠灌胃针头，上海玻利鸽工贸有限公司，型号：12 号。

1.4.28　注射器，山东威高集团医用高分子制品股份有限公司，规格：5mL、10mL、60mL。

1.4.29　量筒，肯堡博美（北京）玻璃有限公司，规格：2000mL、1000mL、500mL。

1.4.30　烧杯，肯堡博美（北京）玻璃有限公司，规格：2000mL、1000mL、500mL。

1.4.31　手术剪，上海医疗器械有限公司手术器械厂，规格：12.5cm。

1.4.32　眼科镊，上海医疗器械有限公司手术器械厂。

1.4.33　一次采血针，湖北中融达医疗器械有限公司。

1.4.34　负压真空管，批号：120529，河北鑫乐科技有限公司。

2. 实验方法

2.1　实验动物的饲养

进行实验的每组大鼠均分笼饲养，每笼 1 只。实验大鼠饲养地点是辽宁中医药大学实验中心。饲养地点自然采光，饲养温度为 $22 \pm 2.0℃$。通风良好，相对湿度 $40\% \sim 60\%$。所有动物购入后适应性饲养 3d，自由进食饮水。

2.2　动物分组

将 48 只大鼠应用随机数字表按性别、体重分层随机分成 6 组：正常对照组（A 组）、模型组（B 组）、麻仁软胶囊组（C 组）、低剂量治疗组（D 组）、中剂量治疗组（E 组）和高剂量治疗组（F 组）。每组 8 只，雌雄各半。

2.3　造模方法

依照实验二方法造混合痔术后便秘模型，实验开始 $0 \sim 72h$ 大鼠禁水不限食，给予洛哌丁胺悬浊液 3mg/kg，灌胃每日 2 次，间隔 6h。第 72 小时依实验二方法行肛门手术，$72 \sim 96h$ 继续给予洛哌丁胺悬浊液 3mg/kg，约 2mL，灌胃每日 2 次，间隔 6h，并给予正常饮水量 1/6（约 8mL/只）的纯净水，鼠粮不限。

2.4 治疗方法

肛门手术后开始给予药物治疗，灌胃给药，于洛哌丁胺灌胃后间隔2h给予。A、B组给予生理盐水（NS）2mL，每日2次；C组给予麻仁软胶囊混悬液（0.0075g/mL）2mL，每日2次，为人鼠等效剂量；D组给予止痛润肠浓煎饮（生药0.6g/mL）2mL，每日2次，约为成人常用等效剂量1/2；E组给予止痛润肠浓煎饮（生药1.2g/mL）2mL，每日2次，约为成人常用等效剂量；F组给予止痛润肠浓煎饮（生药2.4g/mL）2mL，每日2次，约为成人常用等效剂量2倍。

2.5 各组大鼠处理因素及时间见表10

表10 各组大鼠的处理因素及时间

分组	0~72h	72h	72~120h	124h	124.5h
A组	NS	假手术	NS	活性炭凝胶	取材
B组	禁水+LP	手术	LP+NS+纯水 8mL	活性炭凝胶	取材
C组	禁水+LP	手术	LP+MR+纯水 8mL	活性炭凝胶	取材
D组	禁水+LP	手术	LP+LD+纯水 8mL	活性炭凝胶	取材
E组	禁水+LP	手术	LP+MD+纯水 8mL	活性炭凝胶	取材
F组	禁水+LP	手术	LP+HD+纯水 8mL	活性炭凝胶	取材

注：LP为洛哌丁胺；NS为生理盐水；MR为麻仁软胶囊；LD为止痛润肠浓煎饮（生药1.2g/mL）；MD为止痛润肠浓煎饮（生药1.2g/mL）HD为止痛润肠浓煎饮（生药1.2g/mL）。

2.6 观察各组大鼠手术后排便情况，统计每24h排便量及新鲜粪便含水率

各组大鼠手术后每24h给予清洁笼舍，收集、烘干粪便并称重，更换新垫料，同时观察大鼠排便情况，取新排粪便检测含水率，具体方法同实验二。

2.7 标本的采集与保存

各组大鼠在第120小时，即术后48h第5次给药后禁食水4h，各组大鼠均给予配制好的活性炭凝胶灌胃，灌胃剂量4mL/只。灌胃结束开始计时30min，大鼠乙醚麻醉（方法同肛门手术）成功后，固定于解剖台上，取倒T形切口打开腹腔，注意勿伤及肠管等腹腔内脏器以免引起出血，影响后序操作，推开肠管，找到腹主动脉，眼科镊钝性分离腹主动脉周围筋膜及脂肪组织，轻提并固定腹主动脉分叉上方，取一次性采血针穿刺，成功后，助手将另一端连接负压管取血至大鼠死亡。负压管室温静置20min，离心，3000r/min，20min，取血清0.5mL于EP管中，置入−80℃超低温冰箱保存。分离小肠系膜，取出自幽门至盲肠全部小肠，拉直平铺于

白纸上。取近端结肠组织，生理盐水冲净肠腔内容物，分成两段，其一应用4%多聚甲醛固定，其二置于超低温冰箱-80℃冷藏。

2.8　检测小肠活性炭凝胶推进率

取卷尺测量小肠总长度及活性炭凝胶推进长度，即从幽门至凝胶所到部位前端的长度，计算活性炭凝胶推进率（%）=活性炭凝胶推进长度（cm）/小肠总长度（cm）×100%。

2.9　检测血清PGE2

操作步骤如下，严格按说明书进行。试剂盒从冷藏环境中取出后在室温放置15~30min后使用。

（1）标准品的稀释与加样：在酶标包被板上设标准品孔共10孔，在第一孔、第二孔中各加标准品100μL，然后第一孔、第二孔中再加标准品稀释液50μL，混匀；然后从第一孔、第二孔中分别取100μL加到第三孔和第四孔，再在第三孔、第四孔分别加标准品稀释液50μL，混匀；然后从第三孔和第四孔中先各取50μL弃掉，再分别取50μL分别加到第五孔、第六孔中，再在第五孔、第六孔中各加标准品稀释液50μL，混匀；混匀后从第五孔、第六孔中分别取50μL分别加到第七孔、第八孔中，再在第七孔、第八孔中各加标准品稀释液50μL，混匀后从第七孔、第八孔中各取50μL加到第九孔、第十孔中，再在第九孔、第十孔各加标准品稀释液50μL，混匀后从第九孔、第十孔中分别取50μL弃掉。（稀释后各孔加样量均为50μL，浓度分别为360ng/L、240ng/L、120ng/L、60ng/L、30ng/L）。

（2）加样：分别设空白孔（不加样品及酶标试剂，其余各步操作均相同）、待测样品孔。在酶标包被板上待测样品孔中先加样品稀释液40μL，然后再加待测样品10μL（样品最终稀释度为5倍）。将样品加于酶标板孔底部，尽量勿触及侧壁，加完后，轻轻水平摇晃酶标板以混匀样品和稀释液。

（3）温育：用封板膜封板后置于37℃恒温水浴锅里温育30min。

（4）配液：将20倍浓缩洗涤液用蒸馏水稀释20倍后备用。

（5）洗涤：揭掉封板膜，弃去液体，甩干，每孔加满准备好的洗涤液，静置30s后弃去，重复洗涤5次，在吸水纸上拍干。

（6）加酶：除空白孔外，各孔加入酶标试剂50μL。

（7）温育：操作同步骤（3）。

（8）洗涤：操作同步骤（5）。

（9）显色：每孔先加入显色剂 A 50μL，然后再加入显色剂 B 50μL，轻轻水平震荡混匀，37℃避光显色 15min。

（10）终止：各孔加入终止液 50μL，终止反应（可见蓝色立即转成黄色）。

（11）测定：在加终止液后 15min 以内，以空白空调零，450nm 波长依序测量各孔的吸光度（OD 值）。

（12）运用标准品吸光度（OD）和其相对应的浓度绘制标准曲线，拟合回归方程，根据方程、待测样本的吸光度值计算出待测样本中 PGE2 的含量，加以统计分析。

2.10　RT-PCR 检测近端结肠 AQP3 mRNA 表达

2.10.1　结肠组织总 RNA 的提取：取 100mg 升结肠组织在液氮中研磨成粉末，在液氮未完全挥发前转入 EP 管中，室温下 5000r/min 离心弃上清；加入 1mL Trizol 试剂裂解细胞，充分混匀，盖紧盖儿后超声震荡 1min，停止 30s，再重复振荡 3 次制备匀浆；在室温（25℃左右）下放置 5min 使核蛋白复合体充分解离；加 0.2mL 氯仿，盖紧 EP 管盖子，徒手用力震荡 15s，在室温下（25℃左右）静置 3min 后，4℃，12 000g，离心 15min，可见分成 3 层，上层为水相，含 RNA；小心吸取上清液 0.4mL，注意勿吸入其他层，转移到另一 EP 管中，加入约 0.5mL 的异丙醇，振荡混匀 30s，室温下静置 10min，4℃，12 000g，离心 10min；移去上清，注意 RNA 沉淀在 EP 管底的侧面，加入 1mL 4℃的 75%乙醇，震荡摇匀 30s，4℃、7500g，离心 6min，小心弃上清，注意防止 RNA 沉淀丢失，重复以上清洗步骤一次；让沉淀的 RNA 在室温下自然干燥约 5min，但不能完全干燥；用无 Rnase 的水 20μL 溶解 RNA，-20℃保存备用。

2.10.2　RNA 鉴定。细胞总 RNA 浓度测定：用紫外分光光度计，分别测定细胞总 RNA 在 260nm 和 280nm 处的光密度值（OD），并计算 RNA 的含量和纯度。RNA 浓度（μg/μL）= A260×40×稀释倍数/1000。分离 RNA 的理想效果是 A260/A280=1.8~2.0，A260 代表 RNA OD 值；A280 代表蛋白 OD 值。

电泳检测：用 1%琼脂糖凝胶电泳，25μg/lane，65V，2h，检测 RNA 分子完整性，在凝胶紫外透射仪下可观察到 18S、28S 两条清晰的条带，说明所提取的 RNA 完整无降解，可以进行下一步实验。

2.10.3　合成 cDNA：将 5μL RNA 样品 65~70℃保温 5~10min，离心数秒，放置冰浴中，用于反转录反应。

总反应体积为 25μL，反应体系如下：

MgCl$_2$	4μL
10×RT Buffer	2μL
Rnase Free dH$_2$O	7.5μL
dNTP Mixture	2μL
RNase Inhibitor	0.5μL
AMV Reverse Transcriptase	1μL
Oligo dT-Adaptor Primer	1μL
RNA 样品	5μL

反转录反应条件：30℃ 10min，55℃ 30min，99℃ 5min，5℃ 5min。

2.10.4　PCR 反应：分别取反转录液 10μL 用于扩增内对照 β-actin 及目的基因 AQP3。

（1）β-actin 引物：

上游：5'-CCC ATC TAT GAG GGT TAC GC-3'

下游：5'-TTT AAT GTC ACG CAC GAT TTC-3'

扩增片段含 150 个碱基。

（2）AQP3 引物：

上游：5'-TCT TGG GTG CTG GGA TTG-3'

下游：5'-GCT GGG TTG ACG GCA TAG-3'

扩增片段含 373 个碱基。

（3）PCR 总反应体积为 50μL，反应体系如下：

5×PCR Buffer	10μL
灭菌蒸馏水	28.75μL
TakaRa EX Taq HS	0.25μL
上游引物	0.5μL
下游引物	0.5μL RT 反应物10μL

反应条件：在 PCR 仪上 94℃预变性 2min→（94℃变性 45s，55℃复性 45s，

72℃延伸45s）×30个循环→72℃延伸加时5min，4℃保存。

2.10.5　电泳和分析：取PCR产物10μL各加2μL 10×loading buffer后混匀，将琼脂糖溶于缓冲液中，浓度为1.5%，在微波炉中制成凝胶，放在盛有含Genefinder的快速电泳缓冲液的电泳槽中，在5V/cm的条件下，加样后电泳50min。

观察和拍照：电泳完毕，取出凝胶。在波长为254nm的紫外灯下观察，于凝胶成像系统中拍照并保存。用计算机Gene-pro analyzer软件进行亮度分析。以亮度值表示电泳带的强弱，以与内对照β-actin的比值作为目的基因表达的相对含量。

2.11　免疫组化检测近端结肠黏膜AQP3、iNOS蛋白表达情况

（1）结肠组织固定24h后，常规脱水、透明、石蜡包埋。

（2）结肠石蜡包埋标本，连续切片厚4μm，贴在预先用多聚赖氨酸处理过的载玻片上，60℃烤片1h，使切片与载波处粘贴牢固，以防止脱片。常规脱蜡水化。

（3）3%H_2O_2室温上孵育10min，灭活内源性过氧化物酶，蒸馏水洗涤2min×3次。

（4）抗原修复：将切片放入盛有枸橼酸盐缓冲液（pH6.2）的容器中，并将此容器置于水浴锅内加热至沸腾，从温度到达98℃起开始计时15min，然后取出容器，室温下冷却30min，蒸馏水冲洗3min×2次，PBS洗涤3min×2次；滴加封闭液，室温下孵育10min，甩去多余液体，不冲洗。

（5）滴加一抗（1:100稀释），阴性对照以PBS缓冲液替代一抗，37℃孵育1h，PBS冲洗2min×3次。

（6）滴加聚合HRP标记抗兔IgG，37℃孵育30min后，PBS冲洗，2min×3次。

（7）DAB显色，DAB显色试剂盒，以1mL蒸馏水，加试剂盒中A、B、C试剂各1滴的比例配制显色剂，混匀后加至切片。室温镜下控制显色时间，约10min，蒸馏水洗，苏木素复染2min，脱水，透明，中性树胶封片。

（8）利用BI2000医学图像分析系统（成都泰盟科技有限公司）进行图像采集、分析，对每张切片选取4个不重叠视野在400倍下进行观察，测定平均光密度值。其中AQP3均取黏膜视野进行测定，iNOS肌层和黏膜层各取2个视野进行测定。

2.12　统计学处理

采用SPSS13.0软件进行统计分析。各组实验数据采用均数±标准差（$\bar{x}±s$）表示，计量资料采用方差分析，等级资料采用秩和检验，$P<0.05$时判定有显著性差异。

3. 结果

3.1　各组大鼠手术后排便情况及每 24h 排便量及新鲜粪便含水率

手术后 24h（实验 96h）观察发现模型组大鼠排便极为困难，常卡在肛门无法排出，质硬，表面干燥，无黏液，甚至掷地有声。其他各组除对照组外均有不同程度排便困难，大便干结，对照组无排便困难。手术后 48h（实验 120h）模型组排便情况无明显改善，其他各组都有不同程度改善，其中以止痛润肠浓煎饮中剂量组及高剂量组改善明显，无明显排便困难，粪便色黑，表面有黏液膜。各组大鼠术后每 24h 排便质量及新鲜粪便含水率见表 11。

表 11　各组大鼠术后每 24h 排便质量及新鲜粪便含水率（$\bar{x}\pm s$）

分组	术后 24h（实验 96h）		术后 48h（实验 120h）	
	排便质量（g）	新便含水率（%）	排便质量（g）	新便含水率（%）
A 组（n=8）	4.11±0.51	56.67±3.81	4.21±0.27	55.95±3.24
B 组（n=8）	1.90±0.45•	39.28±1.71•	2.20±0.43•	40.79±2.77•
C 组（n=8）	2.23±0.40•	41.68±2.51•	2.66±0.38•△	45.26±2.93•▲
D 组（n=8）	2.19±0.27•	41.63±2.55•	2.72±0.30•△	45.22±2.80•▲
E 组（n=8）	2.29±0.33•△	42.46±3.02•△	3.16±0.58•▲□☆	48.38±3.05•▲□☆
F 组（n=8）	2.56±0.23•▲	43.51±3.24•▲	3.34±0.47•▲■★	49.27±2.54•▲■★

注：与 A 组相比，•：$P<0.01$；与 B 组（模型组）相比，△：$P<0.05$，▲：$P<0.01$；与 C 组（麻仁软胶囊组）相比，□：$P<0.05$，■：$P<0.01$；与 D 组相比，☆：$P<0.05$，★：$P<0.01$。

由上表可见，与 A 组（正常对照组）相比，其他各组所有数值均明显降低（$P<0.01$），与 B 组（模型组）相比，术后 24h 排便量及新鲜粪便含水率 C 组（麻仁软胶囊组）、D 组（低剂量治疗组）无差别（$P>0.05$），E 组（中剂量治疗组）明显增多（$P<0.05$），F 组（高剂量治疗组）增加更显著（$P<0.01$）；48h 排便量 C 组、D 组均明显增加（$P<0.05$），E、F 组增加更显著（$P<0.01$）；48h 新鲜粪便含水率 C、D、E、F 组均显著升高（$P<0.01$）。与 C 组相比，48h 排便量及新鲜粪便含水率 D 组无差别（$P>0.05$），E 组明显增加（$P<0.05$），F 组显著增加（$P<0.01$）；与 D 组相比，48h 排便量及新鲜粪便含水率 E 组明显增加（$P<0.05$），F 组显著增加（$P<0.01$）；E 组与 F 组相比无差别（$P>0.05$）。

3.2　止痛润肠浓煎饮对排便量及新鲜粪便含水率影响的量效关系

由图 4、图 5 可以看出止痛润肠浓煎饮对排便量及粪便含水率影响呈量效依赖关系。

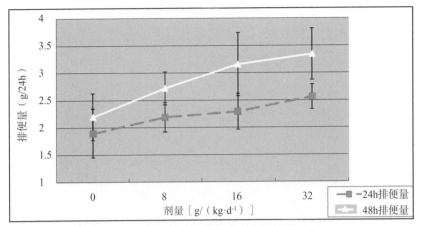

图 4 止痛润肠浓煎饮对排便量影响的量效关系

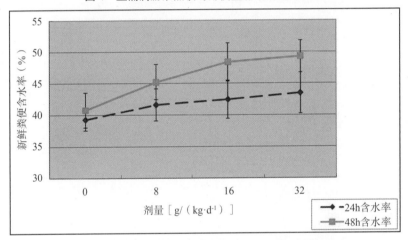

图 5 止痛润肠浓煎饮对新鲜粪便含水率影响的量效关系

3.3 各组大鼠小肠活性炭凝胶推进长度及推进率结果比较（表 12）

表 12 各组大鼠小肠活性炭凝胶推进长度及推进率 ($\bar{x}\pm s$)

分组	推进率长度（cm）	小肠总长度（cm）	推进率（%）
A 组（$n=8$）	86.86±3.51	109.40±6.82	79.70±6.21
B 组（$n=8$）	61.61±3.29•	109.37±5.42	56.45±4.12•
C 组（$n=8$）	74.55±1.14•▲	110.48±4.01	67.55±2.22•▲
D 组（$n=8$）	74.88±2.55•▲	111.30±5.58	67.41±4.01•▲
E 组（$n=8$）	78.13±1.97•▲□☆	108.76±2.80	71.88±2.77•▲□☆
F 组（$n=8$）	80.11±2.82•▲■★	108.80±4.40	73.69±2.68•▲■★

注：与 A 组相比，•：$P<0.01$；与 B 组（模型组）相比，△：$P<0.05$，▲：$P<0.01$；与 C 组（麻仁软胶囊组）相比，□：$P<0.05$，■：$P<0.01$；与 D 组（低剂量治疗组）相比，☆：$P<0.05$，★：$P<0.01$。

由表 12 可以看出：小肠活性炭凝胶推进长度和推进率比较结果一致，与 A 组

（正常对照组）相比其他各组无论是小肠活性炭凝胶推进长度还是推进率均显著降低（*P*<0.01）；与 B 组（模型组）相比，各治疗组推进长度和推进率均显著改善（*P*<0.01）；与 C 组（麻仁软胶囊组）相比，D 组（低剂量治疗组）无差别（*P*>0.05），E 组（中剂量治疗组）增加明显（*P*<0.05），F 组（高剂量治疗组）增加显著（*P*<0.01）；与 D 组相比，E 组增加明显（*P*<0.05），F 组增加显著（*P*<0.01）；E 组与 F 组差别不显著（*P*>0.05）；止痛润肠浓煎饮对小肠活性炭凝胶推进长度和推进率影响具有量效依赖关系。

3.4　各组大鼠血清前列腺素 E2 水平的比较（表 13）

表 13　各组大鼠血清前列腺素 E2 水平（$\bar{x}\pm s$）

分组	样本含量	PGE2（ng/L）
A 组	8	61.37±3.28
B 组	8	118.84±8.45*
C 组	8	114.88±7.01*
D 组	8	112.19±9.34*
E 组	8	101.13±8.54* ▲△•
F 组	8	93.68±8.11* ▲△•

注：与对照组比较，*：*P*<0.01；与 B 组相比▲：*P*<0.01；与 C 组相比△：*P*<0.01；与 D 组相比•：*P*<0.01。

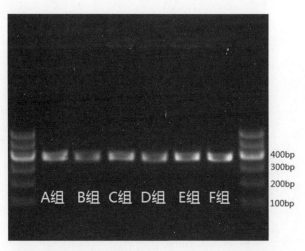

图 6　各组大鼠 AQP3 mRNA RT-PCR 产物电泳图例

由表 13 可见：与 A 组（正常对照组）相比，模型组及各治疗组 PGE2 水平均明显升高（*P*<0.01）；而各治疗组 PGE2 水平与 B 组（模型组）相比都有下降，其

中 C 组（中麻仁软胶囊组）及 D 组（低剂量治疗组）下降无统计学差异（$P>$ 0.05），E 组（中剂量治疗组）、F 组（高剂量治疗组）下降最为明显（$P<0.01$）；E、F 组均明显低于 C 和 D 组（$P<0.01$）；E 组与 F 组间无统计学差异（$P>0.05$）。

3.5　各组大鼠 AQP3 mRNA 表达水平的结果比较（图 6、图 7）

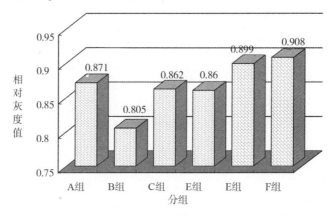

图 7　各组大鼠 AQP3 mRNA 表达水平比较（相对灰度值）

由图 6、图 7 分析可见：与 A 组（正常对照组）相比，B 组（模型组）AQP3 mRNA 表达水平显著降低（$P<0.01$），C 组（麻仁软胶囊组）、D 组（低剂量治疗组）无统计学差异（$P>0.05$），E 组（中剂量治疗组）、F 组（高剂量治疗组）明显升高，统计学差异显著（$P<0.01$）；与 B 组相比，C、D、E、F 组 AQP3 mRNA 表达水平均显著升高（$P<0.01$）；C 组与 D 组间无统计学差异（$P>0.05$）；E、F 组均明显高于 C、D 组（$P<0.01$）；E 组和 F 组间无统计学差异（$P>0.05$）。

3.6　各组大鼠 AQP3、iNOS 免疫组化结果比较［表 14，附图（图 8~图 19）］

AQP3 主要表达在结肠吸收上皮细胞的顶膜，细胞质内也有少量表达。与 A 组（正常对照组）相比，B 组（模型组）表达下调（$P<0.01$），C 组（麻仁软胶囊组）、D 组（低剂量治疗组）和 E 组（中剂量治疗组）无显著差别（$P>0.05$），F 组（高剂量治疗组）表达上调（$P<0.05$）；与 B 组相比，C 组、D 组表达无差别，E 组表达上调（$P<0.01$），F 组上调更明显（$P<0.01$），但 E、F 组之间相比并无统计学差异（$P>0.05$）。

iNOS 在结肠的表达主要分布在黏膜层的杯状细胞的胞浆内，其次分布在黏膜肌层及平滑肌层的神经纤维细胞内。A 组大鼠结肠 iNOS 呈低表达或个别不表达，而 B 组结肠 iNOS 表达比 A 组明显增加（$P<0.01$），各治疗组与 A 组相比 iNOS 表达也有不同程度的上调（$P<0.01$）；与 B 组相比，C 组与 D 组表达无明显差别（P

>0.05），E组表达水平降低（$P<0.05$），F组降低更为明显（$P<0.01$），但E、F组之间相比并无统计学差异（$P>0.05$）。

表14　各组大鼠 AQP3、iNOS 免疫组化结果比较（平均光密度值）（$\bar{x}\pm s$）

分组	样本量	AQP3	iNOS
A组	8	0.132±0.007	0.103±0.025
B组	8	0.099±0.016*	0.238±0.025*
C组	8	0.113±0.023	0.217±0.034*
D组	8	0.114±0.033	0.217±0.023*
E组	8	0.137±0.020★	0.206±0.28*☆
F组	8	0.157±0.027▲★	0.186±0.031**

注：与对照组比较，*：$P<0.01$，▲：$P<0.05$；与B组（模型组）相比，☆：$P<0.05$，★：$P<0.01$。

4. 结论

（1）止痛润肠浓煎饮能增加混合痔术后便秘大鼠的24h排便重量及新鲜粪便含水率，并呈现出量效依赖关系。

（2）止痛润肠浓煎饮能增加混合痔术后便秘大鼠小肠活性炭凝胶推进长度及推进率，具有促进排便作用。

（3）止痛润肠浓煎饮可降低混合痔术后便秘大鼠血清 PGE2 水平，减轻肛门疼痛程度。

（4）混合痔术后便秘大鼠结肠 AQP3 mRNA 及蛋白表达下调，应用止痛润肠浓煎饮治疗后表达上调，说明 AQP3 可能参与了止痛润肠浓煎饮的润肠通便作用。

（5）正常大鼠结肠 iNOS 呈低表达或不表达，混合痔术后便秘大鼠结肠 iNOS 表达增强，止痛润肠浓煎饮通过下调 iNOS 表达，减少 NO 合成来达到增强肠动力的作用。

5. 分析讨论

5.1　止痛润肠浓煎饮防治混合痔术后便秘的临床研究

便秘是混合痔术后常见的并发症之一，严重时甚至发生粪便嵌塞。现有关于便秘的研究报道已很多，但混合痔术后合并便秘的病因病机与其他类型的便秘如出口梗阻、慢传输等不同，其主要病因病机如下：第一，由于混合痔术后肛门局部疼痛，肛门括约肌痉挛，加之患者精神极度紧张，恐惧排便，致使大便在结肠、直肠腔内停留时间过久，水分吸收过多，大便干燥，使其排出困难；第二，由于患者肛门手术创伤，而致机体气滞血瘀，气血循行不畅，肠络瘀阻，肠道功能失调；第三，患者围手术期饮食起居失于调摄，饮食减少，术后卧床，活动减少，加之术中失血，术后多出现气虚血亏，尤其是年老体弱者多见排便无力。术后便秘一旦发生可引起多种并发症如虚脱、出血、肛周组织坏死感染等，将给患者带来极大痛苦并且严重影响术后切口愈合，甚至导致手术失败。因此，如何避免术后便秘的发生已成为混合痔术后治疗的重中之重。

近年来文献报道的关于便秘的治疗方法众多，其中，中医药治疗便秘以其整体观念，通过辨证论治取得了很好的疗效。如曾群等应用舒通胶囊治疗燥结型便秘，陈娟等应用麻仁润肠丸治疗老年性便秘均取得了良好的治疗效果，另有报道中医药辨证治疗功能性便秘的疗效明显优于非辨证的中成药治疗。对于混合痔术后便秘的治疗也有报道如周丽梅等应用开塞露经导尿管注入肛内、刘红春应用大剂量单味中药白术、闫远杰应用非比麸口服等，此外还有各种复方汤剂如通腑合剂等都取得了较好的临床疗效，但均局限于临床观察，无客观指标，未进行系统研究。导师田振国教授根据混合痔术后便秘产生的特殊病因病机，通过辨证论治应用止痛润肠脓煎饮加减防治混合痔术后便秘取得了非常好的效果。

止痛润肠浓煎饮针对混合痔术后便秘的病因、病机，组方精良，疗效确切。黄芪、当归，益气养血，改善术后气血亏虚；生地、桃仁、郁李仁润肠通便；延胡索活血行气止痛，减轻术后因经络受损，血行瘀滞所引起的疼痛；升麻配黄芪，升举阳气，缓解混合痔术后肛门下坠感；白术、枳壳，健脾行气，促进胃肠蠕动，加快粪便排出。纵观全方，具有益气养血、活血止痛、升举阳气、行气健脾、润肠通便的作用，可全方位、多靶点改善混合痔术后便秘，标本兼治。

通过本研究笔者发现止痛润肠浓煎饮可能缩短术后首次排便时间，但治疗组与对照组比较无统计学差异，可能与研究观察的病例数较少，术前肠道准备仅给予开塞露灌肠，未行全肠道准备等因素有关。这也说明其作用相对缓和，可以避免术后过早排便引起的不良后果。术后前3个时间段内治疗组与对照组相比，大便性状分值明显增高，说明止痛润肠脓煎饮比麻仁软胶囊更具润肠和软化大便的功效，并且临床观察发现其不会引起明显的腹泻，亦无其他毒副作用。术后前3个时间段内治疗组患者疼痛评分明显低于对照组，考虑与该方具有活血行气止痛及润肠通便的作用有关,减轻了患者术后的疼痛程度。至术后第9~10天,两组患者的大便性状及疼痛评分无统计学差别,考虑与术后切口肉芽组织生长,创面为无痛觉神经的肉芽组织覆盖,患者各方面基本恢复到术前水平有关。

综上,止痛润肠浓煎饮针对混合痔术后患者食少纳呆、气血亏虚、肠道失于濡养、燥屎内结以及肛门脉络受损、气滞血瘀、不通则痛等病因病机组方,具有改善食欲、软化大便、促进排便、减轻疼痛等作用,而且不易引发腹泻,经济实惠,较其他缓泻药更具优点。因此,应用止痛润肠浓煎饮是防治混合痔患者术后便秘的有效方法。

5.2 止痛润肠浓煎饮的急性毒理试验

止痛痛润肠浓煎饮由黄芪、当归、延胡索、生地、升麻、郁李仁、枳壳、白术、桃仁组成,具有益气养血、活血止痛、升举阳气、行气健脾、润肠通便的作用,是防治混合痔术后便秘的有效方剂,可全方位、多靶点改善混合痔术后便秘,标本兼治,临床应用安全有效。查阅古籍,方中所有中药均无明显毒性作用。但现代药理研究发现方中桃仁及郁李仁均含有50%左右的脂肪油和少量苦杏仁苷,桃仁内还含有苦杏仁酶。苦杏仁苷在苦杏仁酶作用下分解可产生有剧毒的氢氰酸,因此临床应用注意用药剂量及疗程。但这些成分经过恰当的炮制和煎煮大部分可分解,产生的氢氰酸也可在加热过程中挥发,避免了可能产生的毒性,这可能是古人认为它们无毒的原因。我们通过急性毒理实验未发现它们在止痛润肠浓煎饮复方中有任何毒性反应。止痛润肠浓煎饮小鼠灌胃给药的最大给药量为生药420g/kg,约为成人临床拟用剂量的129倍(成人按60kg计),大于100倍,可以认为止痛润肠浓煎饮低毒,临床应用安全有效。

5.3 混合痔术后便秘大鼠动物模型的制作

便秘是混合痔术后常见的并发症之一,一旦发生不仅会给患者带来痛苦,也会严重影响术后切口愈合。其发生的关键因素主要有:混合痔患者术后因活动减少,胃肠道蠕动减慢;饮食量下降,或素体虚弱、术中失血等引起气血亏虚;精神紧张,肛门疼痛而出现惧痛畏便等因素引起。防治这一并发症的方法主要是药物干预,为了更好观察药物的疗效及作用机制,制作一个理想的动物模型就成了重中之重。

目前尚未检索到关于混合痔术后便秘模型的制作方法,但关于大鼠便秘模型的制作研究较多，主要有以下几类方法：药物法，口服或注射抑制肠蠕动药物如洛哌丁胺、复方地芬诺酯、吗啡等；泻剂结肠法，即长期大量应用泻剂，停药后产生便秘，所用泻剂如大黄、酚酞等；限水法，中医辨证分型的动物模型，如阴液亏虚型、寒积型、实热型、脾虚型、阳虚型等；其他造模方法：如卧床便秘模型，采用直肠部分缩窄法造模。以上便秘动物模型与人类便秘患者仍存在很大差异，每种模型仅能从单一方面体现便秘的机制，而且不具有持久性，造模条件去除后自然恢复极快，不利于进一步实验研究，其局限性显而易见，因此，建立一种制作方法简单、效果稳定可靠，而且符合便秘患者临床特点的动物模型，需要更深入的研究。

我们根据混合痔患者术后出现便秘的机制及特点，参考上述众多造模方法，结合预实验结果，我们应用限水法，模拟混合痔术后患者饮食减少，口服洛哌丁胺抑制肠蠕动，符合术后患者因麻醉，卧床等原因引起的肠蠕动减弱的特点，在上述造模因素起效后做肛门切口，模拟混合痔术后肛门疼痛，上述方法的联合应用我们制作了符合混合痔术后便秘特点的大鼠动物模型。

我们通过预实验发现大鼠具有夜间活动及随时排便的习惯，并且在处理过程中抓取也会影响其排便，故造模后首次排便时间、首次排出黑便（造模结束后给予活性炭凝胶灌胃）时间及每日排便次数均不易观测。但每日进食量、排便量可以称量，饮水量可以计算；大鼠在早晨更换垫料时一般均可观察到排便现象，仅在严重便秘时观察不到，故可以观察到排便的难易程度，新排出粪便的质地，并可测量计算新鲜粪便含水率，故本实验每日上午9：00观测上述指标。从我们研究结果来看对模型组大鼠通过限水及灌服洛哌丁胺48h后排便量及新鲜粪便含水率即开始明显下降，至72h即行肛门手术前，下降更加明显。肛门手术后24h模型组大鼠排便量下降到最少，大便排出最为困难，至术后48h排便量略有增加。模型组大鼠肛门手术后48h内粪便含水率与术前相比无明显变化，明显低于对照组。模型恢复组，术后不再给予任何药物，自由饮食，结果术后24h饮水量明显高于对照组，排便量及新鲜粪便含水率较术前明显增加，但仍低于对照组，仍有排便困难。术后48h，上述各指标与对照组相比均无明显差异，说明在造模因素祛除后48h完全自然恢复。从而我们认为由于大鼠与人类相比，对环境适应能力极强，消化道传输速度快，因此模型恢复组大鼠可快速恢复正常，对以后实验研究不利，而通过继续限水并给予造模药物，则可很好地保持混合痔术后便秘模型的稳定性，无明显恢复，可以用于进一步实验研究。

5.4　止痛润肠浓煎饮防治混合痔术后便秘的实验研究

（1）止痛润肠浓煎饮对混合痔术后便秘模型大鼠排便功能的影响。

2011 年中华中医药学会推出的《便秘诊疗指南》和《功能性便秘诊疗指南》中提出便秘应具有以下情况：①粪便在肠内滞留过久，秘结不通，排便周期延长。②或周期不长，但粪便质地干结，排出艰难。③或粪质地不硬，虽有便意，但便而不畅的病症。可见便秘主要体现在患者的排便感觉上，也与粪便质地有关。近年来关于便秘的动物实验研究较多，主要应用大鼠或小鼠，对排便功能的观察指标主要有 24h 排便粒数及重量，给予活性炭或硫酸钡灌胃后观察首次排出黑色或白色粪便的时间，粪便的含水率，小肠活性炭推进率以及结肠内残留粪便粒数等指标。这些指标可以从肠道推进功能和粪便质地等方面反映便秘的严重程度从而对药物疗效进行评价。我们通过预实验发现，大鼠具有随时排便的习惯而且在抓取时也会出现排便现象，粪粒大小不一，含水量不同，因此我们选择了测定 24h 粪便干重，更能反映排便量的变化。我们也尝试给予活性炭或硫酸钡灌胃后观察首次排出白色或黑色粪便的时间，但是发现想要准确观察每只大鼠的这一指标实在太难。粪便含水率的测定能很好反映粪便的质地，我们在每日 9：00 取大鼠新排粪便即刻检测含水率，避免因粪便自然干燥失水等因素造成的实验误差。因为大鼠在抓取处死过程中可能诱发排便，结肠内残留粪便粒数会受到很大影响，故未采用。小肠活性炭推进率能反映肠道蠕动传输功能，我们采用活性炭凝胶比单纯墨汁或活性炭悬液更易观察推进长度，界限更明显。

国内大量实验研究发现具有润肠通便、行气导滞作用的中药方剂均能促进肠道蠕动，提高粪便含水率，增加排便量。而且对其作用机制亦有研究报道，如吴大正等发现润肠丸通过前列腺素受体信号和 cAMP、蛋白激酶 A 信号途径增加 Cl^- 及液体分泌来发挥润肠通便作用，可以改善洛哌丁胺诱导大鼠便秘模型的症状。国外对植物药的通便作用也有报道，如韩国学者 Hak-Yong Lee 等研究发现，SD 大鼠给予混有不同剂量无花果饲料喂养 4 周后，腹腔注射洛哌丁胺 2mg/kg，每日 2 次，连续 1 周，发现无花果可以对抗洛哌丁胺诱导便秘的作用，大鼠的排便粒数、重量、粪便含水率与对照料组相比均明显增加，70min 硫酸钡推进长度治疗组长于对照组，末端结肠内粪便粒数明显减少，认为无花果对慢性便秘有治疗作用。南非学者 Olubunmi A Wintola 通过给予 Wistar 大鼠口服洛哌丁胺 3mg/kg，连服 3d 诱导便秘，然后给予不同剂量芦荟提取物治疗 7d，发现治疗组大鼠排便粒数、质量、粪便含水率及 1h 胭脂红羟甲基纤维素小肠推进率明显增加，并具有量效依赖关系，证明了芦荟的通便作用。日本学者 Mamoru Kakino 等研究发现沉香叶提取物可以改善低纤维食物诱导的大鼠便秘，并且不会引起腹泻。

本课题通过对造模后每 24h 大鼠排便干重的研究发现，在造模结束后的第一个 24h（即 96h）内，模型组及各治疗组与正常对照组相比，排便量明显减少，而与模型组相比，麻仁软胶囊组与低剂量治疗组未见明显差别，中剂量治疗组排便量明显增加，高剂治疗组增加更为明显。造模结束后的第二个 24h（即 120h），虽然模型组及各治疗组与正常对照组相比，排便质量仍明显减少，但与模型组相比，麻仁软胶囊组与低剂量治疗组排便量也开始增多，具有统计学差异，中、高剂量治疗组增加更明显。我们还发现，随着治疗剂量的增加，止痛润肠浓煎饮促进排便的作用逐渐加强，但中剂量与高剂量治疗组并无统计学差异。从以上研究结果我们可以得出，止痛润肠浓煎饮中的枳壳配白术具有行气健脾之功效，生地、桃仁、郁李仁具有润肠通便之作用，它们共同来促进肠道蠕动，促进肠道内宿便的排出，所以造模后第一个 24h 的排便量即开始增加。随后的第二个 24h，排便量增加更为明显，离不开白术益气健脾的作用，使大鼠的进食量增加，则排便量亦随之增加。止痛润肠浓煎饮可增加混合痔术后便秘大鼠排便量，且具有量效依赖关系，但中剂量与高剂量组相比无统计学差异，说明在临床常用剂量的基础上再增加剂量意义不大。

本课题通过检测各组大鼠新鲜粪便含水率，我们得到了与排便量结果一致的规律，在造模结束后的第一个 24h（即 96h）内，模型组及各治疗组与正常对照组相比，新鲜粪便含水率明显降低，而与模型组相比，麻仁软胶囊组与低剂量治疗组未见明显差别，中剂量治疗组排便量明显增加，高剂治疗组增加更为明显。造模结束后的第二个 24h（即 120h），虽然模型组及各治疗组与正常对照组相比，新鲜粪便含水率仍明显降低，但与模型组相比，麻仁软胶囊组与低剂量治疗组新鲜粪便含水率明显增加，具有统计学差异，中、高剂量治疗组增加更明显。我们还发现，随着治疗剂量的增加，止痛润肠浓煎饮增加新鲜粪便含水率的作用逐渐增强，但中剂量与高剂量治疗组并无统计学差异。我们认为止痛润肠浓煎饮在大鼠进水量相同的情况下能增加新鲜粪便的含水率与其组方中桃仁、郁李仁及生地滋阴润燥的作用有关，使肠道内容物含水量增加；也与枳壳破气消积，促进肠蠕动有关，减少了肠内容物在肠道内的停留时间，也就减少了水分的吸收。而且止痛润肠浓煎饮的这种作用同样具有量效依赖关系，但高剂量与中剂量的差异无统计学意义，说明在人鼠等效剂量的基础上增加剂量，效果增加不明显。

本课题还测量并计算了各组大鼠在造模后48h小肠活性炭凝胶推进长度及推进率。我们发现模型组及各治疗组与正常对照组相比，推进长度缩短，推进率降低，而与模型组相比，各治疗组推进长度均明显增加，推进率明显升高。与麻仁软胶囊组相比低剂量治疗组无统计学差异，中、高剂量治疗组推进长度增加，推进率升高，具有统计学差异。中高剂量治疗组之间相比无差异。我们还发现，混合痔术后便秘大鼠模型小肠活性炭凝胶推进长度及推进率随着止痛润肠浓煎饮治疗剂量的增加而增加。我们认为止痛润肠浓煎饮能够拮抗洛哌丁胺抑制肠蠕动的作用，这与其组方中枳实配白术破气消积，益气健脾之功效有关，能够恢复肠道动力，促进肠内容物传输。这种作用同样具有量效依赖关系。洛哌丁胺具有激动肠壁的阿片受体，阻止乙酰胆碱及前列腺素释放的作用，从而抑制肠蠕动，延长肠内容物的停留时间。止痛润肠浓煎饮具有益气健脾，润肠通便的作用，可以促进肠道蠕动，缩短肠内容物通过时间，但其中的具体作用机制还有待于进一步深入研究。

止痛润肠浓煎饮可改善灌服洛哌丁胺+限水+肛门手术制备的大鼠便秘模型的症状，具有促进肠蠕动、软化大便等作用。

（2）止痛润肠浓煎饮与PGE2。

手术后由于机械损伤及切口周围的炎症反应，可产生多种炎症介质，其中PGE2是引起疼痛的重要炎症介质之一，由肥大细胞、巨噬细胞、中性粒细胞等在环氧化物酶（COX）的作用下分解花生四烯酸生成。PGE2通过提高并延长感觉神经末梢对组胺、5-羟色胺、缓激肽等致痛因子的敏感性产生致痛作用，所以PGE2的生成和释放水平与术后疼痛程度密切相关。美国学者通过胸肌切口建立术后疼痛大鼠动物模型，发现脑脊液和切口组织中的PGE2升高，口服环氧化物酶抑制剂可使其水平降低，大鼠疼痛表现缓解。最近研究发现PGE2与炎性疼痛密切相关，非甾体类抗炎药通过抑制环氧化物酶（COX1、COX2）减少PGE2的合成，从而减轻疼痛。但可产生胃肠道、肾及心血管系统的毒性，而针对其受体（EP_1、EP_4）的拮抗剂可减轻这些负副作用，成为治疗疼痛的新策略。以上研究证明了无论是炎性疼痛还是术后切口引起的疼痛均伴有 PGE2 的升高，并且与疼痛程度相关，下调其水平或阻断其信号传导可减轻疼痛。我们实验研究观察到了肛门术后大鼠排便时因为疼痛出现中止的情况，但由于大鼠的疼痛的程度无法直接测量或评估，因此我们通过检测血清 PGE2 水平在一定程度或某一方面反映混合痔术后便秘大鼠模型的疼痛程度。

我们研究发现，与正常对照组相比，模型组及各治疗组 PGE2 水平均明显升高。而各治疗组 PGE2 水平与模型组相比都有下降，以中、高剂量治疗组下降最为明显。因为血清 PGE2 水平与疼痛程度具有相关性，所以我们推测应用止痛润肠浓煎饮后大鼠肛门疼痛减轻，这可能与其中延胡索的行气止痛作用有关，有研究表明延胡索镇痛的主要活性物质为延胡索乙素，但镇痛效果无法与吗啡相比，其作用机制也不十分清楚，可能某些与中枢性镇痛机制有关，与阿片类及解热镇痛类药物作用机制不同。我们发现本实验中止痛润肠浓煎饮的止痛作用在很大程度上还与其润肠通便作用有关。因为肛门术后大便对切口的刺激是产生疼痛的重要因素之一，大便软化后，可减轻对切口的机械刺激，这可能是其在临床中具有较好止痛作用的原因。止痛润肠浓煎饮与解热镇痛类药物止痛作用机制不同，虽然本身没有直接抑制前列腺素合成和释放的作用，但它可能通过其他途径间接下调 PGE2，如通过软化大便，减轻排便时切口的机械损伤和炎症反应等，从而减少 PGE2 的合成和释放。

综上止痛润肠浓煎饮可降低混合痔术后便秘大鼠血清 PGE2 水平，减轻肛门疼痛程度，可能与其行气止痛、润肠通便作用有关，但是其具体分子生物学作用机制还有待于进一步深入研究。

（3）止痛润肠浓煎饮对结肠 AQP3 的调节作用。

AQPs 是一组介导水跨膜转运的通道蛋白，包括 AQP0~12 共 13 个水通道蛋白成员，广泛分布在机体的各种组织和器官之中，每一组织器官也有不同的水通道蛋白分布，对机体水液代谢调节具有重要作用。目前越来越多的研究发现 AQPs 与结肠水的吸收和分泌功能有关，也就是说与便秘和腹泻的发生有关。其中 AQP3 研究较多，动物实验研究方面，1998 年 Ramírez-Lorca 等报道了 Wistar 大鼠消化道AQP3 mRNA 及蛋白的分布，原位杂交发现结肠、回肠表达水平明显高于胃，免疫组化结果显示，AQP3 主要表达在小肠和结肠绒毛顶端上皮细胞的底外侧膜。Tsujikawa 等研究发现大鼠切除 80% 小肠后第 1 天和第 7 天结肠中的 AQP3 mRNA 表达代偿性增强，以增加对水分的吸收。Guttman 等发现，细菌感染后小鼠结肠黏膜表面的 AQP3 出现了异常分布，由细胞膜转移到细胞质内，这种分布的改变与腹泻症状相关，随着感染的恢复，腹泻症状缓解，AQP3 的分布也恢复到正常状态时的细胞膜上。提出水通道蛋白分布的异常是细菌感染引起腹泻的一个相关因素。而利用复方地芬诺酯制造 STC 模型研究发现，AQP3 在模型组和对对照组的升降结肠都有表达，STC 组升结肠表达下调，而其降结肠和对照组的降结肠黏膜相比无明显变化，提示 AQP3 对结肠水分吸收起重要作用，且主要发生在升结肠，可能对慢传输型便秘的发生、发展有一定的作用。还提出 AQP3 表达下调可能是因为结肠传输减慢而发生的一种代偿，以减少对水的吸收，促进粪便排出。此外还有研究发现便秘患者右半结肠 AQP3 表达明显增高，左半结肠无明显变化，可能正是这个原因，便秘患者出现大便干结症状。因此我们选用 AQP3 作为研究指标，分别应用 RT-PCR 技术从基因表达水平及免疫组化技术从蛋白表达分布情况进行研究，判断止痛润肠浓煎饮的润肠作用是否与 AQP3 表达量的改变或是其分布改变有关。我们研究发现应用限水联合洛哌丁胺灌胃及肛门手术制作的混合痔术后大鼠便秘模型，其升结肠 AQP3 mRNA 表达下调，与正常对照组相比具有明显的统计学差异，这一结果与智会等研究结果一致，而与袁维堂等利用便秘患者结肠标本研究的结果相反。根据既往研究结果显示 AQP3 在升结肠参与水的吸收，发生腹泻时呈现低表达，可推测便秘时应为高表达。而我们的研究结果却不同，笔者认为采用限水联合洛哌丁胺灌胃及肛门手术制备的混合痔术后大鼠便秘模型与人的便秘机理可能存在不同之处，便秘患者可能由于升结肠 AQP3 的高表达，使结肠对其内容物中水分吸收过多引起便秘。而我们制备的便秘模型是因为水摄入减少，加之服用抑制肠蠕动的药物，使整个消化道运动减慢，在肠内容物进入结肠之前水分已被充分吸收，因此结肠内容物水分含量下降，从而升结肠 AQP3 mRNA 表达出现代偿性下调，减少对水分的吸收。前面 Tsujikawa 等研究提示小肠部分切除后进入结肠内容物水分增加，结果结肠 AQP3 mRNA 表达上调，与我们研究的结果正好从正反两个方面说明了升结肠 AQP3 对结肠水液调节的作用。而我们的各治疗组升结肠 AQP3 mRNA 均明显上调，麻仁软胶囊组和止痛润肠浓煎饮低剂量治疗组表达水平与正常对照组相当，无统计学差异。而止痛润肠浓煎饮中剂量治疗组和高剂量治疗组表达水平均高于正常对照组，统计学差异显著，但二者之间无明显差异。与模型组相比，各治疗组结肠AQP3 mRNA 表达水平均显著升高。

从以上结果我们可以发现，应用润肠通便药物治疗后，肠蠕动加快，进入结肠内的肠内容物水分相对增多，因此出现 AQP3 mRNA 的表达上调，且止痛润肠浓煎饮对其上调的作用具有量效依赖关系。我们通过免疫组化染色发现 AQP3 蛋白表达与其 mRNA 表达水平并不完全一致，这可能与其复杂的代偿调节机制有关。我们发现 AQP3 主要表达在结肠吸收上皮的顶膜，细胞质内也有少量表达。与正常对照组相比，模型组表达下调，麻仁软胶囊组、低剂量治疗组和中剂量治疗组无显著差别，高剂量治疗组表达上调。与模型组相比，麻仁软胶囊组、低剂量治疗组表达无差别，中剂量治疗组表达上调，高剂量治疗组上调更明显，但低、中、高剂量治疗组之间相比并无统计学差异。出现这样的结果一方面可能与实验误差或样本例数较少有关，但笔者认为更可能与 AQP3 复杂的代偿调节机制有关，我们推测在造模开始禁水给予洛哌丁胺时，结肠 AQP3 表达可能存在上调的过程，然后开始下调，应用药物干预后，可能出现减慢下调或转为上调的过程，其蛋白水平的变化可能与 mRNA 水平变化存在不同步，所以会出现不完全一致的结果。

总之，我们研究发现混合痔术后便秘大鼠结肠 AQP3 mRNA 及蛋白表达下调，应用止痛润肠浓煎饮治疗后表达上调，说明 AQP3 可能参与了止痛润肠浓煎饮的润肠通便作用，但其具体的变化规律还有待于今后进一步深入研究。

（4）止痛润肠浓煎饮对结肠 iNOS 的影响。

NO 由 L-精氨酸在 NOS 催化下产生，NOS 是 NO 合成的关键限速酶，它有 3 种异构体：神经型 NOS（nNOS）、内皮型 NOS（eNOS）和诱导型 NOS（iNOS）。前两者合称为结构型 NOS（cNOS），主要分布于内皮细胞、神经细胞、平滑肌细胞内，而 iNOS 主要分布于肥大细胞、巨噬细胞、中性粒细胞、库普弗细胞、肝细胞等免疫细胞和组织细胞内，其生理情况下不表达。在多种胃肠道生理、病理过程中，NO 是细胞内和细胞间具有重要功能的信使，包括胃肠道动力、黏膜功能、恶性肿瘤、炎性反应及血流调控等。有些疾病是因为 NO 生成过多，而有些是因为 NO 生成过少。研究表明，在炎性肠病中，NO 虽然在 CD 中的作用还不十分清楚，但在 UC 患者结肠黏膜中 iNOS 表达并活化，血清和肠腔内 NO 合成增加，另外 NO 合成增加，会抑制肠蠕动，与中毒性巨结肠发生有关。有研究发现中药葛仙汤可下调 iNOS 蛋白的表达，从而减轻溃疡性结肠炎大鼠结肠的组织学损伤程度。还有研究发现 NO 可抑制小鼠结肠平滑肌自主收缩活动，且抑制效应呈浓度依赖性。谭丽等应用复方苯乙哌啶灌胃法制备 STC 大鼠模型，通过免疫组化方法研究发现结肠中 iNOS 表达明显增强，提示其在慢传输型便秘发病机制中可能发挥重要作用。赵士彭等应用大黄法制备便秘大鼠模型同样发现结肠 NOS 含量升高。蒋筱研究发现用番泻叶制备的小鼠便秘模型，其血中 NO 水平升高，应用降脂通便颗粒可降低 NO 水平，改善便秘症状。铅中毒的症状主要有腹痛、便秘及胃排空延迟，研究发现胃组织中 NO 含量增加，表明铅中毒也与 NO 介导的信号通路有关。

我们通过免疫组化研究发现，正常对照组大鼠结肠 iNOS 呈低表达或不表达，而混合痔术后便秘大鼠模型结肠 iNOS 表达比正常对照组明显增加，其可引起 NO 合成增加，从而抑制肠道蠕动，产生便秘。各治疗组与正常对照组相比 iNOS 表达也有不同程度的上调。与模型组相比，麻仁软胶囊组与低剂量治疗组表达无明显差别，中剂量治疗组表达水平降低，高剂量治疗组降低更为明显，差异均具有统计学意义。因此我们认为，止痛润肠浓煎饮可能通过下调结肠 iNOS 表达，减少抑制肠蠕动的 NO 的生成，来提高肠道动力，发挥其润肠通便的作用。Fan YH 等应用大黄制备 STC 大鼠模型，运用 RT-PCR 方法检测结肠 NOS mRNA 结果发现，与空白对照组相比，模型组结肠 NOS mRNA 表达上调，而应用中药汤剂治疗后 NOS mRNA 与模型组相比出现下调。这与我们的研究结果正好从基因和蛋白两个层面同时证明了，NO 生成增多，可抑制肠道蠕动，应用润肠通便的中药方剂可下调 NOS mRNA 及蛋白的表达，从而减少 NO 的合成与释放，恢复肠道的动力。

总之，我们研究发现正常大鼠结肠 iNOS 呈低表达或不表达，混合痔术后便秘大鼠结肠 iNOS 表达增强，止痛润肠浓煎饮可能通过下调 iNOS 的表达，减少 NO 合成，达到增强肠动力，从而发挥其行气通便的作用。

6. 结论

（1）混合痔术后患者口服止痛润肠浓煎饮具有促进排便、软化大便、减轻疼痛的作用，且不易引起腹泻。应用止痛润肠浓煎饮是临床中防治混合痔患者术后便秘的有效方法。

（2）止痛润肠浓煎饮短期应用无明显毒性作用，临床应用安全。

（3）联合应用限水、灌服洛哌丁胺及肛门手术制作混合痔术后便秘大鼠模型是可行的，符合临床混合痔患者术后便秘的病理生理特点，稳定性好，可供进一步动物实验使用。

（4）止痛润肠浓煎饮能增加混合痔术后便秘大鼠的排便量及新鲜粪便含水率，并呈量效依赖关系。

（5）止痛润肠浓煎饮能增加混合痔术后便秘大鼠小肠活性炭凝胶推进长度及推进率，具有促进肠蠕动作用。

（6）止痛润肠浓煎饮可降低混合痔术后便秘大鼠血清 PGE2 水平，减轻肛门疼痛程度。

（7）混合痔术后便秘大鼠结肠 AQP3 mRNA 及蛋白表达下调，应用止痛润肠浓煎饮治疗后表达上调，说明 AQP3 可能参与了止痛润肠浓煎饮对肠道水液代谢的调节作用。见附图（图8~图19）。

（8）正常大鼠结肠 iNOS 呈低表达或不表达，混合痔术后便秘大鼠结肠 iNOS 表达增强，应用止痛润肠浓煎饮可下调 iNOS 表达，增强肠动力。

附图

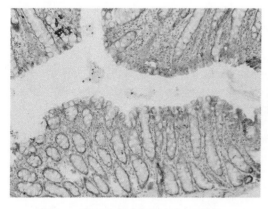 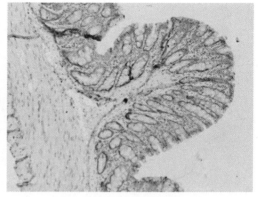

图8　正常对照组大鼠结肠 AQP3 表达　　　　　图9　模型组大鼠结肠 AQP3 表达

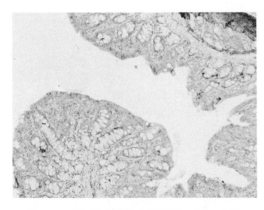

图 10　麻仁软胶囊组大鼠结肠 **AQP3** 表达

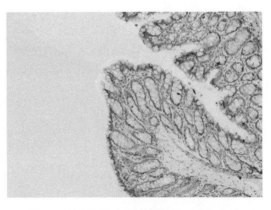

图 11　低剂量治疗组大鼠结肠 **AQP3** 表达

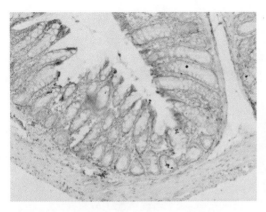

图 12　中剂量治疗组大鼠结肠 **AQP3** 表达

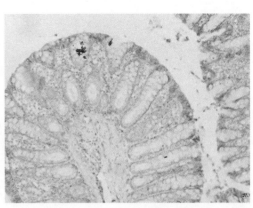

图 13　高剂量治疗组大鼠结肠 **AQP3** 表达

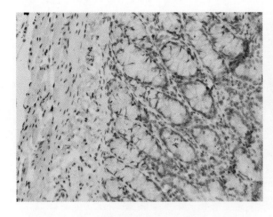

图 14　正常对照组大鼠结肠 **iNOS** 表达

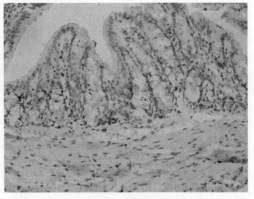

图 15　模型组大鼠结肠 **iNOS** 表达

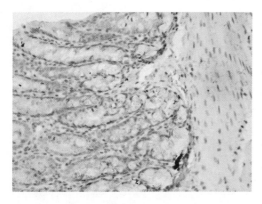

图16 麻仁软胶囊组大鼠结肠 iNOS 表达

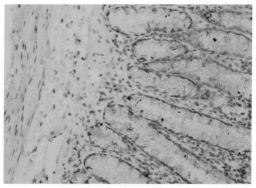

图17 低剂量治疗组大鼠结肠 iNOS 表达

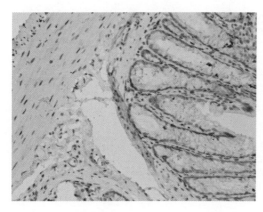

图18 中剂量治疗组大鼠结肠 iNOS 表达

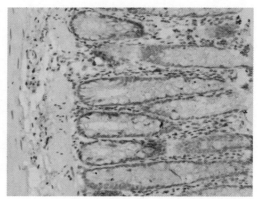

图19 高剂量治疗组大鼠结肠 iNOS 表达

参考文献

[1] 张鹏，王海潮，张成友. 术后便秘严重并发症 28 例报告 [J]. 海南医学，2005，16（12）：26 -27.

[2] 周丽梅，季利江. 开塞露改良肛注治疗混合痔术后便秘的临床观察 [J]. 甘肃中医，2010，23（2）：32-33.

[3] BENGA G. The first discovered water channel protein，later called aquaporin 1：molecular characteristics，functions and medical implications [J]. Mol Aspects Med，2012，33（5-6）：518-534.

[4] PRESTON G M，AGRE P. Isolation of the cDNA for erythrocyte integral membrane protein of 28 kilodaltons：member of an ancient channel family [J]. Proc. Nati. Acad. Sci. USA，1991，8（8）：11110 -11114.

[5] HEYMANN J B，AGRE P，ENGEL A. Progress on the structure and function of aquaporin 1 [J]. J

Struct Biol, 1998, 121（2）：191-206.

［6］ JUNG J S, PRESTON G M, SMITH B L, et al. Molecular structure of the water channel through aqua-
porin CHIP. The hourglass model ［J］. J Biol Chem, 1994, 269（20）：14648-14654.

［7］ SUI H, HAN B G, LEE J K, et al. Structural basis of water-specific transport through the AQP1 water
channel ［J］. Nature, 2001, 414（6866）：872-878.

［8］ IKEDA M, BEITZ E, KOZONO D, et al. Characterization of aquaporin-6 as a nitrate channel in mammalian
cells. Requirement of pore-lining residue threonine 63 ［J］. J Biol Chem, 2002, 277：39873-39879.

［9］ BIENERT G P, MØLLER A L, KRISTIANSEN K A, et al. Specific aquaporins facilitate the diffusion
of hydrogen peroxide across membranes ［J］. J Biol Chem, 2007, 282：1183-1192.

［10］ YAKATA K, HIROAKI Y, ISHIBASHI K, et al. Aquaporin-11 containing a divergent NPA motif has
normal water channel activity ［J］. Biochim Biophys Acta, 2007, 1768：688-693.

［11］ MOON C, PRESTON G M, GRIFFIN C A, et al. The human aquaporin-CHIP gene. Structure, or-
ganization, and chromosomal localization ［J］. J Biol Chem, 1993, 268（21）：15772-15778.

［12］ ISHIBASHI K, SASAKI S, SAITO F, et al. Structure and chromosomal localization of a human water
channel（AQP3）gene ［J］ Genomics, 1995, 27（2）：352-354.

［13］ MULDERS S M, OLDE WEGHUIS D, VAN BOXTEL J A, et al. Localization of the human gene for
aquaporin 3（AQP3）to chromosome 9, region p21-->p12, using fluorescent in situ hybridization
［J］. Cytogenet Cell Genet, 1996, 72（4）：303-305.

［14］ ISHIBASHI K, YAMAUCHI K, KAGEYAMA Y, et al Molecular characterization of human Aquaporin
-7 gene and its chromosomal mapping ［J］. Biochim Biophys Acta, 1998, 1399（1）：62-66.

［15］ INASE N, FUSHIMI K, ISHIBASHI K, et al. Isolation of human aquaporin 3 gene ［J］. J Biol
Chem, 1995, 270（30）：17913-17916.

［16］ LU M, LEE M D, SMITH B L, et al. The human AQP4 gene：definition of the locus encoding two
water channel polypeptides in brain ［J］. Proc Natl Acad Sci U S A, 1996, 93（20）：10908-10912.

［17］ LEE MD, BHAKTA K Y, RAINA S, et al. The human Aquaporin-5 gene. Molecular characterization
and chromosomal localization ［J］. J Biol Chem, 1996, 271（15）：8599-8604.

［18］ VIGGIANO L, ROCCHI M, SVELTO M, et al. Assignment of the aquaporin-8 water channel gene
（AQP8）to human chromosome 16p12 ［J］. Cytogenet Cell Genet, 1999, 84（3-4）：208-210.

［19］ TSUKAGUCHI H, WEREMOWICZ S, MORTON C C, et al. Functional and molecular characterization of
the human neutral solute channel aquaporin-9 ［J］. Am J Physiol, 1999, 277（5 Pt 2）：F685-696.

［20］ KENICHI ISHIBASHI, SHIGEKI HARA, SHINTARO KONDO. Aquaporin water channels in
mammals ［J］. Clin Exp Nephrol, 2009, 13：107-117.

［21］ ISHIBASHI K. New members of mammalian aquaporins：AQP10－AQP12［J］. Handb Exp Pharmacol，2009，（190）：251-262.

［22］ VARADARAJ K, KUMARI S S, PATIL R, et al. Functional characterization of a human aquaporin 0 mutation that leads to a congenital dominant lens cataract［J］. Exp Eye Res，2008，87（1）：9-21.

［23］ YANG B, SONG Y, ZHAO D, et al. Phenotype analysis of aquaporin－8 null mice［J］. Am J Physiol Cell Physiol，2005，288（5）：C1161-1170.

［24］ MORISHITA Y, MATSUZAKI T, HARA-CHIKUMA M, et al. Disruption of aquaporin-11 produces poly-cystic kidneys following vacuolization of the proximal tubule［J］. Mol Cell Biol，2005，25：7770-7779.

［25］ OHTA E, ITOH T, NEMOTO T, et al. Pancreas-specific aquaporin 12 null mice showed increased susceptibility to caerulein-induced acute pancreatitis［J］. Am J Physiol Cell Physiol，2009，297（6）：C1368-1378.

［26］ BROWN D, KATSURA T, GUSTAFSON C E. Cellular mechanisms of aquaporin trafficking［J］. Am J Physiol，1998，275（3 Pt 2）：F328-331.

［27］ ITOH A, TSUJKAWA T, FUJIYAMA Y, et al. Enhancement of aquaporin-3 by vasoactive intestinal poly-peptide in a human colonic epithelial cell line［J］. J Gastroenterol Hepatol，2003，18（2）：203-210.

［28］ ITOH A, TSUJIKAWA T, YASUOKA T, et al. Natriuretic peptides up-regulate aquaporin 3 in a hu-man colonic epithelial cell line［J］. Int J Mol Med，2004，14（4）：621-626.

［29］ 冯璟，王俊平. 血管活性肠肽对 HT-29 细胞水通道蛋白 8 表达的影响［J］. 中国药物与临床，2011，11（1）：40-41.

［30］ 尹淑慧，赵克，丁健. Aquaporin1～9 mRNA 在成人大肠黏膜中的表达［J］. 北京师范大学学报（自然科学版），2010，46（4）：462-464.

［31］ LAFORENZA U. Water channel proteins in the gastrointestinal tract［J］. Mol Aspects Med，2012，33（5/6）：642-650.

［32］ UMBERTO LAFORENZA, GIULIA GASTALDI, Mariarosa Polimeni. Aquaporin-6 is expressed along the rat gastrointestinal tract and upregulated by feeding in the small intestine［J］. BMC Physiology，2009，9：18-30.

［33］ WANG Y, TAJKHORSHID E. Molecular mechanisms of conduction and selectivity in aquaporin water channels［J］. J Nutr，2007，137（6 Suppl 1）：1509S-1515S；discussion 1516S-1517S.

［34］ 宇永军. 水通道蛋白 AQP-1、AQP-4 与慢传输型便秘的相关性研究［D］. 河北：河北医科大学，2010.

［35］ 陈涣. 中药止泻液对鼠轮状病毒肠炎肠道水通道蛋白影响的研究［D］. 广州：广州医学院，2009.

［36］JIANG Y. Aquaporin-1 activity of plasma membrane affects HT20 colon cancer cell migration［J］. IU-BMB Life, 2009, 61（10）: 1001-1009.

［37］BIN K, SHI PENG Z. Acetazolamide inhibits aquaporin-1 expression and colon cancer xenograft tumor growth［J］. Hepatogastroenterology, 2011, 58（110-111）: 1502-1506.

［38］马骥, 林善锬. RT-PCR法检测大鼠水孔蛋白2分布及其在禁水后的变化［J］. 中华肾脏病杂志, 1996, 12（6）: 325-327.

［39］GALLARDO P, CID L P, VIO C P, et al. Aquaporin-2, a regulated water channel, is expressed in apical membranes of rat distal colon epithelium［J］. Am J Physiol Gastrointest Liver Physiol, 2001, 281（3）: G856-863.

［40］HASLER U, MORDASINI D, BENS M, et al. Long term regulation of aquaporin-2 expression in vasopressin-responsive renal collecting duct principal cells［J］. J Biol Chem, 2002, 277（12）: 10379-10386.

［41］WONG N L, TSUI J K. Upregulation of vasopressin V2 and aquaporin 2 in the inner medullary collecting duct of cardiomyopathic hamsters is attenuated by enalapril treatment［J］. Metabolism, 2002, 51（8）: 970-975.

［42］GUTTMAN J A, SAMJI F N, LI Y, et al. Aquaporins contribute to diarrhoea caused by attaching and effacing bacterial pathogens［J］. Cell Microbiol, 2007, 9（1）: 131-141.

［43］鲍军强, 李峰, 张文生. 大黄总蒽醌对大鼠远端结肠AQP2表达的调节效应［J］. 中国中药杂志, 2008, 33（14）: 1732-1735.

［44］ECHEVARRIA M, WINDHAGER E E, TATE S S, et al. Cloning and expression of AQP3, a water channel from the medullary collecting duct of rat kidney［J］. Proc Natl Acad Sci U S A, 1994, 91（23）: 10997-11001.

［45］ISHIBASHI K, SASAKI S, FUSHIMI K, et al. Molecular cloning and expression of a member of the aquaporin family with permeability to glycerol and urea in addition to water expressed at the basolateral membrane of kidney collecting duct cells［J］. Proc Natl Acad Sci U S A, 1994, 91（14）: 6269-6273.

［46］SILBERSTEIN C, KIERBEL A, AMODEO G, et al. Functional characterization and localization of AQP3 in the human colon［J］. Braz J Med Biol Res, 1999, 32（10）: 1303-1313.

［47］ALEXANDRA ZAHN, CHRISTOPH MOEHLE, THOMAS LANGMANN, et al. Aquaporin-8 expression is reduced in ileum and induced in colon of patients with ulcerative colitis［J］. World J Gastroenterol, 2007, 13（11）: 1687-1695.

［48］杨会峰, 袁维堂. 水通道蛋白3和水通道蛋白9在结肠黏膜的表达和意义［J］. 医师论坛杂志, 2007, 28（6）: 12-14.

［49］袁维堂, 杨会锋, 张志永, 等. 功能性便秘患者结肠黏膜水通道蛋白3和水通道蛋白9的表达

及意义［J］. 中华胃肠外科杂志, 2008, 11（1）: 57-60.

［50］陈更新, 邓海霞, 张梅兰, 等. 结直肠息肉水通道蛋白 3、4 的表达［J］. 世界华人消化杂志, 2012, 20（23）: 2208-2212.

［51］RAMÍREZ-LORCA R, VIZUETE M L, VENERO J L, et al. Localization of Aquaporin-3 mRNA and protein along the gastrointestinal tract of Wistar rats［J］. Pflugers Arch, 1999, 438（1）: 94-100.

［52］TSUJIKAWA T, LTOH A, FUKUNAGA T, et al. Alteration of aquaporin mRNA exression after small bowel reseetion in the rat residual ileurn and colon［J］. J Gastroenterol Hepatol, 2003, 18（7）: 803-808.

［53］JAY R THIAGARAJAH, DAN ZHAO, Verkman A S. Impaired enterocyte proliferation in aquaporin-3 deficiency in mouse models of colitis［J］. Gut, 2007, 56: 1529-1535.

［54］HARA-CHIKUMA M, VERKMAN A S. Aquaporin-3 facilitates epidermal cell migration and proliferation during wound healing［J］. J Mol Med, 2008, 86（2）: 221-231.

［55］IKARASHI N, USHIKI T, MOCHIZUKI T, et al. Effects of magnesium sulphate administration on aquaporin 3 in rat gastrointestinal tract［J］. Biol Pharm Bull, 2011, 34（2）: 238-242.

［56］智会. 水通道蛋白 3、4、8 在大鼠慢传输便秘模型结肠黏膜中的表达［D］. 郑州: 郑州大学, 2011.

［57］李姿慧. 健脾化湿法对脾虚湿困型溃疡水通道蛋白 3、4 表达的影响及机制研究［D］. 北京: 北京中医药大学, 2012.

［58］滕超, 许惠娟, 刘慧慧, 等. 痛泻要方及拆方对腹泻型肠易激综合征模型大鼠结肠组织水通道蛋白 3 表达的影响［J］. 中国中西医结合消化杂志, 2011, 19（5）: 290-294.

［59］IKARASHI N, KON R, ILIZASA T, et al. Inhibition of aquaporin-3 water channel in the colon induces diarrhea［J］. Biol Pharm Bull, 2012, 35（6）: 957-962.

［60］IKARASHI N, BABA K, USHIKI T, et al. The laxative effect of bisacodyl is attributable to decreased aquaporin-3 expression in the colon induced by increased PGE2 secretion from macrophages［J］. Am J Physiol Gastrointest Liver Physiol, 2011, 301（5）: G887-895.

［61］IKARASHI N, MOCHIDUKI T, TAKASAKI A, et al. A mechanism by which the osmotic laxative magnesium sulphate increases the intestinal aquaporin 3 expression in HT-29 cells［J］. Life Sci, 2011, 17; 88（3-4）: 194-200.

［62］ZHANG W, XU Y, CHEN Z, et al. Knockdown of aquaporin 3 is involved in intestinal barrier integrity impairment［J］. FEBS Lett, 2011, 585（19）: 3113-3119.

［63］李昂, 方育, 李嘉, 等. 表皮生长因子调节水通道蛋白 3 表达对结肠癌细胞迁移能力的影响［J］. 现代肿瘤医学, 2012, 20（8）: 1557-1560.

［64］TRIGUEROS-MOTOS L, PÉREZ-TORRAS S, CASADO F J, et al. Aquaporin 3（AQP3）participates in the cytotoxic response to nucleoside-derived drugs [J]. BMC Cancer, 2012, 12 (1): 434.

[65] HASEGAWA H, MA T, SKACH W, et al. Molecular cloning of a mercurial-insensitive water channel expressed in selected water-transporting tissues [J]. J Biol Chem, 1994, 269 (8): 5497-5500.

[66] BORGNIA M, NIELSEN S, ENGEL A, et al. Cellular and molecular biology of the aquaporin water channels [J]. Annu Rev Biochem, 1999, 68: 425-458.

[67] MOE SE, SORBO J G, SOGAARD R, et al. New isoforms of rat Aquaporin-4 [J]. Genomics, 2008, 91 (4): 367-377.

[68] HARDIN J A, WALLACE L E, WONG J F, et al. Aquaporin expression is downregulated in a murine model of colitis and in patients with ulcerative colitis, Crohn's disease and infectious colitis [J]. Cell Tissue Res, 2004, 318 (2): 313-323.

[69] MOBASHERI A, MARPLES D, YOUNG I S, et al. Distribution of the AQP4 water channel in normal human tissues: protein and tissue microarrays reveal expression in several new anatomical locations, including the prostate gland and seminal vesicles [J]. Channels (Austin), 2007, 1 (1): 29-38.

[70] 王笑军, 袁维堂, 宋军民, 等. 水通道蛋白4在慢传输型便秘患者结肠黏膜的表达和意义 [J]. 2010, 13 (6): 445-447.

[71] FRIGERI A, GROPPER M A, TURCK CW, et al. Immunolocalization of the mercurial-insensitive water channel and glycerol intrinsic protein in epithelial cell plasma membranes [J]. Proc Natl Acad Sci USA, 1995, 92: 4328-4331.

[72] KOYAMA Y, YAMAMOTO T, TANI T, et al. Expression and localization of aquaporins in rat gastrointestinal tract [J]. Am J Physiol, 1999, 276 (3 Pt 1): C621-627.

[73] WANG K S, MA T, FILIZ F, et al. Colon water transport in transgenic mice lacking aquaporin-4 water channels [J]. Am J Physiol Gastrointest Liver Physiol, 2000, 279 (2): G463-470.

[74] 汪泳, 张方信, 令晓玲, 等. 大鼠结肠中水通道蛋白4的表达与分布 [J]. 第四军医大学学报, 2004, 25 (2): 142-143.

[75] Thi M M, Spray D C, MENACHEM HANANI. Aquaporin-4 Water Channels in Enteric Neurons [J]. J Neurosci Res, 2008, 86 (2): 448-456.

[76] 王晓玲, 王俊平. 腹泻大鼠结肠水通道蛋白4表达与分布的研究 [J]. 山西医药杂志, 2007, 36 (12): 1079-1081.

[77] YAMAMOTO T, KURAMOTO H, KADOWAKI M. Downregulation in aquaporin 4 and aquaporin 8 expression of the colon associated with the induction of allergic diarrhea in a mouse model of food allergy [J]. Life Sci, 2007, 20; 81 (2): 115-120.

[78] 张文生, 李锋, 鲍军强, 等. 大黄蒽醌衍生物对大鼠结肠及LoVo细胞水通道蛋白4表达的调节

效应［J］. 中国中西医结合杂志, 2008, 28 (9): 818-823.

［79］ 李立胜, 王俊平. 洛哌丁胺对腹泻模型大鼠结肠水通道蛋白 4 表达的影响［J］. 胃肠病学和肝病学杂志, 2009, 18 (1): 57-59.

［80］ 张永国. 小檗碱治疗腹泻的分子机制研究［D］. 西安: 第四军医大学, 2009.

［81］ 胡瑞, 张桐茂, 唐方. 胃肠安丸对肠易激综合征大鼠消化酶、水通道蛋白的影响［J］. 中国中医药杂志, 2010, 335 (21): 2899-2903.

［82］ 陈更新, 邓海霞, 张梅兰, 等. 结直肠息肉水通道蛋白 3-4 的表达［J］. 世界华人消化杂志, 2012, 20 (23): 2208-2212.

［83］ 桂治府, 邓龙颖, 王建平, 等. 水通道蛋白 4 对结肠癌细胞迁移能力的影响［J］. 南京医科大学学报 (自然科学版), 2012, 32 (3): 315-319.

［84］ 张玉, 罗和生. 胃泌素对结肠癌细胞株 HT-29 水通道蛋白 4 表达的影响［J］. 世界华人消化杂志, 2009, 17 (12): 1234-1237.

［85］ RAINA S, PRESTON G M, GUGGINO W B, et al. Molecular cloning and characterization of an aquaporin cDNA from salivary, lacrimal, and respiratory tissues［J］. J Biol Chem, 1995, 270 (4): 1908-1912.

［86］ TOWNE J E, KRANE C M, BACHURSKI C J, et al. Tumor necrosis factor-alpha inhibits aquaporin 5 expression in mouse lung epithelial cells［J］. J Biol Chem, 200, 276: 18657-18664.

［87］ KANG S K, CHAE Y K, WOO J, et al. Role of human aquaporin 5 in colorectal carcinogenesis［J］. Am J Pathol, 2008, 173 (2): 518-525.

［88］ WANG W, LI Q, YANG T, et al. Expression of AQP5 and AQP8 in human colorectal carcinoma and their clinical significance［J］. World J Surg Oncol, 2012, 13; 10: 242.

［89］ ISHIBASHI K, KUWAHARA M, GU Y, et al. Cloning and functional expression of a new water channel abundantly expressed in the testis permeable to water, glycerol, and urea［J］. Biol Chem, 1997, 15; 272 (33): 20782-20786.

［90］ LAFORENZA U, GASTALDI G, GRAZIOLI M, et al. Expression and immunolocalization of aquaporin-7 in rat gastrointestinal tract［J］. Biol Cell, 2005, 97 (8): 605-613.

［91］ ISHIBASHI K, KUWAHARA M, KAGEYAMA Y, et al. Cloning and functional expression of a second new aquaporin abundantly expressed in testis［J］. Biochem Biophys Res Commun, 1997, 28; 237 (3): 714-718.

［92］ KOYAMA Y, YAMAMOTO T, KONDO D, et al. Molecular cloning of a new aquaporin from rat pancreas and liver［J］. J Biol Chem, 1997, 28; 272 (48): 30329-30333.

［93］ MA T, YANG B, VERKMAN A S. Cloning of a novel water and urea-permeable aquaporin from mouse expressed strongly in colon, placenta, liver, and heart［J］. Biochem Biophys Res Commun,

1997，17；240（2）：324-328.

[94] KOYAMA N, ISHIBASHI K, KUWAHARA M, et al. Cloning and functional expression of human aquaporin8 cDNA and analysis of its gene［J］. Genomics，1998，54（1）：169-172.

[95] FISCHER H, STENLING R, RUBIO C, et al. Differential expression of aquaporin 8 in human colonic epithelial cells and colorectal tumors［J］. BMC Physiol，2001，1（1）：231.

[96] 赵志忠，王俊平，刘俊. 肠易激综合征患者结肠黏膜 AQP8 的表达［J］. 胃肠病学和肝病学杂志，2010，19（11）：1029-1031.

[97] WANG JUN-PING, HOU XIAO-HUA. Expression of aquaporin 8 in colonic epithelium with diarrhoea-predominant irritable bowel syndrome［J］. Chinese Medical Journal，2007，120（4）：313-316.

[98] LIU JUN, TIAN DE-AN, WANG JUN-PING, et al. Expression of aquaporin 8 and its relationship with melanosis coli［J］. Chinese Medical Journal，2011，124（19）：3061-3065.

[99] LAFORENZA U, COVA E, GASTALDI G, et al. Aquaporin-8 is involved in water transport in isolated superficial colonocytes from rat proximal colon［J］. J Nutr，2005 ，135（10）：2329-2336.

[100] 王晓玲，王俊平. 腹泻大鼠结肠水通道蛋白 8 表达的研究［J］. 中国药物与临床，2008，8（4）：295-297.

[101] 王德山，张宇，王哲，等. 脾虚模型大鼠结肠上皮细胞水通道蛋白 8 表达变化［J］. 中国中西医结合消化杂志，2008，16（2）：71-73.

[102] 许惠娟，刘慧慧，滕超，等. 痛泻要方对腹泻型肠易激综合征模型大鼠结肠水通道蛋白 8 表达影响的机制研究［J］. 中国实验方剂学杂志，2012，18（6）：141-144.

[103] TE VELDE A A, PRONK I, DE KORT F, et al. Glutathione peroxidase 2 and aquaporin 8 as new markers for colonic inflammation in experimental colitis and inflammatory bowel diseases：an important role for H_2O_2?［J］. Eur J Gastroenterol Hepatol，2008，20（6）：555-560.

[104] ISHIBASHI K, KUWAHARA M, GU Y, et al. Cloning and functional expression of a new aquaporin（AQP9）abundantly expressed in the peripheral leukocytes permeable to water and urea, but not to glycerol［J］. Biochem Biophys Res Commun，1998，244（1）：268-274.

[105] 杨会锋，袁维堂. 水通道蛋白 3 和水通道蛋白 9 在结肠黏膜的表达及意义［J］. 医药论坛杂志，2007，28（6）：12-14.

[106] OKADA S, MISAKA T, MATSUMOTO I, et al. Aquaporin-9 is expressed in a mucus-secreting goblet cell subset in the small intestine［J］. FEBS Lett，2003，540（1-3）：157-62.

[107] 尚锦秀，叶映，王彬彬. 痔术后便秘并发症举隅［J］. 中国肛肠病研究心得集，2011，631-632.

[108] 中华医学会外科学分会结直肠肛门外科学组. 痔临床诊治指南（2006 版）［J］. 中华胃肠外科杂志，2006，（9），5：461-463.

[109] LEWIS S J, HEATON K W. Stool form scale as a useful guide to intestinal transit time [J]. Scand J Gastroenterol, 1997, 32 (9): 920-924.

[110] HJERMSTAD M J, FAYERS P M, HAUGEN D F, et al. Studies comparing Numerical Rating Scales, Verbal Rating Scales, and Visual Analogue Scales for assessment of pain intensity in adults: a systematic literature review [J]. Pain Symptom Manage, 2011, 41 (6): 1073-1093.

[111] 《中药、天然药物急性毒性试验技术指导原则》课题研究组. 中药、天然药物急性毒性研究技术指导原则 (2005) [D]. 南昌: 江西中医学院, 2005.

[112] 郑倩. 便秘动物模型的研究进展 [J]. 临床消化病杂志, 2012, 24 (3): 189-191.

[113] WINTOLA O A, Sunmonu T O, Afolayan A J. The effect of Aloe ferox Mill in the treatment of loperamide-induced constipation in Wistar rats [J]. BMC Gastroenterol, 2010, 10: 95.

[114] 王朝晖, 赵延红, 肖美芳. 大鼠便秘模型制作的初步实验研究 [J]. 现代中医药, 2004, 3: 53-54.

[115] 黄继汉, 黄晓晖, 陈志扬, 等. 药理试验中动物间和动物与人体间的等效剂量换算 [J]. 中国临床药理学与治疗学, 2004, 9 (9): 1069-1072.

[116] 赵冰峰. 便秘的诊疗进展 [J]. 中国民康医学, 2011, 23 (14): 1804-5.

[117] LIU L W. Chronic constipation: current treatment options [J]. Can J Gastroenterol, 2011, 25 Suppl B: 22B-28B.

[118] 蒲香蓉, 武士锋, 杨洪涛. 中医药治疗便秘的研究近况 [J]. 长春中医药大学学报, 2012, 28 (3): 565-7.

[119] 曾群, 赵果毅. 舒通胶囊对燥结型便秘通便功能的研究 [J]. 中国实验方剂学杂志, 2010, 16 (18): 139-41.

[120] 陈娟, 阎纳新. 麻仁润肠丸与果导片治疗老年人便秘的疗效比较 [J]. 中国实验方剂学杂志, 2010, 16 (5): 250.

[121] 李琰, 毛旭明, 周阿高. 中医药辨证治疗功能性便秘疗效的荟萃分析 [J]. 中国实验方剂学杂志, 2010, 16 (13): 207-9.

[122] 刘红春. 不同剂量白术治疗肛肠病术后便秘的临床观察 [J]. 中药现代药物应用, 2009, 3 (5): 101-102.

[123] 闫远杰, 曲建辉, 徐慧岩. 非比麸防治肛肠疾病术后便秘临床疗效观察 [J]. 中华中医药学刊, 2007, 25 (增刊): 257-259.

[124] 王彬彬, 胡良胜, 尚锦绣. 通腑合剂防治环状混合痔术后便秘的临床观察 [J]. 湖北中医杂志, 2011, 33 (11): 39-40.

[125] 甄攀. 郁李仁中苦杏仁甙的 HPLC 分析 [J]. 张家口医学院学报, 2002, 19 (5): 13-14.

［126］秦克力，杨金丹，孙淑艳. 从桃仁的毒性看有毒中药的临床应用［J］. 光明中医，2011，26（9）：1925-1926.

［127］SHIMOTOYODOME A，MEGURO S，HASE T，et al. Sulfated polysaccharides，but not cellulose，increase colonic mucus in rats with loperamide-induced constipation［J］. Dig Dis Sci，2001，46（7）：1482-1489.

［128］刘海峰，何俊堂，汪兴伟，等. 大鼠慢传输型便秘模型的建立及其结肠肌电变化检测［J］. 武警医学，2004，15（12）：887-891.

［129］刘昳，叶峰，王锐，等. 枳实及其含药血清对慢传输性便秘大鼠离体肠平滑肌条的作用［J］. 北京中医药大学学报，2010，33（6）：402-405.

［130］巫全胜，吴曙光，赵菊花. 大鼠药物依赖性便秘模型的制作［J］. 实验动物科学，2007，24（4）：70-72.

［131］彭志辉，陈立峰. 麻仁胶囊对燥结型便秘小鼠排便功能的影响［J］. 中医药导报，2005，11（5）：73-74.

［132］鄢顺琴. 动物（小鼠）便秘模型的复制及其治疗效果［J］. 中药通报，1988，13（8）：43-45.

［133］王岚，彭成. 便秘动物模型的研究进展［J］. 广州中医药大学学报，2007，24（2）：174-176.

［134］邹颖，郑学宝，戴世学. 小鼠脾虚便秘模型的建立［J］. 北京中医药，2009，28（1）：60-62.

［135］王岚，彭成. 附子大黄配伍对阳虚便秘动物的治疗作用及其机制研究［J］. 中国中西医结合消化杂志，2006，14（2）：82-85.

［136］赵文树，陆金根，曹永清. 推拿干预对便秘模型大鼠c-kit蛋白表达的影响［J］. 时珍国医国药，2008，19（8）：1939-1940.

［137］吴先哲. 采用直肠部分缩窄法构建出口梗阻性便秘动物模型的研究［J］. 结直肠肛门外科，2008，14（4）：223-226.

［138］中华中医药学会. 便秘诊疗指南［J］. 中国中医药现代远程教育，2011，9（17）：126-127.

［139］中华中医药学会. 功能性便秘诊疗指南［J］. 中国中医药现代远程教育，2011，9（17）：127-128.

［140］隋楠，田振国. 助阳通便汤治疗慢性功能性便秘临床观察［J］. 辽宁中医药大学学报，2112，14（6）：180-181.

［141］WU D Z，ZHOU J Y，WANG X H，et al. Traditional Chinese formula，lubricating gut pill，stimulates cAMP-dependent CI（-）secretion across rat distal colonic mucosa［J］. Journal of Ethnopharmacology，2011，134（2）：406-13.

［142］WU D，WANG X，ZHOU J，et al. Traditional Chinese formula，lubricating gut pill，improves loperamide-induced rat constipation involved in enhance of Cl- secretion across distal colonic epithelium［J］. J Ethnopharmacol，2010，130（2）：347-353.

[143] LEE H Y, KIM J H, JEUNG H W, et al. Effects of Ficus carica paste on loperamide-induced constipation in rats [J]. Food Chem Toxicol, 2012, 50 (3-4)：895-902.

[144] KAKINO M, TAZAWA S, MARUYAMA H, et al. Laxative effects of agarwood on low-fiber diet-induced constipation in rats [J]. BMC Complement Altern Med, 2010, 10：68.

[145] 张理宾，李彦平，涂婵. 急性疼痛前列腺素与 VAS 疼痛评分的相关性研究 [J]. 九江医学，2007，22 (4)：11-12.

[146] KROIN J S, BUVANENDRAN A, WATTS D E, et al. Upregulation of cerebrospinal fluid and peripheral prostaglandin E2 in a rat postoperative pain model [J]. Anesth Analg, 2006, 103 (2)：334-343.

[147] KAWABATA A. Prostaglandin E2 and Pain—An Update [J]. Biol Pharm Bull, 2011, 34 (8)：1170-1173.

[148] 鲁春梅，张春森，姜立勇. 延胡索化学成分及药理作用研究进展 [J]. 中国现代药物应用，2011，5 (15)：126-127.

[149] 王红，田明，王淼，等. 延胡索现代药理及临床研究进展 [J]. 中医药学报，2011，38 (6)：108-111.

[150] SHAH V, LYFORD G, GORES G, et al. Nitric oxide in gastrointestinal health and disease [J]. Gastroenterology, 2004, 126 (3)：903-913.

[151] 金纯，李霞，金可可. 葛仙汤对溃疡性结肠炎大鼠结肠 TNF-α 和 iNOS 表达的干预作用 [J]. 医学研究杂志，2012，41 (9)：116-118.

[152] 彭双勤，龚红萍，余上斌，等. NO 对小鼠结肠平滑肌自主收缩活动的影响及其机制 [J]. 世界华人消化杂志，2008，16 (20)：2239-2243.

[153] 谭丽，谭至柔，黄雪，等. 不同类型一氧化氮合酶在慢传输型便秘大鼠结肠中的表达 [J]. 胃肠病学和肝病学杂志，2011，20 (1)：64-66.

[154] 赵士彭，桂林，卞红磊，等. 便秘大鼠肠壁内一氧化氮合酶表达和肠嗜铬细胞改变的可复性研究 [J]. 结直肠肛门外科，2008，14 (1)：21-24.

[155] 蒋筱. 降脂通便颗粒治疗小鼠便秘的疗效及对血中肽类神经递质、一氧化氮水平的影响 [J]. 中国老年学杂志，2012，32：1626-1627.

[156] VAHEDIAN M, NBAVIZADEH F, VAHEDIAN J, et al. Lead Exposure Changes Gastric Motility in Rats：Role of Nitric Oxide (NO) [J]. Archives Of Iranian Medicine, 2011, 14 (4)：1029-2977.

[157] FAN Y H, XU G P, FENG W. Effects of zhizhu tongbian decoction on the colon ink propelling rate, GDNF, and NOS mRNA expression in rats with slow transit constipation [J]. Zhongguo Zhong Xi Yi Jie He Za Zhi, 2012, 32 (4)：486-489.

田振国导师辨治老年慢传输型便秘经验及发挥

（辽宁中医药大学 2015 届博士研究生 辛世勇）

老年慢传输型便秘是原发性便秘，是因为结肠的蠕动功能减弱导致粪便在结肠内传输缓慢而引起排大便困难，临床症状特点为排便困难、腹胀、腹痛、便意下降，便质干燥，便次减少，便时延长为主要症状特点，实验室检查，排除结肠、直肠无器质性病变，排除出口梗阻型便秘。在临床上属于常见的疾病，发病率越来越高，病因复杂，病程长，治疗棘手，为心脑血管疾病、结肠癌等病的诱发因素，严重影响老年人生活质量，随着人口的老龄化，本病逐渐发展成为一个社会问题。

田振国导师是第五批全国老中医药专家，学术经验继承工作的指导老师。30余载耕耘杏林，博采众长，不拘法门，勤求古训，汇通中西，勤于临床，传承育人。笔者有幸随诊左右，受益颇丰，现汇总众位弟子的心得，结合个人在学习中所得的启发和发挥。

1. 病因病机

老年慢传输型便秘证属于中医的虚秘，与老年人脏腑、气血津液虚弱，功能失调密切相关，本病的病位在大肠而非出口梗阻型便秘的病位在肛门。因此在下面的论述中仅以老年慢传输型便秘，病位在大肠的病症特点予以论述。《素问·灵兰秘典论》中描述大肠为传导之官，变化出焉。就是说大肠把经小肠泌别清浊后，剩下来的食物残渣，通过再次的吸收，吸收掉了多余水分，剩余部分形成粪便，通过大肠的传化糟粕功能排出体外。可以说早在《内经》成书时代，就确切提出大肠的生理功能是对糟粕的暂时储存和及时排出。

田振国导师论述大肠的主要生理功能包括主津液功能和传化糟粕功能。水谷食物通过脾胃的腐熟运化功能，小肠的分清泌浊功能，分为清浊两部分，清者被重新吸收，浊者被下传到大肠，成为粪便，被排出体外。本病病位在大肠，大肠属于六腑，《素问·五脏别论》描述说六腑传化物而不藏，故实但不能满。说明六腑之一的大肠同样有实而不满、泄而不藏的特征。本病发病者为老年患者，其年老体质虚弱，脏腑气血津液亏虚，功能减弱，以虚证为主，虚实夹杂，引起腑气不通，大肠满而不通，即糟粕不下，就形成了老年慢传输型便秘。《内经》中有关于"大便难""便不利"等许多记载，《伤寒论》中有"阳结"和"阴结""脾约"和"热秘""湿秘"和"寒秘""气秘"和"风秘""热燥"和"风燥"等这样很多的描述。金元时代，张洁古在临症中则率先把便秘分类为实秘、虚秘两种。《济生方·大便》中提出风秘、气秘、湿秘、寒秘、热秘 5 种大便秘结病症的总称。

田振国导师认为，老年慢传输型便秘是大肠的生理功能异常，同时又与肝、脾、肺、肾等其他脏腑的功能变化密切相关，主要从"虚""瘀""湿（痰）"的角度论述人体必须在保持各个脏腑与大肠协调平衡，这样才能使大肠的濡润功能良好，气机调畅，动力充足，从而发挥正其常的传导功能。《诸病源候论》中描述说，大便不通，是由于三焦五脏不和，脾胃又热气偏胜，造成津液的竭燥，使糟粕内结在大肠内，壅塞不通就造成了便秘。在《诸病源候论·大便难候》中，是这样描述的，大便难，是因为五脏、三焦不调和，造成了人体的阴阳虚实有了偏差，产生冷热变化，继而形成大便难。

1.1 从肺以"虚""湿（痰）"论关于大肠的生理、病理及与便秘的关系

"肺与大肠相表里"起源于《内经》，田振国教授探求古训结合临床，在实践中不断丰富肺与大肠中的内涵，归纳起来主要从经络的络属，气血津液代谢和气机升降这 3 个方面进行阐述。

1.1.1 肺和大肠经络上相互络属：肺和大肠的五行属金，二脏同气相求，其脏腑表里关系是通过经络的相互络属建立起来的。肺为五脏之一，属阴主内，手太阴肺经所走行于手之内侧，大肠为六腑之一，属阳主外，手阳明大肠经走行于手之外侧，在《灵枢》中描述：手太阴肺经，由中焦起，向下络属大肠，同时在还走行在胃的贲门口，在膈肌上部位属于肺脏，手阳明大肠经，从手大指次指的指尖开始，顺着指的手背面，从合谷穴位的两骨之间传出，向上过两筋，再顺着下臂的外侧的上廉，进入肘部的外廉，再向上走行上臂的外前廉，走到肩部，再顺着肩骨的前廉，向上到柱骨处，向下通过缺盆络属到肺脏，再通过膈肌向下，归属大肠。从经络的走行规律上说明大肠与肺通过手阳明大肠经和手太阴肺经相互络属，互为表里，在体内有了直接联系，为二者在生理和病理上所存在的关联性提供了依据。

1.1.2 从肺气"虚"与大肠论气虚便秘：田振国导师认为肺气与大肠排便功

能的关系密切，尤其是老年人慢传输型便秘患者，多久咳喘，久咳喘则肺气虚。所以先从肺气虚来论述与大肠气机及排便功能的关系。肺与大肠的藏象学说，就象而言，即在解剖位置上，这两者在五脏六腑之中，一个居于的位置最高，肺居上焦，贵为华盖，通于鼻；一个处于的位置最低，大肠在下焦，通于魄门，升降应为二者的常态。

肺主气、司呼吸，调节一身之气，在气的生成和输布中，肺和大肠都起到了重要的作用，肺通过主宣发、朝百脉的功能，吸入了自然界的清气，与通过脾胃化生的水谷精气相结合，将水谷经脾胃运化后的精微物质布散到全身，在肺内形成宗气，积聚在胸中，根据其特点和功能，分营气和卫气。部分宗气向下布散到大肠，使得肠道能够正常的受到濡润和滋养，保证大肠发挥正常的通降功能，帮助大便易于排出大便。

肺气虚，宗气不足，肠道得不到宗气濡养，大肠就无力再推运肠腔内糟粕排出体外，而产生了便秘，此为肺气虚便秘，多由年老体弱，久咳、久病耗伤肺气，水谷精微不能上荣，肺气不足所致。临床上症见咳喘无力，气短，动则益甚，痰液清稀，声音低怯，神疲体倦，面色㿠白，畏风自汗等症及大便努责不下，频频如厕，便后汗出气喘等，多兼见脾虚、肾虚。治当用塞因塞用之法，补肺降气，以助大肠传导之功，方能收效显著。

1.1.3　从肺"虚"失宣降与大肠升降失常论气滞便秘：肺主宣发和肃降，通过经脉络属，使肺与大肠构成表里关系。肺通过吸入大自然之清气，大肠排出饮食水谷的浊气，如此一出一入就完成了人体吐故纳新。《医经精义·脏腑之官》中描述："大肠之所以能传导糟粕，是大肠与肺相互表里，肺气继而能下达到大肠，大肠就能发挥传导功能。"肺有宣发、肃降功能，主一身之气，升降出入方能有序，肺把从脾胃升清来的水谷精微之气通过肺主宣发功能，输布于全身，营养大肠，大肠得肺气之推动之力、肺津下达，润泽大肠，使之能正常地传导糟粕。

大肠和肺两者都是沟通人与自然界、调控人体气机升、降、出、入的脏器。大肠属六腑之一，具有以通为用、以降为顺的特质，故贵在能够正常的通降，肺之肃降和大肠之通降是相辅相成的，相互影响，当肺气清肃下降，大肠的气机也随之而降，肠腔内糟粕随气下行，排出体外。反之，大肠正常传导糟粕，肺气才得保证正常肃降。故而有因肺气郁闭导致大肠不能承肺气下行，枢机不转，则气机升降失常，无气推运，致糟粕滞留肠道即生便秘。临床上常见咳嗽、气喘，甚至胸闷气逆，张口抬肩，喘息不得平卧，在下则腹胀、大便干结如羊屎，舌质淡红、苔薄黄、脉弦细。

在病理上大肠与肺同样同气相求，肺虚宣降失常，肠道自然也气机不畅，大肠气滞，使糟粕内停，不能下行而便秘。反之大肠热结而致大便秘结，腑气壅塞，又反过来影响肺，肺"虚"而不能正常宣发肃降而致咳嗽喘满。因此在治疗因肺失宣降所致气滞型便秘上，故当使肺气通畅，则可间接疏通肠胃，此属"欲降先升"，《内经》"病在下取之上"以及"提壶揭盖"之法。

1.1.4 从肺以"湿（痰）"大肠津液的上下贯通论痰湿便秘：肺脏在水液代谢上的表现非常重要，肺为华盖，居上焦，在五脏六腑中位置最高，肺性喜润恶燥，乃为娇脏，参与调节全身的水液代谢，故称"肺为水之上源"。肺主行水的功能体现水液代谢方面，又称"通调水道"，是肺气通过宣发肃降的作用来调节和推动人体全体的水液在周身的运行、输布和排泄。一方面是通过肺气的宣发作用，将脾运化后，传输来的水谷精微的轻清部分和津液，通过肺脏向外布散，上至头面诸窍，外达皮毛肌腠，以濡养人体的全身各处；再通过肺脏宣发卫气的作用下，向外则达于周身皮毛处，调节了周身腠理的开合功能，将代谢后的津液转化为汗，排出体外；另外将脏腑代谢后出现的污浊之浊液，通过三焦向下传输到肾、膀胱和大肠，形成尿液排出或随粪便一起排泄出体外，肺脏如此完成了津液的新陈代谢。

肺为储痰之器，肺主行水的功能失调，会产生"痰""饮"等病理产物，痰湿阻肺，水阻于上，上窍闭塞，肺热不得发越，热移大肠，下窍闭塞，痰热不得下出而内闭，津液不能下达见大便秘结，湿（痰）阻肺导致肺气不宣，气阻于上而壅实，大肠腑气不通于下，痰湿和粪便在肠内纠结不清所成闭阻便秘。常见于老年肺胀之人，症有胸部膨满，胀闷喘咳，面唇发绀，心慌烦躁，下肢水肿，尿少，大便半月不解。此当宣肺降气调肺虚，涤痰利水以通腑实。

1.1.5 从肺与大肠相互为用，以津液"虚"论阴虚便秘：大肠吸收水液，参与体内的水液代谢，即是"大肠主津"，首先体现在解剖和生理功能上，大肠通过阑门与小肠相连通，收纳了小肠气化后留下的水谷残渣及剩余水分，其中的部分水液被大肠重吸收，剩下的水液与水谷之残渣糟粕形成粪便而排出体外，即是所谓的"燥化"作用。大肠则是将水谷被运化后成为糟粕的部分，暂时的储存后，再适时地排出体外。大肠是传道之官，变化出焉。就是指传导饮食水谷之糟粕。肺和大肠相互间也完成了水液代谢和转化，肺主行水，通调水道，调节着人体的水液代谢，维持着水液平衡。既不会使大肠津亏，过于干燥，也不会使大肠水液过多，保证大肠"燥化"功能得以完成。当肺气能够正常肃降，大肠能够正常地传导，才能排便正常。大肠排便正常反过来又利于肺正常的宣降，布散精微物质到全身。肺与大肠同是与大自然完成水液的代谢，在参与水液代谢的过程中，肺和大肠两者体现了极相似的特点，两者都收纳脾胃运化吸收来的水谷精微之气继而又输布全身，同时将剩余的水液或形成汗液或者或参与形成粪便排出体外。可见二脏是共同完成了体内的水液的输布和排泄，实现了水液在人体与大自然之间的转化。

在病理方面，肺失宣发肃降，肺主行水功能失调，轻清部分无以向上向外布散，不能上至头面诸窍，也不能外达皮毛肌腠以濡养之，也不能将代谢后较稠厚部分，向内向下输送以导致皮毛干枯、大肠津亏失润等症状，液布受阻，上窍闭则下窍不通，津液不能正常输布下达，肠道肛门不得濡润，大肠如河道，河道中河水充沛适度，舟船自然顺利前行。肠道干枯，大便干燥而壅塞肠道，河道干涸，舟船必然停滞不前，也就是"无水行舟"之意，即可见津枯便秘。若肺之燥热下移大肠，燔灼津液，大肠热盛，燥屎内结，更加重便秘。或肺脏受风，风传大肠，久之大肠津液因风而燥，同样"无水行舟"之意，全身津液都是周转输布的，既然大肠、肺脏干燥，全身皮肤、肌肉、筋膜因此缺乏津液的濡养而皮肤起皱皲裂，筋脉伸展不得力，爪甲枯槁，致夜寒热发作等阴虚便秘、风秘的特点。

田振国教授在论述肺和大肠之间关系的内涵，主要是通过表述其在经络方面的相互络属，在气机升降方面、关于津液的代谢以及水谷布散方面，二者各自的功能体现和相辅相成的关系，体现了在生理功能上的相互配合、病理上的相互影响。治疗时候应滋阴养血、祛风润燥并润肠通便。

1.2　从脾以"虚""湿（痰）"论与大肠生理、病理的关系

田振国教授认为，脾为后天之本，气血生化之源，脾与大肠排便的相关联系主要体现在脾虚后，气血运化不足，脾胃的升清降浊功升降失司和脾虚生痰方面。脾胃五行属土，大肠五行属金，土生金，土为金之母，所以说脾胃功能为大肠功能作用的根本所在。

1.2.1　从脾以气血"虚"论与大肠气虚秘和血虚秘：脾胃后天之本，气血生

化之源，气血是人体内极精微的、构成人体的物质基础，维持了人体生命，推动和调控着人体的新陈代谢。作为构成大肠的物质基础，气的推动、气化和温煦作用也保证了大肠的正常传导功能，如若气虚，就会导致大肠动力不足，从而使肠道内糟粕无力排出，故排便时候虚坐努挣而便秘。所以说脏腑气虚是造成便秘发病的重要因素。血作为构成人体的基本物质，维持着人体正常生命活动，周行全身脉络，内至脏腑，外达筋骨皮肉，滋养全身各个组织脏腑。大肠如得到血液的充分濡养，大肠内糟粕就可以顺利排出。《症因脉治·大便秘结论》云："年高阴耗，血燥津竭，则大便干而秘结。"但如老年病患，多见血虚津枯，不能濡润大肠，糟粕不能排出体外，即无水行舟之意。人体的五脏六腑亦是通过血来调控大肠的排便功能，心主血脉；肺朝百脉，辅心行血；所以说老年慢传输型便秘的患者（尤其是老年女性患者）病因多为血虚。气血虚弱所造成的便秘，脾虚是主要原因，临床上气虚便秘可见脾虚纳差，气虚下陷，里急后重等症。血虚便秘则多见大便燥结、滞塞难出甚至如羊屎，兼见面唇淡、心悸健忘、头晕乏力等症状。

田振国教授指出，若老年人出现慢传输型便秘时，多呈现年老体弱、脾气虚弱的症状，故在临床上应当采用健脾益气，养血润肠，并在补气药中稍加温阳，取少火生气的理论，往往效果明显。但温阳药不可量大，否则就是壮火食气，久用加重会气血虚弱，甚至阳虚。其目的是使脾气充沛，肠道鼓舞有力，肠腔润泽，才能大肠通调。

1.2.2　从脾"虚"以气机升降失常与大肠论气郁便秘：《素问·玉机真脏论》中有如下描述："脾不足，可令人九窍不通。"脾胃位于中焦，总司气机的升降出入，通连上下的枢纽。脾气的升清降浊功能调控大肠排便，水谷通过食道进入胃以后，经过脾胃的化生作用，把水谷化生为两部分，其精微物质随脾气升清而转输至心肺，又通过心肺化生为气血，再输布全身，成为人体生命功能活动的物质基础。水谷及其糟粕跟随胃气通降功能，下行到大肠，再通过大肠传导糟粕的功能，被传出体外，形成大便。本为脾虚，因虚而滞，脾虚大肠传导无力，肠腑气滞不通，通降失常导致糟粕内停。而糟粕之毒内停不下，壅塞肠腑，加重气滞腹胀，饮食不入加重脾虚，又因饮食过于精细，加上少动，更易便秘。

若老年人出现慢传输型便秘时，多呈现年老体弱、脾气虚弱的症状，健运失常，推动无力，胃、肠道等气机阻滞，流通不畅。常见表现有胃脘部疼痛或痞塞胀满，食后饱胀或腹胀加重，纳呆易饱，嗳气返酸，倦怠乏力，大便溏薄或不畅，或便干难下，舌质淡苔薄白，脉细弱。此气滞需与肝郁脾虚气滞鉴别，后者以情志抑郁、胁肋胀痛、大便不爽，或便结难下等为主要表现，兼有胸胁胀痛，情志抑郁、善太息，急躁易怒，纳少腹胀，舌苔白，脉弦。脾虚失建运，故治当健脾行气，而非疏肝。

1.2.3 从脾"虚"湿盛论化痰化热与大肠：老年慢传输型便秘患者，临症见年老患者，形体丰腴，饮食不节，嗜食油腻，或静多动少，血脂高、血压高、血糖高等。田振国教授指出，此类患者年老脾胃虚弱，肥胖痰多，脾为生痰之源，水湿不能正常运化而储积在体内，日久化痰，痰遏阻气机，或痰湿化热，湿热胶结，阻遏腑气。可以产生痰浊、瘀血，痰浊、瘀血以及痰瘀互结，临床上见患者，大便时便秘不爽，欲便难解，甚至在排便后有里急后重，腹胀心烦，坐卧不安这些征象。盖痰为阴邪，攻伐滋补，治不对症，甚者加重，便秘更会久延不愈，又有称其为老年顽固性便秘。

脾为生痰之源，脾以"虚"生"痰（湿）"是老年慢传输型便秘的发病原因。治疗此类患者，应当调中健脾，除湿化痰，逐秽涤垢，行气通便，并嘱患者低脂低糖，多动少静，减肥。

1.3 从肾以"虚"论与大肠排便功能的关系

《杂病源流犀烛·大便秘结源流》中表述：大便秘结，其病根本在肾。肾为人体生气之根本，开窍于前后二阴，总司二便，粪便的排泄本是大肠的传化糟粕功能，但有赖于肾的气化功能，如果肾阴不足时候，可导致肠液枯涸而便秘，肾阳虚损时候，则气化无权而阳虚便秘。

1.3.1 从肾阳"虚"与大肠论阳虚便秘：老年天癸衰竭，当人体肾阳气不足的时候，大肠就会推动乏力，肠道无力向前传导，使糟粕在肠道内停聚不前，形成便秘，此特点符合现代医学论述关于老年慢传输型便秘的病候特点，故田振国教授认为，大肠要发挥正常的排便功能，需要先天肾阳的温煦和推动作用，提出肾阳虚是本病的重要病机，老年慢传输型便秘患者，更多见于肾阳气衰微，或久用泻火通便之剂伤阳；再则肾阳亏虚，就不能鼓舞脾胃之气，肾不化气，气不化水，阴寒内生，凝结于胃肠，阳气不通，阴津就不能运行，大肠就会产生传输无力，从而大便艰涩难出，故成便秘。津液不能受到阳气的温煦蒸化，大肠失于阳气温煦，就导致了大肠传输糟粕无力，故肠道难于传送，大便不通。临床症见大便排出困难，兼见小便清长，面色淡白，四肢不温，腹中冷痛，舌淡苔白，脉沉细。治当以温补脾肾、宽中润肠。

1.3.2　从肾阴"虚"与大肠论阴虚便秘：肾是人体掌管津液的根本脏器，津液顺畅，则排大便的功能就正常……如果肾阴不足，人体就会津液亏少，也导致大便秘结……津液运行的顺，则大便正常，津液亏少，故可见排便困难。肾阴的滋润的作用维持着大肠的传导功能的正常运行。也就是说在肾阴亏虚之肠治疗，充分体现阴阳互根性，从阴中求阳、阳中求阴的治疗方法。同时，使肠道失于濡润，肠腔干枯，大便干结难出，无水行舟之意，则大便排出困难。临床症见便如羊屎，形体消瘦，头晕耳鸣，心烦少寐，潮热盗汗，腰膝酸软，舌红脉细数，补肾养阴，润燥通便。

1.3.3　从肾阴阳"虚"论大肠：肾藏有"先天之精"，是先天之本，藏元阴元阳，为脏腑阴阳之本，是生命之根本，肾阳是人体阳气的根本所在，肾阴是人体阴气的本源，故"五脏之阳气，非此不能发""五脏之阴气，非此不能滋"。田振国教授认为，肾阴阳调和，肾阳使阴凝得阳光温煦而解，二便就会开合正常，则大便通畅，肾阴阳亏虚是导致老年慢传输型便秘的主要因素，无论肾阴、肾阳亏虚，均可导致大肠传导粪便困难形成老年慢传输型便秘，根据阴阳的互根性，肾阴虚日久可导致肾阳虚便秘，肾阳虚便秘日久也可以导致肾阴虚便秘，最终肾阴阳俱虚。肾阴阳两虚：则有五心烦热、盗汗或自汗、四肢发凉、遗精失眠、多梦、舌红无苔、脉细数或舌淡苔白、脉沉迟。便秘在治疗方面也应充分体现阴阳互根性，从阴中求阳、阳中求阴的治疗方法。

1.4　从肝以"虚""郁"与大肠论排便

《医经精义·脏腑通治》在论述肝与大肠的关系时候提出，肝病宜疏通大肠，大肠病宜平肝经为主。在解剖结构上，肝内隔膜下走血室，前连膀胱后连大肠。在经脉走行上提出，厥阴肝脉又外绕行肛门。在生理功能上提出，大肠传导，全赖肝疏泄之力。在五行理论上为金木交合。在物质基础上则有，以形论则为血能润肠，肠能导滞之故。在肝和大肠，肝生理功能主要是疏泄和藏血，当肝发生病理改变时，影响了大肠的排便功能，具体表现为"气郁秘""血虚秘"和"瘀血证"。所以在治疗上提出了肝病宜疏通大肠，以行其郁结也，宜平肝和血润肠。

1.4.1　因"虚"至"郁"，肝失疏泄与大肠论气郁秘：《症因脉治·大便秘结论》的论述中："全身的气机不畅，大肠也是气机阻滞，二大便乃结。"《医学入门》中指出："……肝与大肠相通……大肠病宜平肝……肝病宜疏通大肠。"说明了如若肝失疏泄，如若气机失常，传导失职导致糟粕内停，就会导致便秘的发病，并强调了治疗肠道疾病时候，调理肝气的重要性。

肝主疏泄的功能调节人体全身气机的升降出入，并可以调节脾胃消化水谷的功能。通过调畅脾胃气机的升降，保持脾胃之气的升清与降浊，因此可以保证消化吸收的正常进行。《周氏医学丛书》这样介绍："肝者贯阴阳统血气……握升降之枢者也……故为升降发始之根也。"年老脾弱，土虚则木乘，升降逆乱，糟粕不能顺降而滞于大肠，则便秘。另外，胆为肝之精气所化生，肝具有分泌和排泄胆汁的功能，通常我们认为，胆汁是肝气的余之气积聚在胆囊里而成的，作用是辅助脾胃进行消化吸收。肝失疏泄，胆汁排泄不利，影响脾胃运化，可纳呆腹胀，胸胁胀满疼痛，大便灼热不爽。再者肝的疏泄功能还能够调畅情志，尤其是老年慢传输型便秘的患者，很多患者常年受到便秘的影响，大便困难，严重影响情志，造成情绪抑郁、烦躁等情况。同样，情绪抑郁烦躁也会导致肝气郁结，气郁化火，反辱大肠。或老年土虚木旺者，多肝阳上亢，血压高，排便时不敢用力，如此这样，肝气与糟粕在大肠中郁结不下，或大便干而滞涩难排而便秘。

陈士铎《辨证录·大便秘结门》说："欲开大肠之闭，必泻木之火。"田振国教授认为肝通过疏泄功能来调节全身的气机，从而使大肠气机的升降功能也保持正常，这样保持大肠排便功能也就保持通畅，老年人应当性格上开朗乐观，否则此类老年慢传输型便秘的老年患者，常可见性格急躁，或者忧虑焦急，调理时应重视调理肝的疏泄功能，平肝和胃以理肠。

1.4.2　从肝血"虚"与大肠论血虚秘：肝藏血功能和主疏泄的功能，与大肠的气血运行也有着密切的关系。肝藏血，其体阴而用阳，大肠能够气血保持充盈的物质基础有赖于肝血充盈。老年人气血亏虚，必然肝的阴血不足，大肠也因此血虚而不得濡养，大肠内血脉空虚，肠道失养而蠕动无力，肠道干枯，无力行舟又无水行舟，故见大便排出困难。加之肝的疏泄的功能使全身气机通畅有序，也就调控肝的藏血功能，血液可以正常代谢，保证了肠道气血通达，得到气血津液充足的滋养，肠道蠕动有力，肠管润泽，传化糟粕功能正常，大肠通降有序，大肠受肝血而使排便功能正常。

《素问》说：故人卧血归于肝。王冰注释说：肝藏血，心行之，人动则血行于诸经，人静则血归于肝。田振国教授认为老年人体弱肝藏血不足，魂不守舍，卧寐不安多梦，更耗肝血，可见两眼干涩，视物昏暗，眩晕耳鸣，面白无华，爪甲不荣，四肢麻痹震颤，关节拘急不利等症和有肝血不足所致的血虚秘，调治时应补肝养血润肠，并疏肝理气。

1.5 从"瘀"与大肠论瘀浊便阻

在"久病入络"思想指导下，田振国教授治疗本病时候常常选用活血化瘀中药，效果理想，指出本病患者多有病史较长，除排便困难以外，多可见面色无华，头晕心悸，少动乏力，唇色淡，舌淡或紫黯，脉细涩。田振国教授指出，老年慢传输型便秘病程长，应考虑"久病多瘀""久病入络"因素，因而在治疗中应当选用活血化瘀中药。

李东垣有血结便秘之说，清代唐容川《血证论》提出：血虚血燥和瘀血闭结所致便秘，当通腑逐瘀治疗便秘，历代医家便很少再有论述。笔者究其发病机制为便秘日久，导致血虚津亏，肠失濡润，结果导致粪便干涩坚硬，运行困难，持续压迫肠壁，阻碍血液对肠壁的滋养，使肠壁血脉也运行迟缓，甚则瘀滞不通；或者可因为气血虚弱，脉道中阴津不足而空虚，从而血行不畅之肠络瘀血。此时血瘀不仅是一种病理产物，而且又是一种致病因素，在大肠排便功能失调，形成便秘过程中成为关键因素。血瘀和便秘两者形成一种恶性循环，肠道不通，血瘀与粪便糟粕内停于肠道日久，粪便中的浊气被肠道吸收并与瘀血相纠结，损伤气血，毒害肠络。我辈弟子侍诊于田振国教授左右，在继承其学术经验的基础上，受启发而有所创新，创造性地提出"正亏便阻、瘀浊损络"的病机证型，在临床上实践，取得很好的疗效。

田振国教授通过对大肠排便功能与脏腑、气血阴阳的虚实变化之间的关系，推演老年慢传输型便秘发病过程中医病机变化特点，老年慢传输型便秘的病位就在大肠，同时接受全身各脏腑气血阴阳的调节，病性以虚为主，并夹杂血瘀、气滞等病理现象，继而导致的大肠气血津液循行异常，肠道失润，推动无力而使慢传输型便秘发病。

2. 田振国辨证诊治老年慢传输型便秘的特点

田振国教授在整体观的指导下，对人体各脏腑的生理功能和病理变化进行深刻认识，老年慢传输型便秘的病位虽然在大肠，但发病的本源在于年老五脏六腑衰退，气血阴阳的失调。田振国教授在论述老年慢传输型便秘，以整体观为指导，从"虚""瘀""湿（痰）"的角度阐述肺、脾、肾及肝脏与大肠排便生理和病理的关系，肺、脾、肾分别位于上、中、下三焦，肝主疏泄，调节全身气机，以脏腑气血阴阳亏虚为本，在大肠表现出慢传输型便秘的临床症状，辨证为以虚为主，并夹杂血瘀、气滞的病机特点，继而导致的大肠气血津液循行异常，肠道失润，推动无力而使慢传输型便秘发病。

田振国教授通过四诊合参，将望、闻、问、切四诊所搜集到的全部资料综合起来，进行全面分析，探求老年慢传输型便秘其疾病的本质。并对大便检查，肛门指诊等专科检查进行重点收集资料，抓住主要矛盾，有目的、系统地重点收集临床资料，不浪费时间，全面了解病情。在辨证诊治老年慢传输型便秘中，往往虚实夹杂，治疗首先注重顾及后天脾胃之气，必先明辨标本虚实。田振国教授在临床施治中以四诊合参，辨证施治，随症加减，用药灵活得当，则疗效可靠，田振国教授特别注重肛门指诊在临床中的应用，指出这也是中医切诊的延伸，充分体现出中医辨证施治的优势。笔者恭听教诲，将老师的经验系统化，结合临床辨证，叙述如下：

2.1　查舌脉，辨虚实寒热

病之寒热虚实，有苔、脉弦滑为实，无苔、脉弱为虚；当发现舌红而少津、舌苔无苔或少苔，脉细数，多为血燥津枯；舌质淡而苔少，脉细弱，多为气血虚弱；舌白、苔白滑、舌质暗，脉弦紧，多为冷秘；苔黄厚而腻，脉滑数，多为湿热秘。

2.2　查粪便，审病因

首先采集大便，并通过望诊、问诊大便的次数、量的多少、排便时的异常感觉及排便时间等，了解排便过程。田振国教授常教导弟子：肛肠疾病，虽然为臭秽之事，有人鄙夷，但我辈既然选择治疗这类疾病，更应当心怀仁心，身揣仁术，在污秽之中寻求大爱。所以查大便，是我等弟子入门的必修课程。

老年慢传输型便秘可见大便干硬，则多因热秘或阴血虚秘；大便不干，多因气秘或冷秘；当因外感伤寒，温病热结，或酗酒者，或素嗜肥甘厚味，多可见肠胃郁热成热秘；如因忧思过度，久坐少动，就会气机不畅气滞而气秘；如果该患者有因素体阳虚，或嗜食寒凉之人，多产生冷秘。

2.3 指诊辨病性

肛门指诊是肛肠科医生重要的检查手段，是对肛门皮肤做痛觉、触觉、温度觉的测试；肛内触诊，可辅助检查肛瘘的行径、瘘管与肛门直肠环的关系、肛管腔有否狭窄及肛门括约肌的紧张程度；协助早期发现直肠癌，可以说肛门指诊是器械所不可替代的检查方法。田振国教授拓展了肛门指诊的应用范畴，通过所获知感觉、疼痛、滑涩度等仪器不能获知的信息，结合中医望闻问切，进行中医辨证，分析、综合，辨清疾病的原因、性质、部位，以及邪正之间的关系，进而概括、判断属于何证，这是历来肛肠科医生没有提出来的，丰富了肛门指诊的临床价值，是对中医切诊的延伸和发展，应该为广大中医肛肠医生所掌握。

2.3.1 气虚便秘：指诊时同样也觉得直肠内温度偏低，黏膜松弛、堆积，造成周围对内的挤压力大，或可及肠腔内常存有少量软便或溏便；多同时可见肛管松弛、直肠阴道隔松弛、子宫后倾后屈。

2.3.2 阳虚便结：指诊时查直肠腔内温度偏低，且有粪便残便多，多为软便，肠壁较光滑，男患或有前列腺肥大。

2.3.3 血虚便秘：大便燥结，粪块大，艰涩难出。

2.3.4 阴虚便秘：直肠黏膜面多干涩，直肠腔多宽大；有小颗粒样干硬残便，量一般少。

2.3.5 痰湿便秘：肠腔内压力大，挤压感强，肠壁黏涩，手指转动困难，指套（粘）物黏稠较臭，肠腔温度多不高，也可偏高，多为脾虚湿热。

2.4 四诊要点的归纳总结（表1）

表1　四诊要点的归纳总结

	舌脉	大便	肛门指诊	体征	归经
气虚	舌质淡嫩白，苔白，脉虚弱，沉细无力或迟缓	大便艰涩，但并不干硬，虽有便意，频频如厕，但临厕无力努挣	直肠内温度偏低，黏膜松弛、堆积，造成周围对内的挤压力大，或可及肠腔内常存有少量软便或溏便；多同时可见肛管松弛、直肠阴道隔松弛、子宫后倾后屈	神疲，肢倦，动则气短，汗出，小腹坠胀	肺、脾、肾

	舌脉		大便	肛门指诊	体征	归经
阳虚	舌淡白苔白润，脉沉迟		大便艰涩，排出困难，几日一行	直肠腔内温度偏低，且有粪便残便多，多为软便，肠壁较光滑	喜温怕冷，肢凉、腹痛隐隐，得温稍减	脾、肾
血虚	舌小色淡，脉虚细		大便燥结，粪块大，艰涩难出	直肠黏膜面多干涩，直肠腔多宽大；有小颗粒样干硬残便，量少。肛管温度偏低	皮肤起皱开裂，筋脉伸展不利，爪甲枯槁	脾、肝
阴虚津亏	舌红苔少，脉多细数		大便燥结，粪块大，艰涩难出	直肠黏膜面多干涩，直肠腔多宽大；有小颗粒样干硬残便，量少。肛管温度偏高	口干作渴，手心烦热，夜寐不安	肺、肾
痰湿	舌苔白，脉沉滑		大便少而秘结	肠腔内压力大，挤压感强，肠壁黏涩，手指转动困难，指套粘物黏稠较臭，肠腔温度多不高，也可偏高，多为脾虚湿热	胸胁痞满憋闷或喘促、头汗出、头晕眼花等，当痰湿在肠中则兼肠鸣	肺、脾
瘀（郁）	气郁气滞	苔白，脉沉弦	大便涩滞，欲便不得	直肠黏膜松弛、堆积，多伴有肛管松弛、直肠阴道隔松弛所致肠管及周围组织对内的挤压力大，内有少量软便或溏便残存	常嗳气，心胸腹胁痞满，头晕心烦	肺、脾、肝
	血瘀	血瘀证存在本病始终，久病多瘀，血瘀的证型特点存在于各种证型当中				脾、肝

2.5　整体观下辨脏腑，"以补治秘"为宗，兼化瘀驱浊

田振国教授认为年老脏腑功能衰退，大肠传导功能失职，是导致慢性老年性便秘发病的根本原因所在。大肠主要功能就是传导大便、对肠内容物变化出焉。具体言之，大肠的传导功能有赖于脾胃转输运化、肺气肃降、肝气疏泄、肾的开阖等各个脏腑的功能正常，并且相互协调，共同完成人体的生命活动。所以慢性老年性便秘的病机与肺、脾、肾和肝诸脏腑病理变化密切相关。肠道传化水谷精微和糟粕，需要经过受纳、消化、传导和排泄这些过程的虚实交替，所以宜通不宜滞，如同《素问·五脏别论》中有"胃实而肠虚……肠实而胃虚"的论述，即是说明，水谷在胃肠中是通过更替来传导和运化的，是不能停滞的，否则糟粕停滞肠腑则为病，因此有"六腑以通为用……腑病以通为补"的理论，所以治疗慢传输便秘目的就是"大肠通畅"。

老年慢传输型便秘为大肠闭塞不通状，临床上分别伴有气血阴阳和脏腑的虚实

变化，因此田振国教授临症中，把老年慢传输型便秘者的症状归纳为：形体消瘦，精神不足，心烦少眠，多梦健忘，口唇色淡，面色无华，心悸气短，头晕耳鸣，大便艰涩，排出困难，小便清长，四肢不温，腰膝冷痛，腹中冷痛，腰膝酸软，潮热盗汗，肌肤欠润，大便秘结，或虽有便意，但排出困难，并有粪质并不干硬，但临厕努挣，挣则汗出气短，便后疲乏等症状。

田振国教授认为慢传输型便秘发病之根本为"虚"，根据中医理论"治病求本""虚则补之"，用补益的方法治疗闭塞不通的便秘，就是遵循"塞因塞用"中医治疗原则，因而循其虚而行滋补之法，通过补益人体脏腑津液、气血的不足，从而使肠道得润，腑气得降，大便得通。万不可见便秘就用泻药来泻实，避免了虚虚实实之祸，建立了"以补治秘"的理论。田振国教授治病在标本兼治，在创新提出"正亏便阻、瘀浊损络"的慢传输型便秘病机这一理论假说基础上，继而予以"正亏便阻、瘀浊损络"治疗新策略。临症需整体把握，细审病在何脏何腑，所犯何邪。老年慢传输型便秘兼有他病症，细查其虚实夹杂，抓住主症，随症加减，尽量用主症、副症兼顾的药物，这样才能处方简要，药简效专。

2.5.1 扶土抑木，舒肝益脾，补"虚"祛"瘀"：田振国教授认为肝失疏泄与老年慢传输型便秘关系密切，治疗本病应当养血疏肝理气，只有使肝脏疏泄有度，肝血有藏，才能使大肠传导功能正常。临床多见老年妇女多有肝肾不足、肝郁气滞，方用四逆散、小柴胡汤加减；善用桃仁、当归、决明子、柴胡等。桃仁，活血祛瘀，止咳平喘，润肠通便，治疗肠燥便秘，归心、肝、大肠经，《医学启源》记载"治大便血结""治老人虚秘"。补血调经、活血止痛、润肠通便，治血虚肠燥便秘，当归，归肝、心、脾经，《医宗必读》中记载："当归能够祛瘀生新，舒筋润肠，善滑肠通便。"决明子，有清肝明目、润肠通便作用，归肝、大肠经。柴胡，常作少阳经引经药，辛行苦泄，性善条达肝气，疏解肝郁，升举肝胆，清阳之气，归肝、胆经。《神农本草经》曰："主治心腹肠胃中郁结之气。"

田振国教授对中气不足病患，药用健脾益气，方用补中益气丸合四物汤加减，对因虚生湿，对痰湿气滞用木香顺气丸理气化痰通便；寒湿型则用厚朴温中汤加减来温中化湿；血虚便秘宜用熟地、当归、火麻仁、柏子仁、黑芝麻、首乌；气滞便秘宜用厚朴、枳实、枳壳、陈皮、木香、白术、槟榔加减应用。田振国教授临症中多用白术治疗脾虚满传输型便秘，白术，归脾、胃经，健脾益气，为补气健脾第一要药。《医书六种》中记载："白术能生肠胃的津液，大便便质坚硬，是因为肠胃津液干枯，所以加白术"。厚朴，下气除满，治疗湿阻中焦，脘腹胀满，食积气滞，腹胀便秘，归脾、胃、肺、大肠经。《医宗必读》中说："厚朴能够下气消痰，改变腹部的胀满，温暖脾胃，调和中焦，润肠腹而止痛"。陈皮，燥湿化痰，理气健脾，在《本草纲目》中记载："总取其理气燥湿之功。"归脾、肺经。与补药同用则增加补药之功，同泻药同用则加强泻药之效，同升药同用则加强提升之力，同降药同用则使降药的功用加倍。枳壳，归脾、胃、大肠经，破气除痞、化痰消积、治胁胀食积。《本草纲目》记载"枳壳主要的功效几乎都是与脏腑的利气功能相关……气利则后重除"。槟榔，归胃、大肠经，行气消积，治食积气滞。《本草纲目》记载"主……大小便气秘……"。

2.5.2　金水相生，补肺强肾，兼补他脏：田振国教授认为肺脏气虚与便秘有密切关系，尤其老年慢传输型便秘患者，多伴有咳嗽、哮喘等症状。临床上见教师、售货员等多肺脾气虚，应该与工作中语言较多，言多耗气相关。肺与大肠相互表里，治疗便秘，必须与肺同治，正如《医经精义》曰："治疗大肠排便必须调理肺气。"在临床上，田振国教授善用杏仁、黄精、瓜蒌仁等药。杏仁，归肺、大肠经，润肠通便，止咳平喘，质润善于苦降下气，下气通便，助肺润肠，在《医宗必读》记载："杏仁可以润泽大肠，通常运用在大肠气闭而难通的时候。"《本草便读》："专攻降气……能润大肠……大肠气秘者可用"。黄精，能够补气养阴，健脾润肺益肾，治疗肺肾阴虚，劳嗽久咳，脾胃虚弱，肾精亏虚，内热消渴，归脾、肺、肾经。《本草纲目》记载："补诸虚……填精髓。"《本经逢原》中记载"黄精可以宽中益气，补髓强肾，并能够调和五脏气血"。瓜蒌仁，功效能够宽胸散结，润肠通便，清肺化痰，归肺、胃、大肠经，治胸痹结胸、痰热咳喘、肠燥便秘，《医宗必读》记载："可以应用与胸中气逆，并有咳喘症状的病患，可以润泽大肠，气闭畅通"。

田振国教授认为对肾虚型老年慢传输型便秘患者，首辨阴阳，继而使肾阴肾阳相调和，补肾以助通，才能二便开阖正常。临症应遵循"补阳者必注意补阴药的运用，以达到阴中求阳的效果，同样善补阴，在补阴的同时注意补阳药物的应用，可以在阳中求阴"。田振国教授肾阳虚方用济川煎；阴虚宜用增液汤、女贞子、旱莲；脾阳虚用温脾汤；肺气不降宜用苏子、杏仁、瓜蒌仁、桔梗、牛膝、肉苁蓉等。牛膝，活血通经，补肝肾，强筋骨，引火下行，归肝、肾经。《本草纲目》曰："牛膝乃足厥阴、少阴之药，能补肝肾，生用能去恶血。"肉苁蓉，归肾、大肠经，补肾助阳、润肠通便，益精血，可治疗肠燥津枯便秘。《神农本草经》记载肉苁蓉可以滋补五劳七情所伤，对五脏、阴津、中气、精气都有很强的滋补作用。《医宗必读》中载肉苁蓉：补大肠气血，润泽大肠，是滋肾补精最重要的药物。

田振国教授在临症中，常常看见这样的老年慢传输型便秘患者，心气不足，面白乏力，动辄气喘，有心脏病病史，四诊合参多为心气血阴阳不足，对这样患者，辨证论治中应以养心润肠，用酸枣仁、柏子仁、郁李仁等为基础加减养心润肠以便通。酸枣仁，入肝、心、胆经，可以有安神养心益肝。柏子仁，可以养心安神，润肠通便，用来治疗肠燥便秘，归肾、心、大肠经，在《本草纲目》中记载："养心气，润肠燥。"郁李仁，用于肠燥便秘，具有润肠通便的功效，入脾、小肠、大肠经，《药论》记载："郁李泽大肠之燥，仁一方面润并通气血之郁结。"

2.5.3　通腑润肠，正亏便阻、瘀浊损络：田振国教授认为老年慢传输型便秘，以本虚标实证居多，但仍为有形之邪引起的病症，故"实者泻之"。采用泻下法治疗，腑气通畅，气血阴阳调和，老年慢传输型便秘，不可滥用攻下，愈攻则大肠津伤愈烈。热结肠燥，权用导下，稍加酒蒸大黄，或少量番泻叶缓下，泻实而不伤正。泻剂最易损伤患者的胃气，所以临床上应该中病即停。治疗时必须注重保护人体的正气，偶用攻下，中病即止。

便秘的治疗目的就是使大便通畅，需要审因治之。依据《证治汇补·秘结》所言："病在少阴，排大便功能不正常，用辛性药来润泽，病在太阳但不能不得大便，需要用苦性药急泻之。阳结者，用清热类药，阴结者，用温润的药物。气滞者，则疏导之。津少者，则滋润之。"通降，绝非一味地苦寒通泄，妄用峻下，临症时辛、苦、润皆可以起到通降的作用。慢性的便秘，病程较长，以应"病久则多见虚证""病久则多见瘀血"之说，临床采取祛瘀补虚共用的方法，收效甚显。田振国教授临症之时常用桃仁、牡丹皮、三七，活血化瘀不壅滞，疗效确切，因而在笔者受田振国教授启发，创造性提出"正亏便阻、瘀浊损络"的慢传输型便秘病机这一理论假说。并在临症中把"正亏便阻、瘀浊损络"贯穿始终。桃仁，活血祛瘀，润肠通便，具有润燥滑肠的功效，治经闭、痛经、癥瘕痞块，跌打损伤、肠燥便秘。牡丹皮，活血祛瘀，润肠通便。三七，散瘀止血，消肿定痛。

3. 科研成果，开发研制养荣润肠舒

养荣润肠舒合剂是田振国教授经过多年潜心的研究，结合临床应用实践而创立的中成药汤剂。组方合理，体现君、臣、佐、使间的协同作用，标本兼治，滋阴养血以期达到润肠通便的药效，临床资料显示其用治便秘的总有效率可达到 97% 左右。

其方剂组成如下：黄精、肉苁蓉、炙甘草、桃仁、柏子仁、杏仁、枳壳、陈皮、郁李仁、瓜蒌仁、厚朴、当归，共涵盖中药 12 味。诸药共用，起到滋养阴血，健补气机，润肠通便的作用。同时，可以调理肝脾、补益肺肾、润肠通肠，使得田振国教授以补治秘的目的得以实现。临床上用其治疗，气血阴津不足造成的虚性便秘为主。病机特点以虚为主，慢传输型便秘是临床上慢性疾病的一种，久病则必兼见虚证。

方中以黄精、肉苁蓉为君，黄精归经属肺，起到滋润心肺，达到补益宗气之作用。肉苁蓉归属肾经和大肠经，起到补肾益精、润肠通便的作用，用以治疗阴血不足所导致的便秘。两味中药共同应用，起到补益肺肾、补气温阳、润肠通便的功效，共为本方中的君药。方中的臣药包括：当归、杏仁、桃仁、枳壳、柏子仁、郁李仁 6 味。枳壳归属脾经和大肠经，起到行气、消食积的作用。当归属心、脾和肝经，起到补血和血，润肠通便的作用，治疗大肠干燥，便干难下。当归与肉苁蓉组成药对，两者伍用，相互促进，使养血润燥，滑肠通便的力量增强。桃仁归肝经和大肠经，起到活血行气、润肠通便的作用，用以治疗血虚所致的便秘。杏仁归于肺经和大肠经，起到补肺和润肠、下气通便的作用。桃仁与杏仁两药合用，桃仁走血分，杏仁走气分，两者一气一血，增强了活血化瘀，润肠排便的能力。桃仁滑肠润燥，破血行瘀；杏仁质润多脂，行气散劫，止咳平喘，润肠通便。柏子仁，归肾和大肠经，起到安神、滋润肠腑、通调大便的作用，治疗肠燥所致的便秘。郁李仁属于大肠和小肠经，作用为利水、消肿、润肠、通便，用以治疗肠燥、便秘。其质润而多脂，所以功效类似麻仁，但较之为强。6 味药合用，起到润肠通便、滋阴养血的作用。肠道滋润，则大便排出通畅。

本方中的佐药为：陈皮、瓜蒌仁和厚朴。厚朴归属脾和大肠经，起到温中以期下气，燥湿和消痰，用其治疗胸腹痞满和胀痛，食积难消。瓜蒌仁入肺和大肠经，起到润肺散结、润肠滑肠通便的作用，治疗肺气不舒兼见便秘不畅的疾病，瓜蒌仁质体油润，能行善守，易于助湿碍胃恋邪；枳壳辛散，能行擅走，易于耗伤正气，两药参合，相互制约、相互转化，以增加疗效。陈皮归属脾和肺经，起到行气，宽中焦，燥湿化痰的作用，治疗中焦气机阻滞不畅，证见：脘腹胀闷不舒、胸胁不舒，暖气呃逆频发，甚至恶心呕吐胃内容物。三者共用，起到滋补肺气，通调百脉，通利肠腑，进而调节大肠的运动，起到通便的作用，共为佐药。甘草属于心、脾和胃经，功效为补益肺脾之气，缓急止咳、止痛，调和诸药。治疗脾胃不足，中气衰少的中焦虚证。以上的12味中药的君、臣、佐、使的配伍得当，共同作用后，起到调和肝脾、补益肺肾、润肠通便的功效，最终实现了以补通塞，以补治秘的组方用药原则。

对养荣润肠舒合剂中诸药的君臣佐使和归经进行图表分析（图1），回顾诸药的功效，可见方中诸药药用覆盖了对五脏和大肠的气血阴阳滋补作用，起到调和肝脾胃、补益肺肾、润大肠通便的功效，最终实现了以补通塞，以补治秘的组方用药原则。方中当归、桃仁、杏仁补血润肠和活血化瘀的作用，符合"正亏便阻、瘀浊损络"的治疗理念。

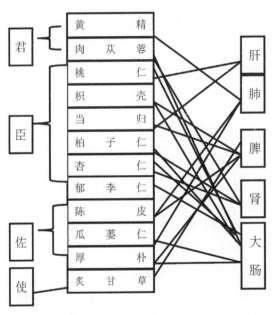

图1　养荣润肠舒合剂诸药君臣佐使和归经图表

4. 典型病例

田振国教授深刻把握脏腑的生理功能和病理表现与大肠排便的相关性，肺、脾、肾分别位于上、中、下三焦，肝主疏泄，调节全身气机，老年脏腑气血阴阳亏虚，大肠传输粪便力量缺失，并夹杂血瘀、气滞、痰湿瘀阻等病理现象，继而导致的大肠气血津液循行异常，肠道失润，推动无力而使慢传输型便秘发病。其病位在大肠，而非魄门（出口梗阻型便秘病位在肛门）。

田振国导师治疗本病以整体观为指导，四诊合参，特别必先明辨标本虚实，从"虚""瘀""湿（痰）"的角度阐述肺、脾、肾及肝脏与大肠排便生理和病理的关系，据久病入络的理论，滞留在粪便中的浊气被肠道吸收入血脉，并与瘀血相纠结，损伤气血，毒害肠络，更损脏腑，四诊审因论治，辨证施治，在3年侍诊期间，笔者共见老年慢传输型便秘患者500余例，田振国导师用药灵活，疗效可靠。

4.1 医案1

某女，68岁。2014年2月5日初诊。

主诉：排便困难3年。

症见：患者3年来排便困难，曾于他处就诊，予以西药缓泻剂治疗而有效。近1年多效果不再明显，于是改用中医润下或番泻叶治疗，开始有效。近3个月来又不再有效，后虽然有用过大承气汤、增液承气汤、果导片等，均无明显疗效。细查患者病症，便意感觉不甚显著，艰涩难出，排便费力难出，每次排便量少，用时可达20min以上，且便后肛门坠胀明显，周身乏力明显，大便可3~4d一次，其便质软，大便量少，腹部胀满，按之胀痛，脉沉而弦紧，口苦咽干，舌质淡嫩，舌苔、薄白。直肠指诊：黏膜松弛、堆积。肛管松弛，周围挤压力大，子宫后倾后屈，肠腔内有少量软便残留。排粪造影检查：肛周括约肌、功能并未见明显异常，直肠前壁未发现直肠前突的存在。慢传输实验：慢传输型便秘。

慢传输型便秘，在前治疗中，大便秘结，用缓泻药物，番泻叶、大承气汤等应为最好的通便药物。但为何以前用效果不能持久，甚至逐渐加重，以致后来加重用药也不能缓解。通过田振国教授四诊合参，辨证本病症的着重点在气虚、少阳枢机不利，气虚少少补之，少火生气，东垣治疗虚实夹杂病症常常以小剂，恐药物过量而伤正气；少阳枢机不利则见上热下寒、口苦咽干、腹胀等气滞状态。张仲景言当禁下，以防阳气过降不升，"悸而惊"之证。本病患以前无论中西医多方治疗，皆用下法，如今再用降法则会枢机更加失去其斡旋之力，因此少用降，重用升药，使清升浊降，少阳斡旋之力得以恢复，排便得以正常。

中医诊断：便秘（气虚气滞型便秘）。

西医诊断：慢传输型便秘。

治法：益气补脾，利气通便。

方药：黄精 30g，当归 20g，党参 10g，生白术 15g，白芍 10g，黄芩 10g，桂枝 10g，陈皮 10g，柴胡 10g，枳实 10g，郁李仁 15g，半夏 10g，桃仁 10g，炙甘草 15g。

每日 1 剂中药，早晚用大枣 5 个，生姜 3 片水煎煮 2 次，于饭后 1h 口服。

1 周后，排便两日一行，腹胀减轻，自觉症状仍有肛门坠胀，乏力，嘱慢病守原方，避寒，勿过劳，适当锻炼，1 月后诸症消失，停药，病愈。

4.2 医案 2

李某，男，75 岁，2014 年 3 月就诊。

主诉：排便困难 16 年余，加重半年。

现病史：患者 16 年来，未见明显诱因出现大便排出困难，3~5d 排便 1 次。为了增加排便次数和减轻排便时的痛苦，每天除了大量的吃水果蔬菜以外，长期服用泻火通便药或缓泻药物，一旦停药，症状就会加重。近半年以来，病情渐渐加重，虽继续沿用上面办法，但仍会 7~8d 排便 1 次，并且排便前一天需要服用大承气丸 2 丸，排便前用 110mL 开塞露注肛。现症见：大便 8d 未排，腹胀腹痛，不能纳食，便意感全无，肠道内积存粪便较多，便质不干，排出不畅，甚者费力，便后疲乏不堪，伴见有头晕目眩，耳鸣如潮，面白，素体四肢冷而周身发凉，腰膝酸软，少腹冷痛感明显，隐隐作痛，夜间尿频尿急，小便清而长。舌质淡嫩，舌苔薄白，脉象沉迟而紧。排粪造影检查：肛周括约肌、功能并未见明显异常，无出口梗阻型便秘特征，查结肠慢传输实验：慢传输型便秘。

患者常年应用苦寒、咸寒、甘寒药物以下之，以期此苦辛通降咸寒之药入阴分，承胃气下降以通肠腑，综合脉证，脉弦大而紧，为素体体弱，阳气不足，阴寒内生，阻遏腑气通降之证，现大便秘结在于寒下后更损阳气，阳虚不化、气虚不运更甚，所以再用大剂量苦寒或咸寒不但更加不通，而且纳食反减。所以治宜用温补脾胃之阳气，佐以理气通便。

中医诊断：便秘（脾肾阳虚型）。

西医诊断：慢传输型便秘。

治法：补益脾肾，润肠通便。

方药：黄精 30g，当归 10g，黄芪 30g，生白术 15g，制附子 10g，肉苁蓉 30g，枳壳 10g，陈皮 10g，柴胡 10g，肉桂 15g，瓜蒌仁 15g，桃仁 10g，厚朴 10g，炙甘草 15g。

每天中药 1 剂，以水煎 2 次，饭后 1h 分早晚两次口服。

二诊：7d 后，患者自述服药期间，排便两次，排便费力感较前减轻，但中脘、小腹仍觉冷，食欲不佳，纳少腹胀，舌淡，苔白，脉濡弱，上方加党参 15g、干姜 10g。

三诊：7d 后，患者自述，排便两次，便意感明显，明显腹胀缓解，腰膝酸软尚在，舌淡，苔白，脉沉而弱，上方去掉枳壳、厚朴，增加山萸肉 15g，锁阳 10g，陈皮 15g。

四诊：半月后，患者自述，2~3d 排便 1 次，便质为成形质软大便，诸症缓解明显，舌淡，苔白，脉象平和，再以上方续服 2 周后大便保持通畅，饮食及睡眠均可，余症渐轻，无不适感。

5. 小结

老年患者慢传输型便秘，理化检查的结果在临床上是必不可少的，而通过直肠指诊，即可发现肛门、肌肉的功能是否正常，并可以检查排便的协调性是否正常，临床诊断时可借助排粪造影和电子结肠镜检查的结果，加以排除造成出口梗阻型便秘的其他肠道内的器质性病变，如肠道内的肿瘤等。

《黄帝内经》提出"别阴阳""病在下，用下面引的方法祛病，中脘满的，用泻药治疗中满，使气机可以通畅"，采用"塞因塞用"的治疗法则，运用药物泄其邪实，五谷养身，五菜为充，五果助之，五畜为益等作为治疗便秘的基本治疗方法和用药原则。便秘的病因在于人体的脏腑阴阳、气机阴血、情志失衡，进而引起大便于肠道内停滞时间过久，导致大便艰涩难出为主要症状的病理过程。对于便秘的治疗，中医的内外治法都可以发挥一定的效果，外治法有很多比如：中药灌肠、针灸、压耳豆、按摩等，内治法多须审证求因，辨证论治，切忌急攻通下。

田振国教授学术思想认为要整体把握病机为要，把肺脾肾肝与大肠排便的生理病理关系，从"虚""瘀""湿（痰）"视角进行病机论述。详细诊查舌质的变化，并且和肛门指诊，辩证结合，明确脏腑的寒和热、虚和实，对老年慢传输型便秘在整体观指导下进行辨证论治、审因论治。田振国教授在整体观下辨脏腑，"以补治秘”为宗，兼化瘀驱浊，分扶土抑木，疏肝益脾，补"虚"祛"瘀"；金水相生，补肺强肾，兼补他脏。从通腑润肠，正亏便阻、瘀浊损络几个角度对田振国教授辨治进行总结。血虚是因为津液化生不足，造成肠失濡润，自然生燥结，使大便困难。血虚同样可以导致瘀血内停，血瘀的临症表现为血液运行的缓慢迟缓，即医者所谓的"血液运行失于常度"是也。肠道内的血液运行不畅，肠壁失于血液的濡养作用，导致肠壁的运动障碍，对糟粕的推动作用减弱，肠内的粪便等糟粕停滞不前，最终发为便秘。老年慢传输型便秘作为慢性久病的一种，久病则入络，久病则多瘀血内停之象，久病则病体多虚弱难堪。明确治法治则，田振国教授将"正亏便阻、瘀浊损络"的治法贯穿在便秘治疗过程的始末。临症时根据兼症的异同，进行辨证加减用药，进而可获佳效。因此采用"正亏便阻、瘀浊损络"的治法，在"津血同源"的指导下，气血旺盛则津液充足，肠道濡润，传输自然顺畅，便秘自除。

6. 结论

（1）论述田振国教授在整体观指导下关于慢传输型便秘的中医辨证诊治学术思想和经验，从"虚""瘀""湿（痰）"视角对肺脾肾肝与大肠排便的生理病理关系进行论述。

（2）详细诊查舌脉、证候体征、肛门指诊对老年慢传输型便秘进行辨证论治，拓展了肛门指诊功用，强调肛门指诊是中医切诊的延续，参与中医辨证。

（3）对田振国教授在整体观下辨治老年慢传输型便秘脏腑，从扶土抑木，疏肝益脾，金水相生，补肺强肾，兼补他脏，"以补治秘"为宗，兼祛瘀化湿，通腑润肠几个角度进行总结。

（4）在继承基础上，创新性提出老年慢传输型便秘的"正亏便阻、瘀浊损络"病机特点，并将"正亏便阻、瘀浊损络"治法贯穿诊治始终。

参考文献

［1］陈奕樑. 济川煎加减治疗老年性便秘临床观察［J］. 光明中医，2014，29（4）：740-741.

［2］柯美云，王英凯. 老年人慢性便秘的流行病学和研究进展［J］. 实用老年医学，2012，24（2）：92-94.

［3］张志聪. 黄帝内经［M］. 哈尔滨：北方文艺出版社，2007.

［4］曹阳，赵丹玉. 中医药诊治老年功能性便秘新理论实践分析［J］. 辽宁中医药大学学报，2012，14（10）：163-165.

［5］辛红，张金泉. 增液承气汤加味治疗老年功能性便秘临床疗效观察［J］. 四川中医，2008，26（3）：58-59.

［6］国家药典委员会. 中华人民共和国药典（一部）［M］. 北京：中国医药科技出版社，2010.

［7］陶弘武，柳越冬. 养荣润肠舒治疗慢性功能性便秘的影像学分析［J］. 中华中医药学刊，2007，25（6）：1161-11631.

［8］章开发. 联合治疗方案治疗弛缓性出口梗阻型便秘临床观察［J］. 世界中西医结合杂志，2014，9（9）：951-953.

［9］柳越冬. 田振国主任医师治疗慢性功能性便秘的治疗经验［J］. 临床指南，2004，12（12）：24-25.

［10］杜长欣. 术芍麻仁汤治疗青少年慢传输型便秘 42 例［J］. 实用中医药杂志，2002，18（2）：20-21

［11］吴春存. 八法配穴治疗便秘［J］. 中国针灸，2002，22（8）：540.

［12］夏少琼. 电针殷门治疗便秘 50 例［J］. 中国针灸，2003，23（5）：282.

［13］祝兆刚，李洪波，陈丽，等. 针灸治疗习惯性便秘［J］. 针灸临床杂志，2002，18（2）：23.

［14］孙士然，王琳，陈雪清. 益气润肠方治疗结肠慢传输型便秘的临床观察［J］. 河北中医，2010，32（4）：1334-1335.

［15］韩建庆. 益气温阳法治疗阳虚型便秘 39 例临床观察［J］. 中华中西医学杂志，2010，8（5）：28-29.

［16］王慧敏. 增液润肠汤（丸）治疗习惯性便秘 36 例分析［J］. 临床合理用药，2010，3（11）：56.

［17］蔡德光. 宣肺润肠汤治疗老年性便秘 100 例临床观察［J］. 山西医药杂志，2010，39（5）：453-454.

［18］邹德明. "益气通便汤"治疗老年性便秘 63 例临床观察［J］. 江苏中医药，2010，42（5）：42.

［19］柳越冬. 中医肛肠理论与实践［M］. 沈阳：辽宁科学技术出版社，2010.

［20］柳越冬. 田振国主任医师治疗慢性功能性便秘经验［J］. 中国中医药现代远程教育，2004，12（12）23-24.

［21］张宇君. 田振国导师治疗老年性便秘经验［J］. 实用中医内科杂志，2012，26（10）：6-8

［22］崔倩. 田振国导师治疗中老年便秘经验拾萃［J］. 实用中医内科杂志，2011，25（5）：15-16.

从气治秘

——田振国教授治疗慢性功能性便秘经验总结

（辽宁中医药大学 2006 届硕士研究生　高红霞）

便秘是指排便不顺利的状态，包括粪便干燥排出不畅和粪便不干亦难排出两种情况。

现代医学认为便秘为多种疾病的一个临床表现，有多种分类方法，其中根据病程和病情可分为一时性、急性和慢性便秘，根据病理分为器质性和功能性便秘。慢性功能性便秘一般指病程超过 2 年或从幼年时就发病，且临床上无器质性原因可查的便秘。

祖国医学将便秘列为一种独立的病症，早在《内经》即有"大便难""便不利"之称。关于便秘的分类，在《伤寒论》中有"阳结""阴结"及"脾约"名称，其后又有"风秘""气秘""热秘""寒秘""湿秘"及"热燥""风燥"之说。金元时期，张洁古首倡实秘、虚秘之别，现行中医教材也采用了此分类方法，为实秘（其中包括热秘、气秘、冷秘）和虚秘（其中包括气虚秘、血虚秘、阴虚秘、阳虚秘）。

多年来，田振国教授对慢性功能性便秘的中医药治疗进行了深入的研究，提出了"以补通塞，以补治秘"和"调肝理脾健胃，补肺强肾养心，通腑润肠"的治秘理论和方法。笔者有幸师从于田振国教授，秉受其治秘思想，感其蕴意颇深，内涵甚广，本文但就"从气治秘"方面，将笔者跟随田振国教授出诊之所得，总结如下，以谢师恩。

1. 从气治秘的立论基础

1.1　病因病机的认识

慢性功能性便秘的病位主要在大肠，因大肠的主要生理功能为传化糟粕。饮食入胃经过脾胃腐熟、运化，小肠分清别浊，清者吸收入体，浊者下传大肠，排出体外是为大便，《灵枢·本脏》说："六腑者，所以化水谷而行津液也。"《素问·灵兰秘典论》曰："大肠者，传导之官，变化出焉。"

大肠为六腑之一，泄而不藏也，《素问·五脏别论》说："六腑者，传化物而不藏，故实而不能满也。"今糟粕不下，则大肠满而不通，是以田教授认为便秘是大肠生理功能异常的表现。大肠正常的排便功能，即"泄而不藏"的功能有赖于大肠的气血津液的正常循行，即气的推动和血津的濡养作用，故田教授认为大肠气血津液的循行异常是慢性功能性便秘的病理基础。饮食不节、情志失调、禀赋不足等各种原因均可引起大肠本身的气血津液循行异常，因而引起便秘；另一方面，肺、脾、胃、肝、肾等脏腑的功能失调，通过气血津液的影响，也会引起的大肠传导功能失常，田教授认为慢性功能性便秘中大肠的传导功能异常受各脏腑的影响尤为显著，《诸病源候论·大便难候》有云："大便难者，由五脏不调，阴阳偏有虚实，谓三焦不和则冷热并结故也。"如嗜食辛辣、肥甘厚味、饮酒过多，导致肠胃积热，或素体阴虚内热，津液暗耗，则肠失濡润，大便难下；恣食生冷，或阳虚内寒，阴寒凝滞，可致胃肠传导失司；素体虚弱，病后、产后及年老体虚之人，脾虚失运，气血两亏，使大肠传送无力，或津枯肠道失润，大便坚涩难下；忧愁思虑过度，肝气郁结，或久坐少动，气机壅滞，甚至久郁化火伤津，致腑失通利，传导失职，糟粕内停，不得下行；肺气虚或肺气不利，肃降失职，则腑气不通；肾阴不足，则肠道失润；肾阳不足，则阴寒凝滞，津液不通，亦可影响大肠的传导，而发为本病。《内经》曰："北方黑水，入通于肾，开窍于二阴，盖此肾主液，津液盛，则大便调和。"《诸病源候论·大便难候》指出："肾脏受邪，虚而不能制小便，则小便利，津液枯燥，肠胃干涩，故大便难。"

是以田教授认为慢性功能性便秘的病位在大肠，病变多在五脏，病性以虚为主，病理基础为各种原因造成的大肠气血津液的循行异常，并以气血亏虚，津液不足，肠道失润，推动无力为主要病理表现，因此，"从气治秘"是从根本上调节大肠气的运行，是治本达标之法。

1.2　气在排便生理中的作用

气是构成人体的最基本的物质，是脏腑进行生理活动的物质基础，《素问·宝命全形论》说："人以天地之气生，四时之法成。"《医门法律》亦说："气聚则形成，气散则形亡。"因此气是构成大肠的最基本物质，也是维持大肠生理活动的最基本物质。气具有推动、温煦的功能，一方面气的推动是大肠排泄糟粕的动力基础，气的温煦具有防止肠道阴寒，凝滞不通的作用；另一方面大肠血和津液的运行和输布，也有赖于气的推动和温煦。气为血之帅，血的循行有赖于心气的推动，肺气的宣发布散，肝气的疏泄调达等作用；津液的输布及代谢，全赖气的升降出入运动，脾气的"散精"和转输，肺气的宣发和肃降作用，因此气虚或气滞均能造成血津停滞，形成气不行水或气滞血瘀。气的固涩作用可以防止血和津液无故流失，使大肠得到足够的营养和滋润，保证了大便形质，使大便柔软易排。气又能防御外邪侵入大肠，引起病变。而大肠的血和津液的生成全赖气化作用，从饮食物入胃，经脾的运化，转化成水谷精气，由水谷精气转化成营气和津液，再经肺的呼吸作用转化成赤色的血，都是气化作用的结果。张景岳说："人之有生，全赖此气。"可见，气在排便生理中的重要作用，因此，从气着手治疗慢性功能性便秘具有重要的意义。

2. 从气治秘的思想渊源

2.1　理论渊源——"以补通塞，以补治秘"的治秘思想

六腑传化水谷，需要不断的受纳、消化、传导和排泄，虚实更替，宜通而不宜滞，故《素问·五脏别论》有"胃实而肠虚""肠实而胃虚"的论述，这说明了饮食物在胃肠中必须更替运化而不能久留，所以后世医家有"六腑以通为用""腑病以通为补"的说法，故治疗便秘当以"通"为主。便秘是具有闭塞不通症状的病症，表现为实象，但慢性功能性便秘的患者常常伴有气虚、血虚、阴虚及阳虚的症状，可表现为粪质虽不干硬，但亦有排便困难，临厕努挣乏力，汗出气短，面白神疲，肢倦懒言；或表现为大便干结，面色无华，口唇色淡，心悸气短，失眠多梦，健忘；或表现为大便干结如羊屎，形体消瘦，头晕耳鸣，两颧红赤，心烦少眠，潮热盗汗，腰膝酸软；或表现为大便干或不干，排出困难，小便清长，面色㿠白，四肢不温，腹中冷痛，得热则减，腰膝冷痛。是以田教授认为慢性功能性便秘临床上多属因虚而闭阻的真虚假实证，正虚为本，便秘为标，《素问·至真要大论》提出"逆者正治，从者反治"，因此，治疗当以"塞因塞用"为原则，从其虚而行补法，补益气血津液之不足，用补益药配合少量润下药，标本兼顾，方使大便得润，腑气得降，万不可见秘泻实，而蹈虚虚实实之祸，此即"以补通塞，以补治秘"的治秘思想。气血津液为大肠生理活动的基本物质，因此"以补通塞，以补治秘"的治秘思想包含了"补气治秘""补血治秘""补津治秘"等方面，从而为"从气治秘"

提供了"补气"的理论基础。

2.2　应用渊源——"调肝理脾健胃，补肺强肾养心，通腑润肠"的治法

田教授认为慢性功能性便秘，虽然表现为大肠的生理功能的异常，但与其他脏腑的功能变化有着密切的关系，《诸病源候论》曰："大便不通者，由三焦五脏不和，冷热之气不调，热气偏于脾胃，津液竭燥，故糟粕否结，壅塞不通也。"又如《四圣心源》中说："肾司二便，而传送之职，则在庚金，疏泄之权，则在乙木。"人为统一的有机体，各脏腑的功能在生理上相互为用，病理上相互影响，如脾胃为气血生化之源，后天之本，五行属土，为大肠之母；肾为精原所藏，先天之本，故为大肠之本；肝藏血，又总司一身之气机，与大肠的气血运行息息相关；肺的呼吸作用，辅助了血气的生成和运行，且肺与大肠相表里，五行具为金，同气相求，可助大肠浊气下行。故田教授认为，临床若单用大黄、番泻叶、芒硝之类，治大肠之腑，虽可聚一时之津，缓一时之急，但不能从根本上瓦解病因，且慢性功能性便秘多为反复过程，如果用后不加调整或反复应用，则大肠无津可求，而陷入水枯之地，如《古今医统大全·秘结候》云："如投以快药利之，津液走，气血耗，虽暂通，而即秘矣。"《兰室秘藏》中说："必究其源，不可一概用巴豆牵牛之类下之。"故便秘的病位虽在大肠，却不能治一大肠而求万全，而应进行各相关脏腑的功能调节，从而田教授提出了"调肝理脾健胃，补肺强肾养心，通腑润肠"的治法，即通过调补各脏腑的生理功能，使气血津液得以恢复，达到"以补治秘"的目的，为"从气治秘"的具体应用提供了指导。

3. 从气治秘的内涵

3.1　理论内涵

田教授认为大肠的气血津液的循行异常都可引起便秘，但慢性功能性便秘的根本原因在于大肠的动力不足，气机不畅，即气的循行异常是形成便秘的关键，《素问·举痛论》说："百病生于气也。"慢性功能性便秘时大肠气的病理变化主要表现为气虚和气滞，气虚可导致气的各种生理功能的减退，尤其是推动和气化功能，可表现为大肠动力不足和血津的亏虚，临床常表现为大便不干，但临厕努挣难出，肢倦乏力，面白神疲，短气懒言，治疗当补气为主。气滞可以是便秘的病因也可以是便秘的继发改变，慢性功能性便秘多以继发改变为主，田教授认为便秘既已形成，糟粕就会作为实邪阻滞气机，使肠道气机不畅，腑气紊乱，若久秘不愈，腑病

及脏，气血失和，则可出现情绪焦躁，肝郁气滞的表现，临床可见大便不畅，纳少嗳气，腹胀难忍，攻撑作痛，性情急躁，或见情志抑郁，苔薄腻，脉弦。此外，气滞又会进一步阻碍血和津液的循行布散，使血津不布，大肠失润，或清气不升，浊气不降，日久形成气滞血瘀、气滞水停等变证，不断加重原有的气虚、血虚和津亏，使便秘的病机更加复杂，此时，治疗上当补气、行气双管齐下。因此，以"以补通塞，以补治秘"的治秘思想为基础，注重了补气的治疗，同时又加强了行气的应用，是田教授"从气治秘"的理论内涵。

3.2　应用内涵

关于治疗便秘，田教授早已提出了"调肝理脾健胃，补肺强肾养心，通腑润肠"的治秘方法，因此，"从气治秘"也离不开各脏腑的生理调节。田教授认为调节各脏腑的生理，进行"从气治秘"，要抓住两个环节，一为气的生成，治在补气；一为气的循行，治在行气。人体的气来源于先天之精气、水谷之精气、自然界中的清气，先天之精气依赖于肾藏精气的生理功能，水谷精气依赖于脾胃的运化功能，自然界中的清气依赖于肺的呼吸作用。因此，当脾胃、肾、肺的生理功能正常并保持平衡时，人体的气才能充沛，反之，则可能影响气的生成或气的正常生理效应，而出现气虚的病理改变。因此，补气必补脾胃、肾、肺，其中，补脾胃尤为重要，因先天之精气亦需后天水谷精气的充养。气的循行离不开肺、肝、脾胃的调节，肺居上焦，肺的一呼一吸，对全身气的升降出入运动起着重要的调节作用；肝主疏泄，主升、主动，是气机的疏通、畅达、生发的重要的因素，对全身的气机具有平衡协调的作用；脾具有升清的功能，胃具有降浊的功能，一升一降，调节了整个胃肠的气机，因此，行气当以肺、肝、脾胃为主。田教授根据多年的临床经验，总结出了强肾益气、疏肝理气、健脾行气、润肺助气，通腑降气等一系列"从气治秘"的应用方法。

4. 从气治秘的应用方法

4.1　强肾益气

肾司二便，为先天之本，《杂病源流犀烛·大便秘结源流》指出："大便秘结，肾病也。"肾藏精，精气是构成人体的基本物质，也是人体生长发育及各种功能活动的物质基础。肾中精气的气化作用，主宰着整个津液代谢，肺、脾等内脏对津液的转输和布散，均依赖于肾中精气的蒸腾气化作用，津液代谢正常，则肠道润泽通利，大便柔软易排。若肾气虚，封藏无力，则肾中精气易于流失，一方面津液不化，肠道失润；另一方面，纳气无力，进一步影响肺的肃降功能，而影响排便。肾中精气互生互化，故欲补肾气当精气同补，田教授喜用肉苁蓉、沉香、牛膝等味。肉苁蓉味甘、咸，性温，归肾、大肠经，补肾壮阳、益精血、润肠通便，《神农本草经》记载"主五劳七情，补中、养五脏、强阴、益精气"，且此味药功效缓和，尤适用于虚不受补之人，如《医宗必读》中说："益精壮阳事，补伤润大肠，滋肾补精之首药，温而不热，补而不骤，故有苁蓉之名，苁蓉性滑。"《证治汇补·秘结》曰："少阴不得大便以辛润之。"故用味辛苦之沉香，其性温，归脾、胃、肾经，行气止痛、降逆调中、温肾纳气，《医宗必读》有："芬芳之气，与脾胃相投，温而下沉，调和中气……破结滞而胃开；温补下焦，壮元阴而肾暖，大肠虚闭宜投，小便气淋须用。"牛膝味苦质滑，善降泄下行，性平偏凉，兼酸收补益，入肾经，润肠通便，补中续绝，助十二经气，治心腹诸痛，疗脐下坚结，《本草经疏》记载"牛膝走而能补，性善下行"，《医宗必读》载："益精强阴，引诸药下行甚捷。"三药合用，强肾精，益肾气，助元阳，利二阴而通二便。

4.2　疏肝理气

肝主疏泄，主掌一身之气机，对气的升降出入的平衡协调起着重要的作用，是血液正常运行、津液正常输布代谢的一个重要条件。肝的疏泄功能与脾胃的升降功能密切相关，肝疏泄正常，则脾的运化功能，升清功能，胃肠的降浊功能均得以正常。肝的疏泄功能还具有调畅情志的作用，对久病不愈兼见情绪抑郁、焦躁的患者有重要的意义，《四圣心源》中说："凡病之起，无不因于木气之郁，以肝木主生，而人之生气不足者，十常八九。木气抑郁而不生，是以病也。"若肝气郁结，久滞不散，气郁化火，反辱大肠，或气与肠中之糟粕互结，则便干而滞涩难排，田教授认为，此时当疏肝理气，解郁开秘，药选柴胡、决明子等。柴胡味苦、辛，性微寒，入肝胆经，辛香调达，疏解肝郁，升举肝胆清阳之气，常作少阳引经药，《神农本草经》记载"主心腹肠胃中结气，饮食积聚，寒热邪气，推陈出新"。决明子味甘、苦、咸，性微寒，归肝、肾、大肠经，为"足厥阴肝家正药"，具有清肝、润肠通便之功。肝藏血，血为气之母，且肝血为阴，肝气为阳，阴阳互济，方能气血调和，故治肝气必治肝血，选用当归一味。当归味甘、辛，性温，归肝、心、脾经，补血、活血、止痛、润肠通便，治肠燥便难，赤痢后重，癥瘕结聚，《医宗必读》：“当归祛瘀生新，舒筋润肠，当归善滑肠。”三药合用，共奏疏肝理气、助血调肝之功。

4.3 健脾行气

脾为后天之本，气血生化之源，且脾居中焦，为气机升降之枢纽。脾气维持着脾胃的正常的运化水谷功能和统摄血液功能，为大肠正常的生理活动提供充足的饮食物精微和血津供应，并使粪便得到滋润，而不至于太干燥，易于排出。脾气充盛，升清有度，保证了胃肠的降浊功能，使清者自升，浊者自降，粪便等浊秽之物降而不留。关于治脾，田教授常用黄芪、白术、党参等补气健脾，助阳散结；厚朴、枳壳、莱菔子等味下气行脾，助脾之运化水谷功能。黄芪味甘，善补中土，又能温养肺气，为补脾肺之气的要药，其甘温升浮，补气之中而具生发之性，更助脾脏的升清功能；其能补气而生血、摄血、活血，益气而生津、助阳、除热，可谓一药多功。党参味甘，质地柔润不燥不腻，性平，无寒热之偏，归脾、肺经，健脾气而养血，益肺气而生津，且生津而不助湿，养血而不滋腻，凡脾肺气虚，血虚津亏者皆宜之。两药均可用于脾肺气虚之便秘，且同具养血之功，对于气虚兼便干，面色萎黄的患者尤为适用。白术味苦、甘，性温，归脾、胃经，善补气健脾，田教授认为白术补后天之力强，既可用于止泻亦可用于治疗便秘，均取其健脾升清之意，《本草正义》中说：“白术最富脂膏，故虽苦温能燥，而亦滋精液……万无伤阴之虞。”《王旭高·医书六种》中云：“白术生肠胃之津液，大便硬是肠胃津液干枯，故加白术。”此外，白术尚能固表止汗，治脾气虚便秘兼见汗出者尤为适用。厚朴其味苦、辛，性温，气芳香，其苦能降气消痰，《证治汇补·秘结》曰：“太阴不得大便以苦泄之。”其辛能行气除胀，其香能化湿消积，其温能祛寒除满；其入脾、胃、肺、大肠经，能行脾气，又能降肺气，通腑气，具温降散滞之功，既下有形之积，又散无形之滞，治胸腹痞满胀痛，宿食不消，《药性论》记载“主疗积年冷气，腹内雷鸣，宿食不消”，《本草发挥》载“能治腹胀”，《医宗必读》中说：“辛能散风邪，温可解寒气，下气消痰，去实满而宽膨，温胃和中，润肠腹而止痛”，故便秘见中焦积寒，痰食不化，脾气壅滞者多用。莱菔子味辛、甘，性平。入脾、胃经，下气，消食，治食积气滞，胸闷腹胀，利大小便，助肺治喘。枳壳味苦、辛，性微寒，归脾、胃、大肠经，助传导之官，破气消积、化痰除痞，具利气之功，《本草纲目》记载“健脾开胃，调五脏、下气、止呕逆，利大小肠，亦治便秘、脱肛"。三药可用于便秘见纳呆腹胀的患者。上药合用，共奏"培土生金"之效。

4.4　润肺助气

肺居上焦，贵为华盖，主一身之气，参与气的生成，肺的呼吸均匀和调，是气的生成和气机调畅的根本条件，《素问·五脏生成》说："诸气者，皆属于肺。"肺主宣发，通调水道，有助于津液和水谷精微输布于全身，为水之上源。肺能肃降，与大肠相表里，故肺气足，肃降有力，则魄门启闭有度。肺气郁闭，宣降失职，水液不行，肠道津液亏少；或肺气虚，气机升降失常，推动无力，大肠传导迟缓，均可见大便艰涩难行，《医经精义·脏腑之官》曰："大肠之所以能传导者，以其为肺之腑，肺气下达，故能传导。"肺金喜润，治宜润肺降气，"提壶揭盖"，以助肺之肃降，如《石室秘录·腑治法》云："大便闭结者，人以为大肠燥甚，谁知是肺气燥乎？肺燥则清肃之气不能下行于大肠。"田教授喜用黄精、杏仁、瓜蒌仁等药物。黄精味甘而润，入肺经，补宗气，又入脾、肾经，滋阴填精，补脾益气，化生气血，能补通运，其性平，可久服而无偏胜之弊，《本经逢原》曰："黄精，宽中益气，调和五脏，肌肉充盈，补髓强肾。"瓜蒌仁味甘、微苦，性寒，归肺、胃、大肠经，能清肺化痰，通胸膈闭塞而宽胸利气散结，滑利下行，能润大肠燥结而导滞通便。杏仁，质润善于苦降下气，入肺、大肠经，助肺润肠，下气通便，《药性论》记载"疗久病大肠燥结不利。"《医宗必读》中载："散上焦之风，除心下之热，利胸中气逆而喘嗽，润大肠气闭而难通。"《本草便读》曰："专攻降气……能润大肠，故大肠气秘者可用。"

4.5　通腑降气

胃与大肠同属于六腑，为饮食物从消化吸收到排泄的通道，《医宗必读》曰："足阳明经为水谷之海，手阳明经为传导之官，二经相为贯输，以运化精微者也。"大肠的排出糟粕是胃降浊的延续，且糟粕浊邪久居肠内，有阻碍气机之弊，故补气行气之余当降胃气，通肠腑，以祛陈腐之积，《素问·至真要大论》曰："其实者，散而泻之。""留者攻之"，《内经》中有："其下者引而竭之，中满者泻之于内。"田教授常用槟榔、大黄之类。槟榔味苦、辛，性温，归胃、大肠经，杀虫、消积、行气、利水，《本草》曰："除一切风，下一切气，宣利五脏六腑雍滞，破坚满气，除瘤结。"《医宗必读》载："降至高之气，似石投水；输后重之急，如骥追风。"

《本草纲目》曰："治泻痢后重，心腹诸痛，大小便气秘，痰气喘急。"大黄入胃、大肠经，泻热毒，破积聚，行瘀血，治实热便秘，食积痞满，荡涤肠胃，推陈致新，通利水谷，调和化食，安和五脏。田教授认为当活用大黄以疗顽固之秘疾，实用大黄，虚用酒大黄。两药适当应用可助补气之功，增诸药之力，达到事半功倍的疗效。

5. 典型病案举例

5.1 临床资料

孙某，女，52 岁，2005 年 8 月 19 日以排便困难 7 年，加重 2 年为主诉就诊。

现病史：患者自述 7 年前无明显诱因出现大便困难，大便 3～4d 一行，便质不干或稍干，排出困难。近二年来，病情加重，大便 5～7d 一行，间断使用番泻叶、开塞露等药物或用手法辅助排便。现证见：大便 5～7d 一行，便干稍硬，排出困难，面白神疲，肢倦懒言，纳呆腹胀，便后汗出乏力，舌淡紫，脉虚涩。诊断：虚秘（气虚型），治法：健脾润肺，通腑降气，处方：黄芪 25g，党参 20g，白术 30g，黄精 30g，莱菔子 30g，厚朴 15g，杏仁 15g，枳壳 15g，瓜蒌仁 20g，榔片 10g，桃仁 5g。

上方每剂水煎取 150mL，分 2 次口服，每日 1 剂。

二诊：7d 后，患者自述服药期间排便 2 次，便质变软，自觉排便较前通畅，腹胀缓解，气力增加，但仍食欲不振，舌淡，脉虚。上方去榔片、桃仁，加炒麦芽、陈皮，整理如下：黄芪 25g，党参 20g，白术 30g，黄精 30g，莱菔子 30g，厚朴 15g，杏仁 15g，枳壳 15g，瓜蒌仁 20g，炒麦芽 15g，陈皮 10g。

三诊：7d 后，患者自述大便 2～3d 一行，排出通畅，质软成形，便后稍乏力，无汗出，无明显腹胀，饮食改善。舌淡苔白，脉平。效不更方，去厚朴、杏仁，减党参为 15g，继服 7d 后，复诊时患者排便正常，无明显不适，再服 1 周以巩固疗效，随访 3 个月未复发。

5.2 讨论

此患者既有面白神疲，肢倦懒言，便后汗出乏力，脉虚等虚证表现，又有纳呆腹胀，大便质干，舌淡紫，脉涩等气滞血瘀的实证表现，虚实夹杂。田教授认为治疗此类患者，当从虚入手，气虚为其根本原因。因气虚，动则气耗，则便后乏力；气虚，固涩无权，则便后汗出。脾气虚，运化无功，则气血生化无源，大肠无以濡润，而见便干；脾虚，四肢无养，清阳不升，神元失充，而见面白神疲，肢倦懒言；肺气虚，肃降无力，则大肠推动迟缓，大便数日不行。田教授还认为此患者是因虚致实，不治虚就无以祛实。因气虚，运血无力，则血滞不行，而见舌淡紫，脉虚涩；气虚，大肠传导无力，糟粕不去，则腑气不通，而见纳呆腹胀。处方中以黄芪，党参为君，黄芪为补脾肺之气的要药，补气之中而具生发之性，更助脾脏的升清功能；党参，质地柔润不燥不腻，健脾气而养血，益肺气而生津，两药和用，共为健脾益肺之功。方中黄精、杏仁、白术、瓜蒌仁、莱菔子、枳壳、厚朴为臣。黄精入肺经，补宗气，又入脾、肾经，滋阴填精，补脾益气，化生气血，能补通运；杏仁质润善于苦降下气，入肺、大肠经；白术入脾、胃经，健脾益气，现代药理学研究表明，白术的主要化学成分为内酯和挥发油类，具有明显促进小鼠胃排空及小肠推进功能的作用；小剂量对离体豚鼠回肠平滑肌收缩有较轻度抑制效应，大剂量则加强其收缩，并呈量效关系；瓜蒌仁润肺、散结、滑肠通便，四药共助君药益气润肠，下气通便；莱菔子下气，消食，利大小便；枳壳入脾、胃、大肠经，助传导之官，具利气之功；厚朴能行脾气，又能降肺气，通腑气，既下有形之积，又散无形之滞，三药和用，消食、下气、通腑。槟片消积、行气，除脘腹胀痛；桃仁活血祛瘀、推陈生新、润肠通便，初诊时，方中加用两药为佐使，以祛已成之实邪，但应中病即止，二诊后，气有所补，血有所行，故减两药不用。

6. 结语

综上所述，"从气治秘"是指以"以补通塞，以补治秘"的治秘思想为理论基础，以"调肝理脾健胃，补肺强肾养心，通腑润肠"的治秘方法为应用指导，临床上以强肾益气、疏肝理气、健脾行气、润肺助气、通腑降气等方法，进行补气、行气的治疗便秘的方法。笔者总结田教授经验，对"从气治秘"的认识和应用尚有以下几点体会：①"从气治秘"包含补气和行气两个方面，应用于慢性功能性便秘时应以补气为主，行气为辅。②补气包括补脾气、补肺气、补肾气等方面，三法临床应用应各有侧重，因脾为后天之本，气血生化之源，故以补脾气为补诸气之本；年老或素体禀赋不足的患者，当重用补肾气之法；伴有肺气不利，或久卧少气的患者，当用补肺气之法，或气血津液已补，大便仍干的患者，亦当补肺行津，津液布散，则大肠得润，而糟粕自通。③行气包括行脾气、助肺气、疏肝气、降腑气，其中，降腑气又包括了降胃气和大肠之气，降腑气当与行脾气相虚为用，使清气得升，则浊气自降；疏肝气，可疏调一身之气机，久病肝郁气滞、或实邪阻滞气机，应用尤佳；因肺与大肠相表里，且肺为气之上源，性主肃降，助肺气，使气能专注下行，可达事半功倍之效。④因气虚则无以行，故行气之前当先补气，过补当防滋腻，故补气之余不忘行气，而通腑降气为治标之法，不可独自使用，应在补气的基础上进行应用。

参考文献

[1] 姜春英，管仲安．肛肠病新论［M］．上海：上海科学技术出版社，2003：91-123.

[2] 周仲瑛．新世纪全国高等中医药院校规划教材·中医内科学［M］．北京：中国中医药出版社，2003：261-269.

[3] 田振国．治秘新法探析［J］．辽宁中医杂志，2003，30（1）：26.

[4] 柳越冬．田振国主任医师治疗慢性功能性便秘经验［J］．中国中医药，2004，2（12）：24.

[5] 李月圆，崔撼难．简明中药［M］．沈阳：辽宁科学技术出版社，1994：249-273.

[6] 隋楠．田振国治疗便秘的经验［J］．辽宁中医杂志，2004，31（12）：978.

[7] 马晓松，樊雪华．白术对动物胃肠运动的作用及其机制的探讨［J］．中华消化杂志，1996，16（5）：261.

田振国教授治疗慢性非特异性
溃疡性结肠炎经验探析

（辽宁中医药大学 2007 届硕士研究生　路　越）

慢性非特异性溃疡性结肠炎（chronic nonspecific ulcerative colitis，以下简称溃结）是一种病因不明的结肠炎性病变，表现为腹痛腹泻、里急后重、黏液脓血便及不同程度的全身症状，病情缠绵难愈，治愈后常因外感、饮食失常、情志失调、劳倦过度等因素而复发。近年来随着人们生活水平的提高，饮食结构及社会节奏的改变，溃结在我国的发病率逐年上升。由于治愈难度大，复发率较高，并与结肠癌的发病存在一定的关系，已被世界卫生组织列为现代难治病之一，也成为当前中医药界在消化领域所关注的热点问题。

中医药防治溃结有着悠久的历史和丰富的经验，一方面遵循中医辨证论治与辨病论治相结合，注重扶正祛邪、止血活血、通塞升降等方法的应用，体现中医辨证论治法则的灵活性；另一方面又坚持内病外治、内外结合的有效治疗方法，针对性地采用具有清热解毒、祛腐排脓、生肌敛疮等作用的中草药进行保留灌肠治疗，使药物直接作用于病位。

田振国教授从医 30 余载，擅长中医胃肠病的诊治，尤其对慢性非特异性溃疡性结肠炎的中药内服治疗造诣颇深，遣方用药精妙，师古而不泥古，不断创新，临症疗效非常显著。笔者有幸师承，思其精要，体会至深。兹将先生诊治经验总结一二，以飨同道。

1. 穷其源流，继承昔贤古训

中医虽然没有与溃结完全对等的病名，但是古代文献中却有许多与本病相类似的描述。祖国医学把此病归为"肠澼""小肠泄""大肠泄""大瘕泄"等范畴。《素问·太阴阳明》载："饮食不节，起居不时，阴受之……阴受之则入五脏……入五脏则䐜满闭塞，下为飧泄，久为肠澼"，与本病因某些食物过敏，或因饮食不当而发作相似。《素问·至真要大论》又说："少阴之胜……腹满痛，溏泄，传入赤蜗。"与本病暴发性发病，先见腹泻，而后见便下脓血的表现完全一致。《难经》中"大肠泄者，食已窘迫，大便白色，肠鸣切痛""小肠泄者，溲而便浓血，少腹痛""大瘕泄者，里急后重，数而至圊，而不能便"的记载，基本与本病的症状相合。

随着医家对本病的认识不断完善和发展，又进一步提出了"下利""久利""休息痢""痢疾""泄泻"等，但其内涵与溃结也都不完全相同，张仲景《金匮要略》中提出了"下利"的病名，如"下利已瘥，至其某年月日时复发者，以病不尽故也，当下之"，它突出了本病发作与休止交替出现的特点，后世称之为"休息痢"。《伤寒论》中不仅提出"久利"的概念，而且还提出了治"久利"的方剂，"蛔厥者，乌梅丸主之，又主久利"。慢性持续型溃结与病程较长的"久利"症情比较类似。隋代巢元方《诸病源候论》曰："休息痢者，邪气或动或静，故其痢乍发乍止，谓之休息痢也。"可见时发时止的"休息痢"与溃结最常见的慢性复发型发病特点相似。唐代《备急千金要方》称本病为"滞下"。宋代严用和《济生方·痢疾论治》："今之所谓痢疾者，古所谓滞下是也。盖尝推原其故，胃者脾之腑，为水谷之海，营卫充焉。夫人饮食起居失其宜，运动劳逸过其度，则脾胃不充，大肠虚弱，而风冷暑湿之邪得以乘间而入，故为痢疾。"

宋代以后有了泄泻的病名，如明代《丹台玉案·泄泻门》指出："泄者，如水之泄也，势犹为缓；泻者，势似直下，微有不同，百其病则一，故总名之曰泄泻。"龚信《古今医鉴》："夫泄泻者，注下之症也，盖大肠为传送之官，脾胃为水谷之海，或为饮食生冷所伤，或为暑湿风寒之所感，脾胃停滞，以致阑门清浊不分，发注于下而为泄泻也。"这里包括了溃结的部分证候。

田教授认为，中医病名存在的意义在于能够贴切的描述疾病，能够更好地指导临床，以上病名各有特点，但俱不全面，一味地强调中医病名的统一是不现实的。所以，田师认为如果从发病机制和临床主症的两个关键点出发来定义本病的话，那么，在众多病名之中，从"痢疾"和"泄泻"两个病名共同立论无疑更为贴切，更符合本病的临床实际，而且也避免了病名定义过程中带来的困扰。

2. 详察病情，识其病因病机

许多中医学家在长期的临床实践中，总结自己的经验与体会，对本病的病因病机的认识见仁见智，各有阐述。

　　田教授经过多年的临床摸索认为，对于本病应从脾胃学说的角度来认识分析其病因病机特点。根据中医的"泄泻属脾""脾主运化"的理论，脾主运化水湿、统摄血液。患者多因先天禀赋不足，脾胃虚弱；或后天外感六淫、饮食失节，情志失调、劳倦过度、起居失常等因素，损伤了脾胃，而致脾气亏虚，水湿难以运化。在此基础上致病因素生热化火，湿与热共注于大肠，与气血相搏结，导致腑气不通，气血壅滞，蒸腐化脓，而见腹痛、腹泻、脓血黏液便等症状。中医讲"久病及肾"，痢久不愈，或反复发作，不但损伤脾胃而且影响及肾，导致脾肾亏虚。

　　溃结的发病往往是以上多种因素综合作用的结果。在众多因素中，田教授认为饮食所伤，与本病的发生尤为密切，如过食肥甘酒炙之品，以致湿热内结蕴蒸，肠中气血瘀滞，久则化为脓血，发为本病。如《丹溪心法》所说："皆由肠胃日受饮食之积余不尽行，留滞于内，湿蒸热淤……火气下降，蒸发蓄积，而滞下之症作矣。"本病患者，对某些食物极其敏感，当进食某种食物后即可导致本病的发作，这正说明饮食因素是发生本病的重要原因。

　　其次，溃结的发病受情志因素的影响同样不可忽视。临床中，溃结的患者病程较长，少则一年半载，多则十余年，患者受腹泻、消瘦、乏力、食欲不振等症状的折磨，常忧心忡忡，心理压力较大。患者常表现为急躁、易怒、情绪易波动，被称为"溃疡性结肠炎人格"。脾的运化有赖于肝的疏泄作用，肝的疏泄功能正常则脾的运化功能健旺；脾气调畅，亦利于肝气的疏泄，肝脾两脏在生理上密切相关，病理上相互影响。

　　可见，本病的病位在大肠，但其发病的中心环节还在于脾，脾虚为其根本，湿热、肝郁、瘀血、寒湿为其标实，其中脾虚湿盛贯穿始终，本虚标实，虚实相间，寒热错杂是其发病特点。

3. 重视辨证，治疗标本兼顾

3.1　辨证分型

　　辨证论治是中医诊治疾病的主要手段，是运用"四诊""八纲"，对各个症状的发生变化，性质及与有关脏腑关系，进行分析综合、探求其病因、病机，找出病位所在，从而做出诊断，然后才确定与之相应的治疗原则及治疗措施。中医治病重在辨证，所有治法、处方和用药等一系列的措施，都是根据辨证而来的，所以，有了正确的辨证，才能合理治疗；有了明确的治疗原则，选方、用药便有了方向。喻嘉言强调："先议病，后议药。"议病就是辨证，议药就是论治，不论病和药必须通过"议"也就是辨和论。医道在乎识证、立法、用药三大关键，三者之中，"识证"尤为重要，若"识证不明，开口动手便错矣"。

本病中医辨证分型较多，笔者曾对辽宁中医药大学肛肠医院的肛肠疾病中医药数据库中近10年的有关慢性非特异性溃疡性结肠炎辨证分型的30篇原文进行统计，对本病共分近40个证型，按其出现的频率统计，出现顺序依次为：大肠湿热证、脾虚湿盛证、脾胃虚弱证、脾肾阳虚证、肝脾不和证等。中华全国中医学会肛肠学会在1987年"全国肛肠学会溃疡性结肠炎学术研讨会"上通过了《慢性非特异性溃疡性结肠炎诊断分型及治疗标准（讨论稿）》，该方案将溃结分为湿热内蕴型、气滞血瘀型、脾肾两虚型和阴血亏虚四型，是目前中医界得到广泛认可的权威分型方法。

"'文字之医'不可取，医者贵乎临践"，这是笔者在侍诊过程中田教授常说的一句话。师谓中医辨证不能教条，不能拘泥于书本，应根据虚实互见、寒热错杂的临床发病特点进行辨证分型较为合宜，而且更加具有临床指导意义。主要证型如下：

（1）脾胃两虚，湿热内蕴型：胃主受纳，脾主运化，脾胃虚弱则不能腐熟水谷、运化精微，致使清浊不分，混杂而下。在此基础上，因脾失健运，胃失和降，致使湿从内生，蕴久化热，湿热内阻，损伤肠络。临床症见：大便溏泻而胶滞不爽，粪便中常夹有白色黏液或带脓血，里急后重，腹痛绵绵，反复发作，食欲不振，食后脘胀不舒，伴有神疲气短，面色无华，纳食不香，舌淡、苔白腻微黄，或苔根黄腻，脉弦细滑。常因过劳，受凉或饮食不节而加重。

（2）肝郁脾虚，气滞湿郁型：脾气素虚，肝失条达，肝郁横逆乘脾，脾失健运，清气不升，加之气机郁滞化火，脾虚食积湿停常合而为病。症见腹泻或大便秘结难下，腹痛，痛连两胁，或左下腹隐隐作痛，腹痛即便，便后痛减，大便带黏液或脓血，里急后重明显，肛门灼热，常伴有胸脘痞闷，情急易怒，每当精神刺激，情绪紧张而症状加重，舌淡红、苔白腻微黄，脉弦滑或滑数。

（3）脾肾两虚，湿热久羁型：脾为釜，命门似薪，脾胃腐熟水谷赖肾阳之温煦。久泻不止或水湿互胜，伤在肾中真阳，命门火衰，更使本已亏虚的脾土无以温煦，形成脾肾同病之证。与此同时，因脾虚湿滞内停不化贯穿于本病的始终，外感湿邪或内生湿热，致使湿热常常留恋肠间。症见：黎明之前，脐周作痛，腹痛即泻，便下溏薄，混有黄色黏液或不消化食物，肛门灼热，便意频频，甚则便下脓血，肛门下坠感，口干不欲饮，面色萎黄，肌肉消瘦，神疲倦怠，纳少，畏寒肢冷，头晕眼花，腰膝酸软，舌淡胖、苔黄白相兼或苔根黄腻，脉沉滑。

（4）脾虚寒湿，水饮留肠型：本病病发日久，脾虚导致水湿内停，湿停更会加重脾虚的症状，两者往往互为因果。湿性重浊黏腻，与水类同，具有壅遏气机，易困脾阳的致病特点。症见：腹痛绵绵，肠鸣辘辘有声，泛吐清水，大便溏薄，便泻清水，每每夹有黏液及不消化食物，腹胀尿少。同时伴有畏寒肢冷，口干喜热饮，倦怠乏力等症状。舌淡苔白，脉沉滑或沉迟。

（5）脾虚热瘀型：初病在经，久病入络。寒热湿滞蕴结曲肠，日久导致血瘀络伤腹泻不止。症见：腹部刺痛，按之痛甚，大便黏滞不畅，泻后有不尽之感，口干不欲饮，便中常夹有黏液，或夹脓带血，舌质淡紫或紫黯，舌边常可见瘀斑，脉弦或涩。

3.2　分型依据

溃结患者一方面由于脾胃两虚或脾肾两虚，生化无源，而致气血亏损，因而临床可见神疲倦怠，面色无华，头晕眼花，食欲不振，形寒肢冷，舌质淡胖，脉濡细缓等种种虚象。另一方面，本病由于内外诸多致病因素的影响而致脾失健运，胃失和降，致使湿从内生，气机郁滞，湿从热化，湿热内阻，损伤脉络，因而又常伴有胸胁痞闷，嗳气，腹胀，腹痛，肠鸣，大便不爽，或里急后重，大便夹有黄色黏液或脓血，肛门灼热，苔黄白相兼，苔根黄腻等实证。因此慢性非特异性溃疡性结肠炎于脏腑标本推究，则标（肠）多实多热，本（脾肾）多虚多寒，临床中最多虚实互见，寒热夹杂之候。分而言之，各有所征，合而求之，不可混淆。因此，治疗时不能偏执一端。

3.3　治疗需知常法

3.3.1　健脾益气以升清：脾为后天之本，主运化水谷和升清。本病因其病程长，反复发作而易损伤正气，导致脾阳虚弱，使其失于对饮食物的运化、对精微物质的转输而不得升清，清浊不分混杂而下，形成久泻久痢之症。而脾虚更易受邪侵扰，以致疾病反复发作而难愈，故对溃结的患者，益气健脾升清是其常用也是必用之法，当居众多治疗方法之首。田教授遵《内经》"土之主，其泻以苦，其补以甘"之旨,多用甘温如黄芪、党参、白术、山药、甘草等悦脾之品,方选缪仲淳的资生丸加减,本方既无参苓白术散之补滞,又无香砂枳术丸之燥消。同时,因脾阳宜升,故对久泻久痢难愈患者,常常加入生黄芪、升麻、柴胡等药,既可健脾益气,又能升阳止泻。

3.3.2 利湿泄浊以祛邪:本病主要致病因素以湿邪为主,其中尤以湿热最为常见。多因湿热郁蒸大肠,腑气不通,气血郁滞,相互搏结,损伤血络,化为脓血而下利赤白。湿邪为患,其性重浊黏腻难去,最易困阻脾阳致脾运失常,且湿热内蕴常伺机而发,故本病病程较长而反复难愈。本病治疗虽以健脾益气为固本之法,但单补脾气,则湿浊难除,且甘味药物多具滋腻之性,过用则有碍湿浊之输化,故祛邪利湿以治标,还须同时兼顾。田教授认为本病虽湿热致病居多,但寒湿证也不能忽视,应该细察其证而加以区分。若大便脓血赤多白少,腹痛,里急后重明显,舌红苔黄腻,为湿热蕴积肠中,可用葛根芩连汤、芍药汤加减,选黄芩、黄连、黄柏等清热燥湿之品。若泻下白冻伴有腹部冷痛,里急后重,舌苔白腻者,此多恣食生冷,损伤脾胃,水湿内停,湿从寒化,气机受阻,气血凝滞中焦而成。据证若舌苔薄白腻可用藿香、佩兰、苏叶等芳香化湿之品;苔白厚腻者用平胃散加减以温化寒湿。若一见"炎症"就攻以寒凉,则会雪上加霜,症情将日趋加重。

3.3.3 疏柔肝体以助脾运:肝主疏泄,脾主运化,而脾之运化有赖于肝的疏泄,肝之疏泄正常,则脾的运化功能始能健旺。临床中大都由于脾气素虚,或本有湿滞内停,以郁怒为诱因,肝气横逆而发病,正如张景岳所云:"凡遇怒气便作泻者,必先以怒时夹食,致伤脾胃,故但有所犯,即随触而发,此肝脾二脏之病也。"治以利肝扶脾,理气升清为主,痛泻要方在临床上最为常用。田教授认为肝脾两脏的关系,在临床中并非只此一端。如若患者腹中急痛,痛即欲便,便后疼痛不减,坠胀不已,里急后重,肠鸣辘辘,胁胀嗳气,便夹赤白,舌苔白,脉弦,则结合痛泻要方加木香、枳壳、槟榔、厚朴、青皮、陈皮、制香附等疏肝理气,运脾和中。若患者情志抑郁,腹胀痛泻,形瘦色倦,干呕食少,头痛眩晕,舌红少苔或无苔,脉细弦,此为肝阴虚耗。治宜柔肝敛阴,运脾和中。痛泻要方即不适意,治须酸苦泄热,甘酸化阴,药用白芍、甘草、乌梅、木瓜、扁豆、石斛、山楂、生麦芽之类始能和拍。且酌以绿萼梅、佛手等理气而不伤阴之味,达柔肝调气之效。可见,此证治疗并非一端,在治疗上不仅要"知其常",而且要"达其变"。

3.3.4　温肾助阳以益脾健：溃结缠绵日久，"浅者在脾，深者在肾"。脾为后天之本，肾为先天之根，而"脾阳根于肾阳"，脾之运化水谷，化生精微，须借肾阳之温煦。本病虽脾虚为本，但日久病可及肾，致肾阳不足；而命门火衰，不得温煦脾阳，又致脾之运化功能更弱，水谷不化精微反为湿浊，下渗而发泄泻或下黏冻。而脾肾虚弱，又易受邪侵扰而急性发作。田教授在治疗时以脾阳虚作为病机的着眼点，正如《景岳全书·泄泻》所谓："泄泻之本，无不由于脾胃。"常以调补先后二天，寓健脾于温肾之中，治疗上多以健脾运中为主，温肾益火为辅，用药时党参、白术、茯苓、山药量宜加大，旨在脾旺方能磨谷；泻久体虚配用黄芪、升麻、柴胡益气升清，鼓舞脾气；泻下滑脱不固酌加诃子、石榴皮收敛止泻。田教授从督脉着眼，督脉总督一身之阳，督脉之气是敷布命火的动力，通补督脉则令阳回。擅用淫羊藿、鹿角霜、菟丝子、补骨脂、赤石脂等温肾壮督之品，以振奋肾阳，温壮督脉。

3.3.5　祛瘀整肠以助溃疡愈合：本病日久，每多兼瘀，即所谓"泻肚日久，百方不效，是总提瘀血过多"。脾主中州，主运化而灌溉四旁，五脏六腑四肢百骸皆赖以养。饮食不节、情志失调、毒邪蕴结等因素，导致本病日久不愈，每致气血失和，脾络瘀滞，运化不良，形成恶性循环。临床上，每见患者腹泻反复发作，夹有黏液，腹痛而有定处，舌质紫黯或有瘀斑，苔白薄腻或厚腻，脉弦而涩，能食形瘦，面色不泽等气滞血瘀之象，经补虚助运诸法无效。田教授常于治疗之时，加入化瘀通络之品，脾络一和，运化复常，水津四布，余症即消。具体治法有二，一则首辨寒热虚实，针对病机投方，其后在辨证施治的基础上，加入当归、丹参、木香，当归不宜过多，一般用量在10~15g，否则有滑肠之弊；木香之量也不可过大，以免伤阴。二则病者若瘀血症状明显，以活血化瘀为主，当以三棱、莪术、香附、川芎、赤芍、红花、桃仁、牡丹皮等随症加减，并注意加以扶正之品，以平和不伤正为度。

田教授在治疗过程中，除了细心观察、辨证论治外，还注重参考现代医学知识，辨证与辨病相结合，融汇新知，并在实践中不断创新，临床效果不断提高。

随着结肠镜在临床中的广泛应用，使中医"望诊"的内容进一步得到丰富与延伸，提高了对本病直观的认识。以辨证论治为主，结合肠镜下的特征表现互参用药，更显有的放矢。镜下所见黏膜充血、水肿、溃疡糜烂、脓血外溢等表现，与人体皮肤疮疡的肌肤溃烂、血水外溢的情况几无二致。因此，田教授也常用没药、乳香两味药，并告之源于陈藏器《本草拾遗》中，此二药有"止大肠泄澼"的记载，它既能使皮肤溃疡收口，对内部胃肠道的溃疡也应有效，运用临床屡获良效。

3.4 临证尚需变化

"理宜严谨，而法宜灵活"，不可拘于古方定法。以上各法虽分别论述，但临症时常需要根据其不同阶段的病机变化特点而配合应用，胶执一法，往往难以收效。

3.4.1 温清并进：田教授通过大量的病例观察发现，在溃结的患者中，大多数既有便下黏液或脓血、口苦、苔黄、尿黄等湿热症状，又有乏力、形寒肢冷、腹痛遇冷则剧、时下黏液稀便、舌胖边有齿痕、脉濡缓等虚寒的症状。因此，田教授运用"苦寒之药以清湿热，辛热之药以温中阳"的寒热并用治疗方法，使清热不伤阳，温里不助热。临床验证此法，多数患者在用药初期即可收效，为进一步治疗铺平了道路。本法尚寓辛开苦降之义，即叶天士所谓"辛以开之，苦以降之"，以辛味之药有辛散温通之效，能升能散，促脾升清；苦味之药有趋下沉降、清热解毒之功，能降胃之浊气，正合叶氏"脾宜升则健，胃宜降则和"之旨。

其实，运用寒热并用的方法治疗泄泻、痢疾古已有之。如《伤寒论》中生姜泻心汤治疗"伤寒汗出解之后，胃中不和，心下痞硬，干噫食臭，胁下有水气，腹中雷鸣，下利"，甘草泻心汤治疗"伤寒中风，医反下之，其人下利日数十行，谷不化，腹中雷鸣"以及乌梅丸"主久利"等，皆为治泻痢之名方。柯琴评乌梅丸说："久痢则虚，调其寒热，扶其正气，酸以收之，其利即止。"喻嘉言亦云："久利而便脓血，亦主此者，能解阴阳错杂之邪故也。"徐大椿亦盛赞曰："治久痢之圣方。"故叶天士以之灵活化裁治疗噤口痢、久痢，取得良好的疗效。可见，古人早就认识到久泻久痢中寒热错杂这一病机的存在。

在具体用药的选择上，田教授尤喜用胡黄连、吴茱萸二味药。考胡黄连苦寒，入肝、胃、大肠经，乃苦寒泻火、清热燥湿之佳品。"善除湿热，故主久痢成疳及冷热泻痢，厚肠胃"（《本草经疏》），《本草正义》曰："按胡黄连之用，悉与川连同功。唯沉降之性尤速，故清导下焦湿热，其力愈专，其效较川连为捷。"用胡黄连厚肠，亦清泄阳明湿热，以通为补，以薄为厚。吴茱萸辛、苦、热，能温脾益肾，助阳止泻，且少了附子、干姜燥热伤阴之性，为治脾肾阳虚泄泻的常用药。二药合用，寒热并举，辛开苦降，顺畅中焦气机，振奋肠道功能，切中病理要害，再临症加减，往往能收到比较明显的疗效。其中，胡连制吴茱萸之温，吴茱萸化胡连之寒，使之苦而不寒，温而不燥。先生强调临诊时，要认清寒热孰轻孰重，分清主次，有所侧重。

3.4.2　通涩合参：本病多由感受外邪、饮食不节，内伤七情等因素，导致脾胃纳运失职，其病位在肠腑，大肠为"传导之官"，小肠为"受盛之官"，前者司"变化"，后者主"化物"，一旦肠腑发生病变，则"变化"无权，"化物"少能，必然形成湿热、寒湿、瘀血、饮食积滞等邪滞于肠。久之中州渐亏，难以运化，积滞愈甚。反之亦然。二者循环往复，互为因果。并由此而脾虚及肾，而肠滑不禁。临床中会见到大便滑脱不止，反复发作腹痛，兼有里急后重，便下脓血，舌苔厚腻，脉象沉滑或沉弦等症状。"六腑以通为用"，古有名训，故治宜祛邪通滞自不必说，但本病毕竟是虚实夹杂的病机，患者大便日数次、甚至十余次，既易伤津，又可耗气，一味地荡涤肠腑会使滑脱的症状更加严重，甚至可能使患者因正气无力抗邪而使病情急转直下，当此之时又非收涩无以建功，据此，田教授采用通涩并施的方法，以酒大黄配乌梅为常用对药。酒大黄每剂用量在 5~10g；乌梅则在 10~15g。大黄经酒制后虽苦寒之性大去，但其推陈致新之能尤在，对于久病有血瘀的患者最为适合，乌梅能够涩肠止泻痢，具有收敛正气及驱除邪毒的双重作用，两者合用，有下不伤正，敛不留邪，互制互济，相反相成之功。临床中还可以合入秦皮、椿根皮等具有清热化湿、涩肠止痢双重功效的药物，以加强药物的协同作用，使疾病早日向愈。

3.4.3　消补同用："诸湿肿满，皆属于脾。"脾为喜燥恶湿之脏，湿邪最易引起腹泻，腹泻更易引起脾虚，所以利湿健脾，又成为治泻的关键，五苓散、胃苓汤即是对症良方。但从临床观察，脾虚运化功能障碍，食滞停积并不少见。患者大便稀溏，泻物酸臭多夹完谷或夹黏液，大便次数不等，伴见脘腹胀痛、泻后觉舒，嗳腐吞酸、恶心呕吐、不思饮食，苔腐腻垢浊，脉多沉缓，纯用培土止泻，往往呆滞难运，故治疗时宜消补同用，需在补脾之中佐以化湿导滞之品，对促使胃肠功能恢复，有相得益彰之妙，田教授用资生丸加减，即有此义。方中黄芪、党参、白术、山药、茯苓等以益脾健，酌加砂仁、豆蔻仁、泽泻、焦三仙、莱菔子等化湿导滞，在扶正之时，在补剂中加入理气的木香、香附、枳实等通利之品，使"补而勿滞""补不碍胃"，以更好地发挥补益作用。

3.5 药物配伍精当，应用随症化裁

田教授通过大量临床经验积累，拟定了一套治疗慢性溃结的独特经验方，方中药物配伍合理、君臣佐使分明，并在此基础上灵活应用，随症加减，方中药物组成如下：党参、黄芪、白术、茯苓、吴茱萸、胡黄连、防风、柴胡、白芍、砂仁、莱菔子、焦山楂、甘草。

3.5.1 方解：其中，党参、黄芪二药同为甘温补气，补益脾胃之品，但补益作用略有不同，党参补益脾胃之气，黄芪则更有升提中气的作用。本病患者常有脾胃虚弱而兼气虚下陷、清阳不升之症，二药常需相合为用，为方中之君药。气虚较甚者，初时用量不宜过重，因脾胃气虚，用重量后可致气壅不运，反生满闷，即所谓"虚不受补"，故宜先用轻量，俟其气渐复后，便可逐渐加重，诚如张景岳所说："用补之法，贵乎先轻后重。"

白术性温味甘，微苦微香，功能健脾补气，化湿利尿，本药主要功效在健脾气，脾健则湿自化。茯苓味甘性平同样具有健脾补中的作用，并且能渗湿利尿而无伤阴之弊，两药配伍，既使脾健，又使湿浊从小便而去。正如李世材所说："使湿从小便而去，如农人治涝，导其下流，处卑隘，不忧巨浸，治湿不利小便，非其治也。"吴茱萸、胡黄连的性味归经、功效主治以及配伍特点在治法中已论及，故不再赘述，以上四味为方中之臣药，消补兼施、寒热并用。

田教授还汲取了现代名老中医家之精华，在方中加入柴胡、防风两味风药，不仅可以疏表，领风邪从肌表而出，更重要的是具有升阳除湿、升提中气之功，取其"下者举之、风能胜湿之义"。防风味辛甘，性微温，功在祛风；柴胡味苦辛，性微寒，功在疏肝理气，升举清阳。两药一般用量为 10~15g，在方中确实可起到以少胜多画龙点睛的作用。白芍苦酸微寒，入肝、脾经，《本草正义》中提到此药能"止热泻""为腹痛之主药"，《药品化义》则说能"除肠胃湿热"，与甘草相合为芍药甘草汤，是治疗腹部挛急疼痛的效方，具有解痉的作用。砂仁性温味辛，归脾胃经，具有化湿行气、温脾止泻的作用；莱菔子味辛甘，归脾、胃、肺经，能行能散，消食化积之中，尤善行气消胀。二药合为消胀散，能"消一切胀满"，田教授称其具用"冲墙倒壁"之功。山楂酸甘微温，归脾、胃、肝经，为消肉食积滞的要药，又可活血散瘀，用于食滞不化，腹痛泻泄。《随息居饮食谱》说"醒脾气，消肉食，破瘀血，散结消胀，解酒化痰，除疳积，止泻痢"，此药经炒用后更使其止泻止痢的功效得到了加强。以上 6 味共为方中佐药。

甘草甘平，归脾胃诸经，能缓急止痛，如上所述常与芍药相使为用。又可清热解毒，用于痈疽疮毒。补脾益气，可补脾胃虚弱。因方中寒药、热药同时应用，甘草又能起协调作用。故在方中兼司佐使之职。诸药合用，可通调肠中气机，恢复肠道正常的生理功能。

3.5.2　化裁：

（1）伴见肛门灼热，里急后重，热偏重者，可加用酒大黄、黄柏、黄芩等。

（2）大便如水样，口黏，饮水少，不饥，小便量少，湿偏重者，可加用苍术、车前子、滑石等。

（3）腰酸、腿软偏肾虚者，可加用菟丝子、补骨脂、淫羊藿、赤石脂等。

（4）四末不温，畏寒肢冷偏寒盛者，可加用肉桂、桂枝、制附片等。

（5）肛门坠胀明显偏气滞者，可加用木香、香附、川楝子、枳实、厚朴、槟榔等。

（6）下利无度，日行十几次甚至几十次者，可加用乌梅、诃子、五倍子、石榴皮等收涩之药。

（7）食积不化者，可加用鸡内金、神曲、麦芽等。

（8）血瘀症状明显者，可加用香附、川芎、赤芍、红花、当归、三棱、莪术等。

（9）下利脓血偏盛者，加用首选地榆、仙鹤草、秦皮、椿根皮、白头翁，其中以地榆、仙鹤草最为常用，田教授谓"地榆专走大肠，清热解毒，收敛攻瘀之力颇佳"，且"清降不虑其过泄，收涩亦不虑其过涩"，对脓血夹杂的血痢收效最捷；仙鹤草除善止血外，并有治痢、强壮之功。《滇南本草》载："治毒白痢"。田教授指出，本品不仅可止血治痢，还能促进肠吸收功能的恢复，可谓一药数效。

（10）有明显的溃疡面的患者，可加用乳香配没药或大贝配生薏苡仁，以促溃疡快速愈合。

笔者曾记录了 2005 年 6 月—2006 年 5 月的 32 例诊断为慢性非特异性溃疡性结肠炎患者的病历资料，田教授运用此方随症加减治疗本病，经过 2~7 周的治疗后，临床症状均已消失，其中，23 例经电子结肠镜复查后溃疡黏膜全部愈合，32 例患者中 3 个月未见复发者 28 例，6 个月未见复发者 24 例，远期疗效有待于进一步观察。

4. 典型病例

4.1 临床资料

梁某，男，18岁。2006年10月27日以间断性大便带脓血1年为主诉来诊。

现病史：患者大便每日7~8次，便质稀溏，夹带脓血黏液，里急后重，左下腹腹痛，泻后痛减，脐周胀满，肠鸣不已，便时肛门灼热，小便黄，畏寒肢冷，周身乏力，面色萎黄，纳差、寐不安，舌质淡红，苔白根黄腻，脉弦。曾用药：自制中药制剂、柳氮磺胺吡啶、黄连素等，稍有缓解。

既往史：2005年曾于沈阳市某医院诊断为慢性溃疡性结肠炎。

诊断：慢性非特异性溃疡性结肠炎（脾胃两虚，湿热内蕴型）。

治法：温里清热，涩肠止。

处方：党参20g，黄芪20g，白术15g，茯苓15g，吴茱萸15g，胡黄连15g，防风10g，柴胡10g，白芍15g，砂仁10g，莱菔子10g，焦山楂15g，地榆15g，仙鹤草15g，乌梅10g，酒大黄5g，陈皮15g，甘草15g。

上方7剂，每剂浓煎3次，每次取100mL，混合后分3次口服，每日1剂。

二诊：7d后复诊，患者自述服药期间，大便日4~5次，粪质稀，脓血明显减少，腹胀消失，腹痛稍有缓解，纳和，余症如前，舌质淡红，苔腻微黄。上方去砂仁、莱菔子，酒大黄减为3g，胡黄连减为10g，整理如下：党参20g，黄芪20g，白术15g，茯苓15g，吴茱萸15g，胡黄连10g，防风10g，柴胡10g，白芍15g，焦山楂15g，地榆15g，仙鹤草15g，乌梅10g，酒大黄3g，陈皮15g，甘草15g。

三诊：7d后，患者自述大便每日2~3次，里急后重感，脓血仍见，但已大为减少，腹痛明显减轻，腹暖肢温，饮食尤佳。舌淡苔白，脉弦。加入枳实10g，厚朴10g，当归15g，赤芍15g，上方调整为党参20g，黄芪20g，白术15g，茯苓15g，吴茱萸15g，胡黄连5g，白芍15g，焦山楂15g，仙鹤草15g，乌梅10g，陈皮15g，乳香3g，没药3g，枳实10g，厚朴10g，当归15g，赤芍15g，甘草15g。

四诊：服上方7d后来诊，大便每日2次，排成形软便，脓血消失，患者神清气爽，余无明显不适，行电子结肠镜检查，全结肠未见异常，遂嘱患者停用上方，继服成药参苓白术散自行调理，随访3个月未见复发。

4.2 病例讨论

　　此为临床中常见的且具有较强代表性的典型病例，患者既有周身乏力、畏寒肢冷等脾阳虚证，又有便带脓血黏液，腹痛腹胀，苔白根黄腻等肠道湿热证的表现，本虚标实，寒热错杂。田教授治疗以扶正祛邪为原则，以温脾阳祛湿热为治疗大法，通涩兼施、消补并用。脾虚湿滞，湿为阴邪，易困脾阳，脾阳虚衰则畏寒肢冷；脾主肌肉，化生气血，脾虚失职，气血化源匮乏，则周身乏力，面色萎黄。湿热蕴滞肠中则见脓血黏液便，里急后重，肛门灼热，小便黄赤等。方中党参、黄芪为君，以益脾健；白术、茯苓、吴茱萸、胡黄连为臣，健脾利尿，温脾阳清湿热；佐以防风、柴胡，升阳除湿、升提中气；佐以砂仁、莱菔子、焦山楂，行气消胀、化食除积；佐以白芍、甘草，解痉止痛；佐以地榆、仙鹤草止血止痢；佐以乌梅、酒大黄，通腑泄浊，涩肠止泻；合入一味陈皮，一药多用，既可健脾理气，又可使"补而勿滞"，以加强君药的功效，同时，与白术、白芍、防风合为痛泻要方，成为治疗肠鸣泄泻腹痛的名方。二诊邪实已减，但未尽去，遂去砂仁、莱菔子，酒大黄、胡黄连减量。三诊里急后重感、脓血仍见，因酒大黄已用半月，继用恐伤正气，遂去酒大黄，根据"调气则后重自除，行血则便脓自愈"的原则，加入枳实、厚朴、当归、赤芍四味调气行血药，并佐以乳香、没药，以促溃疡向愈。四诊邪实已祛，正气渐复，遂嘱患者自服健脾之品以巩固疗效。

5. 结语

　　慢性非特异性溃疡性结肠炎是一种累及直肠、乙状结肠，甚至全结肠的炎症性肠病。本病因先后天多种因素的影响，致使脾胃虚损，水谷不能腐熟，水反为湿，谷反为滞，致病因素生热化火，共注大肠，合污而下。其临床表现不仅有腹泻便溏、湿泻水泻、久泻不止即泄泻的症状，而且有便下脓血、里急后重即痢疾的症状。本虚标实，虚实相间，寒热错杂是其发病特点，脾虚湿胜是其基本病机。本病依据现代科学诊断，只是肠间病变，但根据中医的整体观念，则须考虑其他脏器。田教授认为，本病脾虚为本，旁及肝肾，需予统盘筹划。田教授通过长期的临床探索，治疗时以脏腑辨证立法，运用健脾益气、清热利湿、温化寒湿、疏肝理气、柔肝敛阴、温补肾阳、活血化瘀等方法进行辨证治疗，并创造性地与八纲辨证理论指导下的"和"法有机地结合起来，根据患者具体情况阶段性的分用或合用温清、消补、通涩等治疗方法，真正做到"多"管齐下、各司其职、标本兼顾。在临床实践中田教授通过自拟的经验方，把这种治疗思想应用其中，患者多能应手而瘥，这也验证了此法的正确性，我辈后学应予以继承和发扬。

6. 附注

6.1 重视患者的心理疏导

中医治病如欲达到预期目的，除医者正确施治外，患者的密切配合至关重要。因此，要求我们临诊时欢颜劝慰，晓之以理，耐心细致地向患者解释病情，解除患者顾虑。即《灵枢·师传》所谓"告之以其败""语之以其善""开之以其所苦"，使患者排除杂念，心情舒畅，正确对待疾病，充分调动和发挥抗御疾病的主观能动性，可收到事半功倍的效果。

6.2 注重患者的自我调节

笔者通过两年的临床观察发现，"屡发暂愈"的反复性是困扰本病治疗的关键问题，临床中大部分患者通过少则15d，多则两个月的系统治疗后，症状均能消失，溃疡黏膜多已修复。但是，经过不同的间歇期后，患者经常由于饮食不善、劳累过度、情绪激动等原因而诱使本病的复发，有的甚至经久不愈。笔者认为，"三分药，七分养"，患者自身的自我调节是至关重要的。首先，注意饮食起居。禁食生冷、滑腻、辛辣、不易消化的食物，远离烟酒，养成良好的作息习惯，做到休作有时，起居有常。其次，平素要注意控制自己的情绪，为人处事做到豁达、乐观，这点对于那些易受情绪影响的患者非常重要。如果要想彻底的根治本病，只靠药物治疗是不可能达到的。

6.3 经验方的现实意义

辨证论治是中医治疗的精髓，经方、时方是古代医家留给我们的宝贵遗产。笔者认为，这些宝贵遗产固然应该继承并发扬，而现代医家的经验方更具有现实意义。在这五千年漫长的历史进程中，人们的生存环境在变、饮食结构在变、社会关系在变、思维意识在变，从而决定了我们所得的疾病无论是在种类还是在性质上，都与古人有很大的不同，这就要求已经为中华民族的繁衍生息做出了巨大贡献的祖国医学也要采取相应的变化，那些深谙中医的现代临床家通过临床实践总结出的经验方，与现代疾病更加对症，可以更好地为现代人的健康服务。

当今社会的生活节奏越来越快，人群的精神压力急剧增加，常可诱发本病的发生。情志失调，必致肝气犯脾；"忧思伤脾"早有明训，这或许是田教授的经验方屡获良效的重要原因之一。

6.4　中药疗法的独特之处

随着现代医学的进步，溃结的治疗越来越广泛，也越来越深入，而这种深入的结果是越来越微观，越来越单一。无论是较原始的柳氮磺胺吡啶（SASP）、激素，还是较现代的免疫调节剂以及抗 CD_4 单克隆抗体，其治疗的角度都是单方面的，或是针对细胞因子，或者是针对炎症介质，或是针对自由基，很少有多角度、综合的治疗作用。而中医以"整体观念"作为其"辨证论治"的基础，以调节机体的宏观状态为治疗目的。

中药与西药所作用的客体都是同一的，两者的作用机制必然有其相同的方面。但中药的成分是复杂的，单味中药就可能有几种或几十种成分，那么十几味中药就有几十种甚至上百种成分，成分的复杂性决定了作用的多样性，这正是中药疗法引以为豪的地方。

参考文献

[1] 单书健，陈子华. 古今名医临证金鉴 [M]. 北京：中国中医药出版社，1999.

[2] 宣磊. 从脾论治溃疡性结肠炎的研究概况 [J]. 中国临床医生，2005，33（9）：15-16.

[3] 江学良. 溃疡性结肠炎的诊断分型及疗效标准 [J]. 世界华人消化杂志，2000，8（3）：332-334.

[4] 张永锋. 溃疡性结肠炎证治规律探讨 [J]. 深圳中国医学会杂志，2005，15（2）：30-31.

[5] 陈治水. 溃疡性结肠炎中西医结合诊治方案（2003·重庆）[J]. 现代消化及介人诊疗，2004，9（4）：240-243.

[6] 陈江. 溃疡性结肠炎中医病机演变特点探析 [J]. 辽宁中医学院学报，2005，7（3）：197.

[7] 范恒. 理肠四方治疗溃疡性结肠炎病机探讨 [J]. 贵阳中医学院学报，2004，26（4）：17-19.

[8] 陈江. 马贵同诊治溃疡性结肠炎经验拾零 [J]. 江苏中医药，2005，26（9）：6-7.

[9] 季雁浩. 邵荣世治疗慢性溃疡性结肠炎的经验 [J]. 江西中医药，2004，（12）：7-8.

[10] 陈华兵. 史仁杰寒热并用法治疗溃疡性结肠炎的经验 [J]. 江西中医药，2004，（8）：47-48.

[11] 张会珍，刘建平. 许占民教授治疗慢性非特异性溃疡性结肠炎临床经验摘要 [J]. 新中医，2002，34（11）：14-16.

[12] 张伦. 周福生教授论治溃疡性结肠炎经验 [J]. 中医药学刊，2003，21（3）：344-345.

田振国教授治疗直肠周围脓肿经验撷要

（辽宁中医药大学 2008 届硕士研究生　王　永）

肛门直肠周围脓肿（perianorectal abscess）简称肛周脓肿，是指直肠肛管周围软组织内或其周围间隙发生的急性化脓性感染，并形成脓肿。本病是一种常见的肛周疾病，约占肛肠疾病的34%，肛周脓肿的主要症状为肛门周围疼痛、肿胀、有结块，伴有不同程度的发热、倦怠、大小便困难等全身症状。如不及时治疗，待破溃后多形成肛瘘，若炎症蔓延加重，可出现败血症危及生命，因此被认为肛肠科的急重症。

中医药治疗肛周脓肿有着悠久的历史和丰富的经验，早在《医门补要·外症用刀针法》中就记载了"用响铜打的铍刀"和"火针"排脓的具体方法，随着人们对肛周脓肿认识的不继加深，治疗方法不继改进，特别是挂线理论的提出，更被认为是治疗肛周脓肿的经典方法。一方面，中医药能够着眼全身，根据患者的不同体质进行加减化裁，使治疗更具有针对性；另一方面，应用中药对局部创面换药治疗，使药物直达患处，配合手术治疗，加快了愈合速度。

近年来随着人们生活水平的提高，饮食结构及社会节奏的改变，肛周脓肿的发病率明显呈上升趋势，因此，如何缩短病程、减轻患者痛苦，减轻患者的经济负担已成为大家关注的问题。

田振国教授从医30余载，擅长用中医药治疗肛肠疾病，对于肛肠科常见及疑难病症的保守及手术治疗造诣颇深，师古而不泥古，继承又不断创新，手法粗犷中透着精细，临床疗效确切。笔者有幸侍诊于侧，得传一二，兹将先生诊治经验总结如下，以飨同道。

一、历史源流

肛门直肠周围脓肿，在祖国医学中属"脏毒""悬痈""坐马痈""跨马痈""肛痈"，也称肛门周围痈疽，最早见于战国《灵枢·痈疽》，称其为"锐疽"有：

"痈疽发于尻，名曰锐疽，其状赤坚大"。南宋末期，陈自明在《外科精要》中首次将本病命名为"痈"，称："谷道前后生痈，谓之悬痈。"古代对本病的命名，多因发病部位的不同而定，因此历代命名也颇为复杂，有"穿裆发""坐马痈""跨马痈""下马痈""上马痈""悬痈""涌泉痈""脏毒"等。一般说"穿裆发""坐马痈""上下马痈"都是指发生在距肛门较远的部位，清代吴谦《医宗金鉴》称："坐马痈在民尾高骨尖略上……下马痈右臀之下褶纹中，上马痈在左臀之下褶纹中。涌泉疽生于尻骨之前，肛门之后。"而"悬痈""脏毒"则距肛门较近。如《疮疡经验全书》记载曰："脏毒者，生于大肠尽处肛门是也。"

祖国医学中不仅对病名有了详细的记载，而且对本病的危害也有着深刻的认识。如宋代窦汉卿《疮疡经验全书》曰："穿裆发，此毒因辛苦得之，生于穷骨穴上，若不速治，毒溃伤予谷道，肉烂脏腑即死。"清代程钟龄《医学心语》有："悬痈，生于肾囊之后，肛门之前，又名海底漏，最难收功。"可见。古代医家已经认识到肛周脓肿病情的危急性和复杂性。

田教授认为，定义过多的病名虽然能够更贴切地描述疾病特征，但病名过多，不利于制定一套统一的诊疗规范，不利于临床工作，因此在临床上以"肛痈"统一命名，制订了一套基本的治疗方案，而对不同类型的肛周脓肿，在应用统一的治疗原则前提下，细化出不同有针对性的具体方法，这样既避免了命名的烦琐，又兼顾了不同类型间的差异，临床工作中更有意义。

二、病因病机

历代医家经过多年的临床实践，对本病病因病机的认识见仁见智，各有不同。田教授在临床中根据患者体质情况，将本病大致分为虚实两类，虚者多由肺、脾、肾亏虚，湿热之邪乘虚下注而成，正如《外科正宗·脏毒论》曰："又有虚劳久嗽，痰火结肿肛门如粟者，破必成漏。"《疡科心得集·辨悬痈论》曰："患此者俱是极虚之人，由三阴亏损湿热积聚而发。"实者或由外感风、寒、湿、燥、火之邪气，邪气入里化热，阻塞气血，瘀血凝滞，热胜则肉腐成脓而发为痈疽。如《灵枢·痈疽》云："寒气客于经脉之中则血泣，血泣则不通，不通则卫气归之，不得复反，故痈肿，寒气化为热，热胜则肉腐，肉腐则为脓。"《河间医学六书》云："风热不散，骨气流溢，传于下部，故令肛门肿满，结如梅李核，甚者及变而为瘘也。"或由饮食不节，过食辛辣肥甘，醇酒厚味，损伤脾胃乃伤而生湿，日久化热，湿热蕴结魄门。如《素问·至真要大论》云："膏粱之变，足生大丁。"《外科正宗》云："夫脏毒者，醇酒厚味，勤劳辛苦，蕴毒流注肛门，结成肿块。"可见，本病病位虽在肛门局部，但有虚有实，与湿热、饮食等因素密切相关，因此临床上需详察病情，辨证论治。

三、治疗方法

治疗原则：肛周脓肿是一种急性感染性疾病，属于肛肠科的急症。田教授认为在条件允许的情况下，一旦确诊，必须及早治疗，以手术治疗为主。如因特殊原因不能行手术治疗，可先行保守治疗，待条件成熟及早行手术治疗，以免形成肛瘘，或病情进一步加重、恶化。

（一）非手术疗法

1. 中医药治疗

1.1 内治

1.1.1 火毒蕴结：即脓肿初期，临床表现为肛门周围突然肿痛，伴有恶寒、发热、便秘、溲赤。肛周红肿、触痛明显，质硬，表面焮热，舌红，苔薄黄，脉数。治疗以清热解毒之法，方用仙方活命饮加减。

1.1.2 热毒炽盛：即脓肿成脓期，临床表现为肛门肿痛剧烈，持续数日，痛如鸡啄，难以入寐，伴有恶寒、发热、口干、便秘、小便困难，肛周红肿，按之有波动感或穿刺有脓。舌红，苔黄，脉弦滑。治疗以清热解毒透脓，方用透脓散加减。

1.1.3 阴虚毒恋：即脓肿溃后，临床表现为肛门肿痛，成脓时间长，皮色暗红，溃后脓出稀薄，疮口难敛，伴有午后潮热，心烦口干，夜间盗汗，舌红，苔少，脉细数。治疗以清热解毒养阴之法，方用青蒿鳖甲汤加减。

1.2 外治

1.2.1 初起：实用金黄膏、水调散外敷；位置深隐者，可用调糊灌肠。虚者可外敷冲和膏或阳和解凝膏。

1.2.2 成脓：可用油调膏外敷。此间保守治疗效果不良，应根据脓肿部位深浅行手术治疗。

1.2.3　溃后：用红油膏纱条引流，脓尽改用生肌散纱条。日久成瘘者，按肛瘘处理。

2. 西药治疗

对于脓肿初期，炎症浸润，尚未化脓时期，可根据炎症的临床表现，判断致病菌种类，选用有效的抗生素和磺胺类药物。临床常用青霉素、庆大霉素及磺胺类药物，局部可用 1：5000 高锰酸钾坐浴。若脓肿破溃，应用生理盐水或甲硝唑冲洗，脓液多者还可用双氧水冲洗。

（二）手术疗法

肛周脓肿早期应用保守治疗无效后，一旦脓肿形成，唯一有效的治疗方法就是手术治疗。

1. 手术原则

脓肿一旦形成，应早期手术或切开排脓，或一次性切开挂线术治疗。

引流通畅，不留死腔。尽量找到感染源，即内口，争取一次性手术处理，避免肛瘘形成。

发生在肛提肌以上的脓肿，实在找不到内口的，且全身症状重者，不必勉强，可先切开排脓，待形成肛瘘后行二次手术。

适当选择切口，以减少对肛门括约肌的损伤。

2. 手术方法选择

切开引流法：适用于高位脓肿，而且全身症状重的人。

一次切开术：适用于肛周皮下脓肿，低位肌间脓肿，肛管后间隙脓肿。

切开挂线术：适用于所有高、低位脓肿。一般以肛提肌以上脓肿多采用。

3. 肛周脓肿几种手术方法的具体操作

切开引流法：局麻或骶管麻醉后，确定脓肿部位和范围，消毒后，在脓肿波动明显处行放射状或弧形切口，切开皮肤、皮下组织等，充分敞开脓腔，以得引流。彻底排脓后，用手指分离脓腔间隙，先后用双氧水及生理盐水充分冲洗脓腔，然后放置橡皮条或胶膜引流条或纱布条引流，最后下敷料包扎固定。

一次切开术：骶麻下，先行脓肿切开引流，再彻底冲洗脓腔，充分打开脓腔间隔，然后持球头探针从切口处向肛内探入，仔细寻找内口，并由内口探出，于探针下引入有槽探针，切开内外口之间的组织，修剪创缘，使引流通畅，查无出血，凡士林纱条嵌入创面，外用纱布包扎，丁字带固定，术毕。

切开挂线术：骶麻下，于脓肿中心行放射状切口或弧形切口，用止血钳钝性分离组织间隔，充分引出脓汁，然后以食指分离脓腔间隔，冲洗脓腔，用球头探针自切口插入，沿脓腔底部轻柔而仔细地向肛内探查，同时以另一食指在肛内作引导，寻找内口。若未探通，在脓腔最高点或最薄处穿出，挂以橡皮筋，一端从脓腔穿出，另一端从肛内穿出，再将橡皮筋条两端合拢，使其松紧适宜后，结扎固定，修剪创缘，查无活动出血点，凡士林纱条嵌入创面，外用纱布包扎，丁字带固定，术毕。此术式一次治愈率高，避免了后遗肛瘘的形成，是临床中最常用的一种手术方法。

注：中医挂线疗法是肛肠科应用较为广泛，最有特色的治疗方法。首见于《古今医统大全》，有"……用芫根煮线，挂破大肠，七十余日，方获全功"。切开挂线疗法治疗肛周脓肿，为挂线疗法治疗肛周疾病的延伸。利用挂线疗法一次手术根治肛周脓肿，患者不仅避免了接受传统的脓肿切开引流术后肛瘘形成而再次手术的痛苦，而且缩短了疗程，节约了医疗费用。挂线疗法的慢性勒割、异物刺激作用可在缓慢切开组织的同时，底部组织生长、肌肉断端粘连固定，避免了一次切开肛门括约肌所致的肛门失禁等后遗症，这是运用挂线疗法的主要理论基础。利用挂线早期引流、后期的慢性勒割、异物刺激使组织从基底部开始生长，从而维护肛门正常括约功能，是挂线疗法运用于肛周脓肿治疗的依据所在。此方法疗效确切，在临床中已被广泛应用。

坐骨直肠间隙脓肿的手术方法：骶麻下，常规消毒，用双合诊确定脓肿的位置与范围，于脓肿中心处，距肛缘2cm外，行一前后方向的弧形切口，切口应贯穿脓腔。充分排脓后，以食指充分分离脓腔间隔，然后用双氧水、生理盐水依次冲洗脓腔，一手持球头探针从切口处沿脓腔底部向肛内轻轻探入，寻找内口，另一手食指在肛内作为引导，如发现内口，探针从内口处探出，如未发现内口，探针从脓腔的最高点黏膜最薄处穿出，挂以橡皮筋，于内口与外口之间切开皮肤及皮下组织，将橡皮筋两端合拢，使其松紧适宜后，结扎固定。修剪创缘，查无活动出血点，凡士林纱条填塞创面，纱布压迫，丁字带固定，术毕。

后位马蹄形肛周脓肿的手术方法：骶麻下，常规消毒，双合诊确定脓肿的位置与范围，于肛门后位偏一侧行放射状切口，以止血钳钝性分离组织间隔到脓腔，充分排脓后，用食指探查脓腔，可探及脓腔向肛门两侧扩散，破坏其间隔，用双氧水、生理盐水依次冲洗脓腔，然后于肛门两侧脓腔顶点分别各行一前后位弧形切口，并使得两切口与后位切口相通，于后位挂线，两侧切口与后位切口挂入胶膜，不扎紧（此线称虚线，呈松弛状态留置于）。以凡士林纱条填塞，塔形纱布加压包扎，丁字带固定，术毕。

术手予半流食 3d，中药洗剂熏洗每日 2 次，一效膏适量换药每日 2 次以消肿止痛，生肌长肉，抗生素适量静点预防感染。

田教授于临床中常教导我们"'文字之医'不可取，医者贵乎临践"，工作需以书本知识为基础，但不可拘泥于书本，以上手术方式需牢固掌握，根据病情灵活变化。

四、经验总结

田教授认为，对于肛周脓肿的治疗，临床上虽有系统的治疗方案，但要取得满意疗效，以下几点尤注意：合理的选择切口，不仅可以减轻局部创伤，而且可以加快创面愈合；准确寻找内口是根治肛周脓肿的关键；术中操作和术后换药是疾病治愈的保证，正确的处理挂线是加速疾病康复的重要因素。

1. 切口选择原则

（1）直达患病部位。

（2）避开血管、神经、括约肌。

（3）沿着皮纹走行切开。

（4）避开负重部位，如坐骨结节。

（5）引渡通畅，贯穿脓腔。

2. 切口形状的选择

（1）放射状切口：一般适用于皮下脓肿、低位肌间脓肿、前后位脓肿等低位脓肿。

（2）弧形切口：一般适用于脓肿位于肛门两侧且范围大者，如坐骨直肠间隙脓肿、骨盆直肠间隙脓肿等高位脓肿。

3. 寻找内口的方法

内口是肛周脓肿的原发病灶，只有准确找到内口并正确处理好，才可能根治肛周脓肿。内口寻找的方法很多，以下几种方法可供参考。

（1）可参考 Goodsall 定律，结合脓肿部位判断内口。

（2）肛门镜检查法：原发灶处的肛隐窝一般均有炎症表现，局部充血明显，隐窝深大，可见脓液分泌物流出或增大的肛乳头。

（3）压迫排脓法：即用肛门镜显露脓肿部位的肛隐窝，用手指压迫脓肿波动最明显处，如果有脓液溢出的肛隐窝即为内口所在。

（4）双合指诊法：将食指插入肛门，拇指压迫脓肿波动最明显处食指感到有冲击感或黏膜最薄处为内口位置。

（5）探针探查法：肛门镜显露出肛隐窝，用圆形带钩探针探查疑似内口，探针容易进入或有脓液溢出的肛隐窝，即为内口。

（6）术中脓腔探查法：先行切开排脓后，由脓腔向内以探针寻找内口，左手食指放入肛内作导引，如食指触及探针或仅隔一层黏膜，即为内口所在。

（7）在脓肿炎症时期，内口处常处于封闭状态，或内口未溃，不能探查明确内口，则以脓腔最薄点或最高点为内口，探针从此处穿出。

4. 术中注意事项

（1）定位要准确：如不能明显确定位置的，可先行穿刺，待抽出脓液后再行手术。

（2）脓肿范围较大者，如超过 3cm，可行两个以上切口。

（3）引流要彻底：切口长度要贯穿脓腔，且切开脓肿后要用手指去探查脓腔，充分打开脓腔纤维间隔，以利引流。

（4）用探针寻找内口时，用力切忌过猛，以免造成假道。

5. 术后换药要点

（1）多切口的脓腔之间，术后留置引流条 2d。

（2）注意创面彻底引流，不留死腔。

（3）注意创面肉芽及上皮生长情况，必要时修剪创面以促进生长。

6. 关于挂线的问题

（1）挂线原则是：炎症浸润范围越大，挂线宜松，反之宜紧。脓腔位置较高，距肛门较远挂线宜紧，距肛门较近挂线宜松，挂线必须在脓腔最高点菲薄处，掌握好松紧度，使括约肌与周围组织发生粘连，边勒开边修复，故无出血及肛门失禁的危险，挂线太紧，则脱落快，达不到慢性切割作用，不利于创面愈合，且易产生肛门失禁；挂线太松，则切割作用弱，影响疗效。

（2）紧线时间：对于脓腔范围相对较大的脓肿，可推迟紧线时间，利用挂线的持续性引流作用，炎症范围相对缩小，脓腔缩小后再分次紧线，脱线过早影响肛门功能，还可造成轻度肛门失禁，假性愈合。

（3）如挂两个以上橡皮筋者，先以浅者脱落，依次类推。

五、典型病例

临床资料：高某，女，19岁，以"肛旁肿痛伴发热3d"为主诉入院。自述于3d前无明显诱因出现肛旁肿胀疼痛，呈持续性，阵发性加重，端坐及活动受限，伴发热，体温38.0℃左右，予青霉素静脉点滴治疗，症状无缓解，二便正常。

入院检查：T：37.6℃，P：80次/min，R：18次/min，Bp：105/60mmHg。

专科检查：胸膝位：视诊：肛门外形尚整，肛旁从左前位向后至右后位红肿高突，呈马蹄形，5cm×15cm大小，边界不清，指诊：红肿处触之疼痛剧烈，皮温高，波动感（+）肛内进指6cm未触及硬性肿物。窥镜：后位隐窝凹陷。

实验室及辅助检查：血常规：WBC：22.3×10^9/L，G：83.1%，RBC：4.0×10^{12}/L，Hb：123g/L，心电图：正常。

治疗经过：入院后完善各项理化检查，手术指征明显，急诊于骶麻下行肛周脓肿切开挂线术。

手术记录：患者步入手术室，取侧卧位，骶麻成功后，取截石位。术区常规消毒，铺无菌巾，详查病情后，首先分别于左前位及右后位脓肿最高处做放射状切口，小弯钳钝性分离皮下组织，引出脓汁约50mL，色黄质稠。以食指探查脓腔，探及脓腔侵及两侧坐骨直肠间隙及直肠后间隙，充分打开脓腔间隔，不久死腔，以双氧水及生理盐水反复冲洗脓腔，再于脓腔右侧顶端，后位低端及左后位分别做洞式开窗，以球头探针自后位脓腔腔底探入，于同位齿线处顺利探出，引入橡皮筋，使松紧适度，结扎固定，分别于相邻两切口间拴挂橡皮条，使切口间充分贯通，引流通畅，彻底止血，查无活动性出血，消毒，无痛生肌散凡士林纱条嵌入切口，塔形纱布压迫，丁字带固定，术毕。

术后予一效膏换药日 2 次，中药洗剂熏洗日 2 次，予抗生素静点日 1 次预防感染。

术后第 4 天，术区疼痛轻微，创面肉芽新鲜，分泌物减少，晨起 T：36.7℃，复查血常规：WBC：$9.7×10^9$/L，G：80.6%，剪除引流胶膜。

术后第 7 天，创面生长良好，引流通畅，橡皮筋略松弛，紧橡皮筋 1 次。

术后第 10 天，橡皮筋自行脱落，创腔变浅，上皮开始生长。

术后第 25 天，创面基本愈合，肛门功能良好，患者出院。

参考文献

［1］吴在德. 外科学［M］. 北京：人民卫生出版社 . 2003：526.

［2］李杨. 肛门直肠脓肿的外科治疗［J］. 临床外科杂志，1995，3（2）：65.

［3］李曰庆. 中医外科学［M］. 北京：中国中医药出版社，2002：260.

养荣润肠舒治疗中医
虚性便秘模型小鼠的实验研究

（辽宁中医药大学 2009 届硕士研究生 关露春）

便秘是一种常见的临床疾病，是一组多人群发病、多因素存在、以大便排出困难、排便不适感及排便时程延长为主诉的症候群。近年来，随着饮食结构的改变、精神心理和社会因素的影响，便秘的发病率呈逐渐上升趋势，严重影响人们的生活质量。有关便秘的流行病学调查显示，便秘发病率随年龄的增长而升高，65 岁以后增加最明显，65~74 岁为 4.5%，75 岁以上为 10.2%。城市发病率（1.8%）低于乡村发病率（2.13%）。女性发病率为男性 3 倍，非白种人为白种人的 1.3 倍。

便秘大致可分为功能性便秘和器质性便秘，而功能性便秘又可以分为慢传输型便秘、功能性出口梗阻型便秘和混合型便秘，各型便秘的发病机制有待进一步地深入探讨。其中慢传输型便秘占有很高的发病率，占便秘的 16%~40%，严重影响了人们的生活质量，因此与其他几种类型便秘相比，慢传输型便秘的治疗和预防也更加具有理论意义和现实意义。在便秘的治疗方面，有心理疗法、药物治疗及手术治疗等，临床中必须针对不同的病因采取不同的治疗方法，一般是在心理治疗和药物治疗效果不明显的情况下才考虑采取手术疗法，手术的前提是必须严格适应手术适应证，而且术后疗效还有待于进一步观察验证，这样就为新药的开发与研制提出了很严峻的课题。目前临床上治疗便秘的西药不多，且多为泄剂，治标不治本，长期服用还会产生不良后果，与西药相比，中医药对本病的治疗就显示出了很大的优势和发展前景。

根据我国古代医学文献记载的传统医学理论以及现代临床医学的验证，我们认为慢传输型便秘应属中医虚性便秘的范畴，常与饮食、情志和气、血、津液及肺、脾、肝、肾关系密切，故在治疗上应重视本虚这一基本观点，通过调肝理脾、补肺强肾、通腑润肠来调理排便功能的作用，以达治本之目的，只有这样才有可能根治便秘。养荣润肠舒合剂就是在这一理论基础上立法组方的。养荣润肠舒由陈皮、厚朴、黄精、当归、桃仁、杏仁、枳壳、肉苁蓉、甘草、柏子仁、郁李仁和瓜蒌仁等12味中草药组成，12味中草药合而为剂，共奏调肝理脾、补肺强肾、通腑润肠之功效。临床主要用于老年性便秘、习惯性便秘和肛肠科术后便秘等属气虚肠燥者，另外，对于慢传输型便秘的治疗也具有良好的临床疗效。根据其功能、主治，本实验观察了该药对疲劳加饮食失节造成的中医虚性便秘模型小鼠的一般状态、体重、24h排便总粒数和排便总重量以及对小鼠小肠推进率的影响，以此来观察其疗效，探讨其作用机制。

1. 实验材料

1.1 实验动物

健康的普通级昆明种小鼠 96 只，雌雄各半，体重 21.0 ± 3.0 g，由中国医科大学实验动物中心提供，动物合格证书号为：SCXK（辽）2003-0009。

1.2 实验药品及制备

养荣润肠舒：辽宁中医药大学附属医院制剂中心，生产批号：辽药制字（2000）HO57-011 号，实验中的高剂量为养荣润肠舒原汤剂经加热浓缩 1 倍而成，中剂量为养荣润肠舒原汤剂，低剂量组为用蒸馏水将养荣润肠舒原汤剂稀释 1 倍而成；麻仁软胶囊：天津市中央药业有限公司，批准文号：国药准字 Z10940031，使用时用按成人用量 6 粒/d 的比例给药，用蒸馏水配制成 1.5% 的药物混悬液（每次各组小鼠灌胃量均为：0.4mL/10g）。

1.3 主要试剂

0.9%氯化钠注射液、蒸馏水、碳素墨水。

1.4 主要仪器及设备

电子天平、1mL 和 10mL 注射器、小鼠灌胃器、手术剪刀、中弯止血钳、镊子、格尺、图钉、小鼠解剖台。

2. 实验方法

2.1 实验动物的饲养

实验小鼠饲养于辽宁中医药大学实验动物中心。饲养条件为 20 ± 2.0℃，相对湿度40%~60%。实验室自然采光，通风良好，照明昼夜明暗交替周期为 12h，雌雄分笼饲养。

2.2 动物分组

将 96 只小鼠按性别、体重分层，随机分成空白对照组、模型对照组、养荣润肠舒高剂量组、养荣润肠舒中剂量组、养荣润肠舒低剂量组和麻仁软胶囊组，共 6 组，每组 16 只，雌雄各半。实验正式开始：首先各组小鼠均正常饲养 48h，而后各组小鼠均禁食禁水 12h，12h 后空白对照组正常饲养，不限制小鼠的进食量和饮水量，不予以游泳，不参与造模。而模型对照组、养荣润肠舒高剂量组、养荣润肠舒中剂量组、养荣润肠舒低剂量组和麻仁软胶囊组同时继续参与气血阴液亏虚便秘模型的制造，即模拟中医虚性便秘的小鼠模型：5 组小鼠同时采取隔日进食，不限制饮水，加每日游泳 2 次（每次 5min）的方法，连续造模 7d，然后于第 8 天开始，各组小鼠持续禁水 3d，此时造模结束。在造模期间，模型对照组、养荣润肠舒中剂量组和麻仁软胶囊组 3 组分别死亡 1 只小鼠，死亡小鼠均为体重较轻者，死亡原因我们认为主要为造模期间小鼠的体质的逐渐虚弱。然后在第 11 天时同时称量第 1 组到第 6 组全部小鼠体重，并将全部 6 组小鼠垫料换为滤纸（以便在第 2 天，即实验第 12 天记录各组小鼠 24h 粪便总粒数和总重量），而且各组小鼠均恢复正常饲养。然后从第 12 天开始将第 3 组到第 6 组小鼠在恢复正常饲养的同时，持续灌胃给药（灌胃标准：0.4mL/10g）10d，每日 1 次，第 1 组空白对照组和第 2 组模型对照组灌胃等量蒸馏水；并于第 10 天时，将第 2 组到第 6 组小鼠在灌胃给药后，并将第 1 组到第 6 组全部小鼠的垫料换为滤纸，然后于 24h 后记录各组小鼠 24h 粪便总粒数和总重量，并称量全部小鼠的体重，比较各组小鼠上述指标的差异；然后正常灌胃给予含有 2% 碳素墨水的各组药物，20min 后，拖颈处死，然后解剖小鼠，取出小肠（上端自幽门，下端至回盲部），平铺于白纸上，测量墨汁推进长度和小肠的总长度，以墨汁在小肠中的推进距离与小肠全长的百分比作为小肠推进百分率（小肠推进率＝墨汁在小肠内推进距离/小肠全长×100%），以此来评价小肠推进速度。

2.3　统计方法

实验数据采用均数±标准差（$\bar{x}\pm s$）表示，原始数据采用 SPSS13.0 统计软件进行方差分析，以 $P<0.05$ 作为存在显著差异，以 $P<0.01$ 作为存在非常显著的差异，均为有统计学意义的判定标准。

3. 结果

（1）对疲劳加饮食失节造成模拟中医虚性便秘模型小鼠一般状况及体重的影

响：结果见表 1 和图 1。

表 1 小鼠的体重变化（$\bar{x}\pm s$）

分组	初始	造模后	治疗后
空白对照组	21.13±1.87	27.20±1.74	30.33±1.63
模型对照组	21.90±1.72	14.50±0.80	22.00±1.06
高剂量组	21.80±1.79	15.08±1.13	26.77±0.98
中剂量组	21.30±1.39	14.90±0.88	23.70±0.81
低剂量组	22.00±1.77	15.10±1.04	23.70±1.17
麻仁组	21.50±1.70	14.40±1.07	25.30±0.95

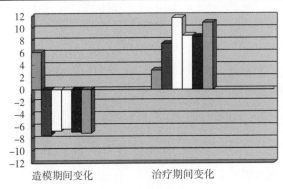

图 1 造模及治疗后体重增减变化

结果显示：小鼠在最初造模开始前各组小鼠的一般状态均良好，无明显差异，而且各组小鼠的体重也无明显差异（$P>0.05$），无统计学意义；除正常组外，其余各组小鼠在经过疲劳加饮食失节等造模后，出现了精神萎靡，皮毛发黄无光泽，食欲不振，体重减轻，嗜卧懒动，大便干硬，而空白对照组，小鼠一般状态良好，饮食、活动正常，皮毛光泽，体重逐渐增加。与空白对照组的小鼠体重增加相比，其余各组小鼠的体重则相反，均有较大减少，二者之间存在着明显的差异（$P<0.01$），具有统计学意义，而其余各组之间相比，则没有明显差异（$P>0.05$），无统计学意义；在恢复正常饮食并持续日 1 次灌胃给药 10d 后（其中空白对照组和模型对照组灌胃给予等量蒸馏水），第 2 组到第 6 组中各组小鼠的一般状态均有不同程度的改善，小鼠毛色光泽，活动如常，但第 2 组模型对照组小鼠的改善情况不如第 3 组到第 6 组改善明显，在体重方面，第 2 组到第 6 组小鼠的体重均有增加，但与第 2 组模型对照组相比，第 3 组到第 6 组小鼠的体重增加均较多，二者相比存在明显的差异（$P<0.05$），具有统计学意义。在养荣润肠舒高、中、低剂量 3 组之

间，第 3 组养荣润肠舒高剂量组的小鼠体重的增加值较多，与第 4 组养荣润肠舒中剂量组和第 5 组养荣润肠舒低剂量组相比，二者之间存在明显差异（$P<0.01$），具有统计学意义；第 4 组养荣润肠舒中剂量组与第 5 组养荣润肠舒低剂量组相比，两组小鼠的体重增加值无明显差异（$P>0.05$），无统计学意义。第 3 组养荣润肠舒高剂量组、第 4 组养荣润肠舒中剂量组和第 5 组养荣润肠舒低剂量组这 3 组与第 6 组麻仁软胶囊组相比，均存在明显差异（$P<0.05$），具有统计学意义，其中第 3 组养荣润肠舒高剂量组的小鼠的体重增加值比第 6 组麻仁软胶囊组的小鼠的体重增加值多，而第 4 组养荣润肠舒中剂量组和第 5 组养荣润肠舒低剂量组的小鼠体重增加值比第 6 组麻仁软胶囊组的小鼠体重增加值少。

（2）对疲劳加饮食失节造成模拟中医虚性便秘模型小鼠排便作用的影响：结果见表 2、表 3。

表 2 24h 排便粒数（$\bar{x} \pm s$）

分组	初始	造模后	治疗后
空白对照组	130.00±11.43	137.75±8.89	145.75±7.94
模型对照组	127.88±10.00	43.29±3.29	78.08±3.28
高剂量组	134.00±11.17	46.40±3.46	115.13±4.27
中剂量组	130.88±8.56	44.00±7.40	107.07±3.58
低剂量组	129.00±10.41	48.00±6.56	100.07±4.95
麻仁组	133.13±10.59	47.57±5.43	100.00±3.81

表 3 24h 排便重量（$\bar{x} \pm s$）

分组	初始	造模后	治疗后
空白对照组	2.99±0.26	3.17±0.20	3.33±0.19
模型对照组	2.94±0.23	0.44±0.03	1.84±0.68
高剂量组	3.08±0.26	0.45±0.03	2.56±0.10
中剂量组	3.01±0.20	0.38±0.08	2.40±0.08
低剂量组	2.84±0.23	0.52±0.13	2.19±0.11
麻仁组	3.06±0.24	0.45±0.03	2.21±0.08

结果显示：小鼠在最初造模开始前各组小鼠的粪便 24h 总重量和总粒数无差异（$P>0.05$），无统计学意义；除空白对照组外，在经过疲劳加饮食失节等造模后，各组小鼠小鼠粪便性状及其总粒数和总重量均发生了明显变化：粪便性状干硬，总粒数

和总重量均明显减少，与空白对照组相比，在造模结束时其余各组小鼠的 24h 排便总粒数和排便总重量较正常组明显减少（$P<0.01$），所以，据此可以说明模拟中医虚性便秘的小鼠便秘模型造模成功。在经过正常饲养和持续日 1 次灌胃给药 10d 后（其中空白对照组和模型对照组灌胃给予等量蒸馏水），各组小鼠的 24h 排便总粒数和排便总重量均有所增加，但第 2 组到第 6 组与空白对照组相比，还是存在着明显的差异，具有统计学意义（$P<0.01$）。与模型对照组小鼠相比，第 3 组养荣润肠舒高剂量组、第 4 组养荣润肠舒中剂量组、第 5 组养荣润肠舒低剂量组和第 6 组麻仁软胶囊组这 4 组在经过 10d 的正常饲养并持续灌胃给药后，小鼠的粪便性状均有明显改善，24h 排便总粒数和排便总重量较造模后明显增加，二者相比，具有明显的差异（$P<0.01$），具有统计学意义，据此可以说明养荣润肠舒与麻仁软胶囊同样对中医虚性便秘模型小鼠具有良好的促进排便作用。与麻仁软胶囊组小鼠相比，养荣润肠舒低剂量组的小鼠的 24h 排便总粒数和排便总重量差异不明显，无统计学意义，而养荣润肠舒中、高剂量组，则与麻仁软胶囊组的小鼠的 24h 排便总粒数和排便总重量具有明显的差异（$P<0.01$），具有统计学意义。第 3 组养荣润肠舒高剂量组、第 4 组养荣润肠舒中剂量组和第 5 组养荣润肠舒低剂量组 3 组之间相比，3 组小鼠 24h 排便总粒数和排便总重量改善情况依次较好，存在一定的差异（$P<0.01$），与养荣润肠舒的剂量成正比，有统计学意义。总体上可以说明，养荣润肠舒可以改善中医虚性便秘模型小鼠的大便性状及小鼠的 24h 排便总粒数和排便总重量，而且对小鼠的 24h 排便总粒数和排便总重量的改善情况与给药剂量呈正比，高中低剂量呈正相关。

（3）对疲劳加饮食失节造成模拟中医虚性便秘模型小鼠小肠推进率的影响：结果见表4。

表4　小肠推进率（$\bar{x}±s$）

组别	小肠推进率（%）
空白对照组	82.18±4.40
模型对照组	66.04±2.69
高剂量组	90.21±3.30
中剂量组	81.77±2.78
低剂量组	72.05±3.56
麻仁组	79.70±3.20

结果显示：在经过疲劳加饮食失节等造模及正常饲养并持续日 1 次灌胃 10d 后

（其中空白对照组和模型对照组灌胃给予等量蒸馏水），模型对照组小鼠的小肠推进率明显低于正常组，存在明显差异（$P<0.01$），具有统计学意义，据此可以说明中医虚性便秘小鼠模型造模成功。第3组养荣润肠舒高剂量组、第4组养荣润肠舒中剂量组、第5组养荣润肠舒低剂量组和第6组麻仁软胶囊组这四组在经过疲劳加饮食失节等造模及10d的正常饲养并持续灌胃给药后，小鼠的小肠推进率明显高于模型对照组，存在明显差异（$P<0.01$），具有统计学意义，据此可以说明养荣润肠舒与麻仁软胶囊同样能够改善中医虚性便秘模型小鼠的小肠推进速度，进而促进小鼠排便。与麻仁软胶囊组小鼠相比，养荣润肠舒中剂量组的小鼠的小肠推进率差异不明显（$P>0.05$），无统计学意义，而养荣润肠舒低剂量组和养荣润肠舒高剂量组，则与麻仁软胶囊组小鼠的小肠推进率具有明显的差异（$P<0.01$），具有统计学意义，其中养荣润肠舒高剂量组的小鼠小肠推进率优于麻仁软胶囊组，养荣润肠舒低剂量组则不如麻仁软胶囊组。第3组养荣润肠舒高剂量组、第4组养荣润肠舒中剂量组和第5组养荣润肠舒低剂量组3组之间相比，3组小鼠的小肠推进率依次递增：养荣润肠舒高剂量组小鼠的小肠推进率高于养荣润肠舒中剂量组、养荣润肠舒中剂量组的小肠推进率高于养荣润肠舒低剂量组，3组小鼠的小肠推进率之间均存在明显的差异（$P<0.01$），有统计学意义。总体上可以说明，养荣润肠舒对模拟中医虚性便秘的模型小鼠具有良好的促进小肠推进速度的作用，从而促进小鼠排便，而且养荣润肠舒对模拟中医虚性便秘模型小鼠的小肠推进率的改善情况与养荣润肠舒的给药剂量呈正比，高中低剂量呈正相关。

综上所述，养荣润肠舒可以明显改善模拟中医虚性便秘模型小鼠的一般状态，促进模型小鼠的体重的增加，可以显著改善模型小鼠的大便性状及24h排便总粒数和排便总重量，可以显著提高模型小鼠的小肠推进速度。

4. 分析讨论

4.1　本实验研究方法的分析

祖国医学认为劳倦伤脾，劳则气耗，饮食失常可损伤脾胃，而缺水又能引起肠道缺少水分从而导致便秘。武玉鹏等采用限制小鼠饲料量［80g/（kg·d^{-1}），约为日常饲料量的1/3］，饮水不限，连续5d的方法造成模拟中医气虚症状的小鼠模型，他们认为脾胃为气血生化之源，饮食不足，气血生化乏源，故会出现气血亏虚的症状，结果造模5d后小鼠出现精神萎靡、蜷缩、不活动、毛色枯槁发黄无光泽、四肢无力、体重下降耐寒能力及体力下降等脾胃虚弱症状，类似中医气虚症状；彭志辉采用每天只喂饲大米，禁水 3d 的方法对昆明种小鼠造模，结果小鼠出现小便黄赤，大便干结成圆珠状，或串珠状，体重减轻，据此判断小鼠模型为津亏燥结型便秘，他认为津亏肠燥，大肠传导失常，从而形成了津亏肠燥型小鼠动物模型。齐微等运用禁水 3d，而不禁食的方法，对小鼠造阴虚便秘模型，她们认为通过此法，可使小鼠因断水而出现阴津亏虚，虚火上炎，耗伤津液而出现肠燥便秘；郑学宝等采用隔日饮食加每天游泳 2 次（每次 5min），连续 15d，并于第 13 天起禁水，只喂饲大米，连续 3d 的方法，对小鼠进行造模，结果模型小鼠出现皮松毛竖，缺乏光泽，消瘦，首粒排便时间延迟，粪便干结且粒数减少，肠推进率减慢等一系列表现，与临床脾虚便秘的部分症状相符。根据上述医家学者们对小鼠便秘模型研究与实践，我们对小鼠采用隔日饮食加每天游泳 2 次（每次 5min），连续 7d，并于第 8 天起，开始给予小鼠禁水，只喂饲干饲料，持续 3d 的方法，对小鼠进行模拟中医虚性便秘模型的制造，结果模型小鼠出现了皮松毛竖，缺乏光泽，消瘦，嗜卧少动，24h 排便总重量及排便总粒数明显减少，小肠推进率明显减缓等一系列气血阴液亏虚的表现。我们认为：过度疲劳可损伤脾胃，脾虚则气血生化乏源，禁水可使小鼠阴液亏虚，进而导致小鼠出现因气血不足、阴液亏虚的类似中医虚性便秘模型。本实验的造模方法正是将过度疲劳和禁水两种造模方法结合起来，这样既能保证模型的成功，又真实模拟了人类因气血不足、阴液亏虚所导致的虚性便秘的发病，症状也与临床中中医虚性便秘的症状极为相似，在恢复正常饲养方法并给药 10d 后，各组小鼠的一般状态均有不同程度的改善，其中养荣润肠舒各剂量组均可明显改善小鼠的一般状态，改善小鼠气虚症状，改善小鼠的 24h 排便总粒数和总重量以及小肠推进速度，实验表明养荣润肠舒对中医虚性便秘模型小鼠具有治疗作用，本方具有调肝理脾、补肺强肾、通腑润肠的药效学作用。

4.2　传统中医药理论对本方所用药物的分析

全国著名肛肠学专家、中华中医药学会肛肠学科名中医、中华中医药学会肛肠分会会长田振国教授根据前人论述并加以自身多年的临床工作经验确立了"以补通塞，以补治秘"的治疗方法，并依据此法自创了养荣润肠舒，本方由陈皮、厚朴、黄精、当归、桃仁、杏仁、枳壳、肉苁蓉、甘草、柏子仁、郁李仁和瓜蒌仁等 12 味中草药组成，方中黄精、桃仁、枳壳、肉苁蓉为君药；当归、杏仁、柏子仁、郁李仁为臣药；陈皮、瓜蒌仁、厚朴为佐药；甘草为使药。

中医药理论及古籍文献对方中所用药物的归经理法也有具体描述：黄精，归脾、肺、肾经，补气养阴，健脾，润肺，益肾，《日华子本草》记载"补五劳七伤，助筋骨，生肌，耐寒暑，益脾胃，润心肺"。枳壳，归脾、胃、大肠经，破气消积、化痰除痞，治胃肠积滞。《本草纲目》记载："枳实、枳壳大抵其功皆能利气，气下则痰喘止，气行则痰满消，气通则痛刺止，气利则后重除。"肉苁蓉，归肾、大肠经，补肾助阳、润肠通便，治肠燥津枯便秘。《神农本草经》记载："主五劳七伤，补中、养五脏、强阴、益精气，久服轻身。"桃仁，归心、肝、大肠经，活血祛瘀，润肠通便，主治肠燥便秘。《珍珠囊》记载："治血结、血秘、血燥，通润大便，破蓄血。"以上四药合用，强肝助脾，调肝助血，理脾行气，以通达大肠，充盈大肠气血，共为方中之君药。当归，归肝、心、脾经，补血调经，活血止痛，润肠通便，治血虚肠燥便秘。杏仁，归肺、大肠经，止咳平喘，润肠通便，《珍珠囊药性赋》记载："除肺热，治上焦风燥，利胸膈气逆，润大肠气秘。"柏子仁，归心、肾、大肠经，功效养心安神，润肠通便，用于肠燥便秘。《本草纲目》记载"养心气，润肠燥"。郁李仁，归脾、大肠、小肠经，功能润肠通便，利水消肿，治疗肠燥便秘。《本草纲目》记载"郁李甘苦而润，其性降，故能下气利水"。因其质润多脂，润肠通便作用类似火麻仁而较强，且润中兼可行大肠之气滞。以上四药合用润肠通便，滋阴养血以使肠中润泽，大便排出，共为臣药。厚朴，归脾、胃、肺、大肠经，燥湿化痰，下气除满，治疗食积气滞，腹胀便秘。《名医别录》记载"消痰下气，治霍乱及腹痛，胀满，止烦满，厚肠胃"。瓜蒌仁，归肺、胃、大肠经，清热化痰，宽胸散结润肠通便，可用于治肠燥便秘。《本草纲目》记载"润肠燥，降火，治咳嗽，涤痰结，利咽喉，止消渴，利大肠消痈肿疮毒"。陈皮，归脾、肺经，理气健脾，燥湿化痰，本品辛行温通，有行气止痛、健脾和中之功，用于治疗脾胃气滞所致的脘腹胀满、胸闷、嗳气、恶心呕吐等症。《本草纲目》记载："疗呕哕反胃嘈杂，大便闭塞""其治百病，总取其理气燥湿之功。同补药则补，同泻药则泻，同升药则升，同降药则降。"以上三药合用，润肺助气，调和百脉，下利大肠，强健大肠功能，调节排泄，以助润肠通便，共为佐药。甘草，归心、肺、脾、胃经，功效健脾益气，祛痰止咳，缓急止痛，解毒，缓和诸药。本品味甘，善入中焦，具有补益脾气之力，用于脾气虚症，因其作用缓和，常作为辅助药用。《本草汇言》记载"和中益气，补虚解毒之药也"。此药为方中之使药。上述十二味药，共凑"调肝理脾、补肺强肾、通腑润肠"之功效，以达"以补通塞，以补治秘"之目的。

4.3　现代药理学对本方所用药物的研究

现代药理实验研究充分证明本方组方用药的科学性，分述如下：黄精，具有提高机体的免疫作用，促进 DNA、RNA 及蛋白质合成，其复方制剂能提高脾脏 T 细胞总数和体液免疫水平，并有提高肌肉兴奋性作用，黄精多糖可使经 Co 照射小鼠脾脏重量显著增加。陈皮，胃肠平滑肌作用明显，其水浸液对电刺激引起的豚鼠离体肠管平滑肌有明显的抑制作用，能促进消化液分泌及排除肠内积气，拮抗平滑肌收缩而促进排便。厚朴，具有调整胃肠运动的功能，其煎剂对家兔离体肠管有兴奋作用。桃仁，对在体的平滑肌具有兴奋作用，其提取物能增强肠管的自主运动。肉苁蓉，具有明显的促进排便作用，它可以显著地提高小肠推进速度，增强肠蠕动，改善肠肌运动功能。当归，具有明显的调节机体的内分泌功能、神经调节功能及对平滑肌的收缩功能，其挥发油可以增强肠管的血流量，促进平滑肌收缩。杏仁，有研究表明杏仁的脂肪油有润肠通便，增加肠管内黏膜分泌的作用。

总之，养荣润肠舒的组方用药无一不遵循着"以补通塞，以补治秘"的法则，针对发病机制充分发挥药物的药理效应，合理搭配，标本兼顾，调肝理脾、补肺强肾、通腑润肠，可见用药之独到之处。而且现代药理学也证实了养荣润肠舒组方用药的合理性与科学性。

5. 结论

5.1　养荣润肠舒对模拟中医虚性便秘模型小鼠的一般状态和体重的影响

养荣润肠舒可以显著改善模拟中医虚性便秘模型小鼠的一般状态，小鼠气虚症状得到了明显的改善，而且模型小鼠的体重也得到了明显的增加。

5.2　养荣润肠舒对模拟中医虚性便秘模型小鼠的 24h 排便总重量和总粒数的影响

养荣润肠舒可以改善模拟中医虚性便秘模型小鼠大便的性状，可以显著改善模型小鼠的 24h 排便总重量和 24h 排便总粒数，改善情况与养荣润肠舒的剂量呈正相关。

5.3　养荣润肠舒对模拟中医虚性便秘模型小鼠的小肠推进率的影响

养荣润肠舒可以显著改善模拟中医虚性便秘模型小鼠的小肠推进率，即促进小肠推进速度，从而改善小鼠的排便状况，改善情况与养荣润肠舒的剂量呈正相关。

总之，养荣润肠舒具有调肝理脾、补肺强肾、通腑润肠的作用，对模拟中医虚性便秘模型小鼠具有一定的治疗作用，可以改善模型小鼠的气虚症状，增加小鼠体重，改善模型小鼠的排便状况。

参考文献

［1］武玉鹏，冯玛莉，贾力莉，等. 芪归胶囊益气通便实验研究［J］. 中国药物与临床，2004，4（3）：207-209.

［2］彭志辉，陈立峰. 麻仁胶囊对燥结型便秘小鼠排便功能的影响［J］. 中医药导报，2005，11（5）：73-74.

［3］齐微，孙茜. 芍药甘草汤治疗习惯性便秘的实验研究［J］. 实用药物与临床，2006（3）：139-140.

［4］郑学宝，胡玲，王汝俊，等. 枳术汤对脾虚便秘小鼠通便作用的实验研究［J］. 新中医，2003，35（10）：75.

［5］郑学宝，胡玲，王汝俊，等. 枳术汤对脾虚便秘小鼠结肠肥大细胞与胃肠激素的影响［J］. 中医新药与临床药理，2004，15（3）：167.

［6］郑学宝，胡玲，王汝俊，等. 枳术汤对脾虚便秘小鼠胃肠运动的影响［J］. 中医临床康复，2005，9（31）：175.

［7］高学敏. 中药学［M］. 北京：中国中医药出版社，2009.

［8］郑占虎. 中药现代研究与应用［M］. 北京：学苑出版社，1997：101.

正交设计对"溃结方"进行组方优化的实验研究

（健脾益气组部分）

（辽宁中医药大学 2010 届硕士研究生　王　刚）

溃疡性结肠炎（ulcerative colitis，UC）是目前医学界公认的难治疾病，病变主要累及直肠和结肠的黏膜和黏膜下层，临床表现为腹泻、黏液脓血便、腹痛等症状，具有病程长、易复发、难治愈以及并发症多等临床特点。多先累及直肠和远端结肠，然后逆行向近端发展，甚至累及全结肠，呈连续性分布，以病程迁延，反复发作为特点。早期表现为大便次数增多，黏液包于粪块表面，往往里急后重不明显，但结肠镜检查可见黏膜充血水肿、红斑、黏膜粗糙、肠壁增厚。活动期黏膜糜烂，浅表溃疡形成，出血，溃疡表面附着大量脓苔，里急后重明显，伴有黏液脓血便，腹痛频繁发作，取病理多显示，结肠腺体排列紊乱或变形，杯状细胞减少。后期溃疡修复出现纤维组织增生，肠管缩短，肠壁增厚，肠腔狭窄，导致肠梗阻，同时可合并出现全身伴发症状，包括硬化性胆管炎、结节性红斑、关节炎等。而且研究表明溃疡性结肠炎有发生癌变的可能性。

西医学将其归属于炎症性肠病范畴，认为其与人体免疫功能减退，细菌或病毒感染，饮食、精神刺激等因素有关。故在治疗上多采用抗生素、水杨酸柳氮磺胺吡啶、免疫抑制剂、激素及其他对症治疗，甚至采用外科手术切除病变等。但疗效均不理想，且复发率较高，药物副作用极大，可以引起肝肾损害，再生障碍性贫血，男性不育，恶心呕吐等胃肠道症状，机体免疫功能低下引起的继发感染，继发肿瘤等严重后果。而中医针对患者辨证论治疗效显著，毒副作用较小，显示出自己独特优势。

溃疡性结肠炎是西医病名，而中医对其发病的记载虽然可以追溯到两千多年前，但对其描述和命名不一。如《素问》中的相关记载有："饮食不节，起居不时，阴受之……阴受之则入五脏……下为飧泄，久为肠澼。""少阴之胜……腹满痛溏泄，传为赤沃。"因此《内经》中关于溃疡性结肠炎的描述是以便血、腹泻、下血冻或脓血为主的。而《难经》中的记载有"大肠泄者，食已窘迫，大便白色，肠鸣切痛""大瘕泄者，里急后重"，这也包括溃疡性结肠炎的部分证候。而张仲景在《金匮要略》中有"下利已瘥，至其年、月、日，时复发者……"的描述，而时发时止的休息痢与溃疡性结肠炎的慢性反复发作的发病特点极其相似。而后世更是直接称之为休息痢，如《诸病源候论》中记载"休息痢者……其痢乍发乍止，谓之休息痢也"。也有人称之"滞下"，是指本病排便有脓血黏液、涩滞难下之意。然而，在缓解期（病后恢复期）或初起隐匿的潜伏期未见脓血便时，又与"泄泻"或"久泻"相近。故而，我们现代中医药研究在很长一段时间内，无法统一与溃疡性结肠炎相对应的中医病名。近年来，经肛肠学科知名学者共同研究最终以"大瘕泄"作为溃疡性结肠炎的中医病名。

中医认为溃疡性结肠炎的发病是由多方面原因引起的，归纳起来不外乎以下几个方面。第一，先天禀赋不足是其发病的基础，患者先天阳气不足或者脾胃虚弱都是患者对本病的易感因素。第二，外感六淫，有人认为本病为首先外感风邪，客于肠胃，久而不愈发为久泄。第三，饮食不节，中医认为暴饮暴食可以导致脾胃受纳运化能力受损，而反之，过于饥饿也可以是脾胃中气损伤，都可以引起本病。第四，情志失调，"思虑伤脾"，思虑过度导致脾虚气弱运化不利，则下注大肠。第五，内伤劳倦，劳逸过度，均可耗伤阳气，伤及脾胃导致泄泻。第六，肝强脾弱，木旺乘土。最后，气滞血瘀，血液瘀滞于肠络或脾胃气虚运行血液无力，气血阻滞肠络失和而血败肉腐。由以上病因可见，在中医的发病原因中脾胃于阳气起到了极其重要的作用，多数病因都是通过损伤脾胃阳气引起溃疡性结肠炎的发病，因此，有人认为脾胃虚弱是本病的根本原因之所在。

而中医的病机分析中，脾气虚弱也被认为是溃疡性结肠炎的基本病机。根据对溃疡性结肠炎病因和病理传变的不同理解和认识，对其进行中医药相关研究的学者把溃疡性结肠炎按照各自理解的病机进行了分型。这些分型虽然各不相同，但其出发点都是根据溃疡性结肠炎的病因及其发展传变，所以各位学者所提到的分型大多包括以下几个方面。大肠湿热证、脾肾阳虚证、脾胃虚弱证、肝郁犯脾证、瘀血阻络证、寒热错杂证。而鉴于学术上学者对溃疡性结肠炎的分型上存在争议，而其实质并没有原则上的分歧，国家卫生部在 1995 年颁布的《中药新药临床研究指导原则》中明确将本病定为湿热内蕴证、气滞血瘀证、脾胃虚弱证和阴血亏虚证，为溃疡性结肠炎的临床研究提出了方向，也便于进行学术研究与交流。

我院为治疗肛肠疾病的专科医院，"溃结方"是以我的导师中华中医药学会肛肠分会主任委员，国务院特殊津贴享受者，国家局级中医肛肠重点学科学术及学科带头人田振国教授的临床验方为依据，经过多年专科临床观察确实证明具有显著疗效的院内制剂。已经在我院临床工作中应用十几年，受到临床医生及患者一致认可，经临床观察确切有效。其方剂组成包括健脾益气（党参、白术、茯苓、甘草），清热解毒（胡黄连、黄柏、芦根、天花粉、苦参），活血化瘀（当归、红花、丹参）3 组药物，与目前一些学者认为脾气虚弱为其基本病机，湿热之邪是其主要致病因素，瘀血阻滞是久病不愈的重要原因的观点不谋而合。本实验拟通过正交设计的方法找出方剂中各组成的主次关系，去除同类药物中无明显作用的方药，从而达到精简处方并根据处方中各不同性质药物作用的主次分析溃疡性结肠炎的病因病机及指导临床诊治的作用。进一步可以为以后改进方剂中药物配比，提高该方剂疗效的研究做好准备。

中药复方是中医的药物治疗主要的方式，进行中药复方拆方的研究，有利于探明中药复方的配伍原理和作用机制，为指导临床用药提供科学依据。但是目前因为多因素的完全析因设计必然会带来极大的工作量，需要极大的人力及物力才能实施，因此使方药组成相对复杂的一些中药复方的研究陷于停滞。而正交设计法利用正交设计表"均匀分布，整齐可比"的特点使每次实验的因素及水平得到合理安排，从而通过实验结果的分析获得较全面的信息，找出各因素的主次地位及交互作用，寻找诸因素的最佳组合。有设计简便，计算简便，因节省实验单元而统计效率高等优点，因此经常被选择为中药复方研究的实验设计方案。

目前溃疡性结肠炎动物模型主要以大鼠为主，可以采用化学法，免疫法或混合法造模。其中三硝基苯磺酸（TNBS）-乙醇模型因其操作简单成功率高等优点受到青睐。TNBS 是一种半抗原物质，乙醇作为有机溶剂溶解肠黏膜表面的黏液，破坏肠黏膜屏障，使 TNBS 与肠组织大分子组织蛋白结合后成为完全抗原，导致针对肠黏膜的免疫反应，诱发溃疡性结肠炎的发生。以 TNBS 加乙醇一次注入大鼠结肠，不需对动物进行其他操作（如手术、致敏等），操作简单，重复性好，可造成适用于溃疡性结肠炎不同病理变化过程的模型，而且模型诱发溃疡所需时间较短，病变持续时间较长（8 周以上），体现了急性炎症向慢性炎症转化的动态过程并伴以溃疡形成，为研究溃疡性结肠炎急性炎症及其向慢性转化的病理生理变化、评价不同疗程的药物疗效等提供了参考。该模型无论在模型动物的临床症状，还是标本的大体与病理变化，以及细胞因子、免疫指标等都证实有溃疡性结肠炎的表现，可以用于溃疡性结肠炎的临床及药物疗效等多方面的研究。

综上所述，本实验采用正交设计的方法进行实验设计，以大鼠的三硝基苯磺酸（TNBS）-乙醇模型为实验材料，拟通过科学的实验设计与实验手段，分析"溃结方"的方剂组成，及各单味药物所起的作用，从而探讨该方剂的优化可能。

1. 实验材料

1.1　实验动物

SD 大鼠 80 只，雌雄各半，体重为 200±20g，由辽宁中医药大学动物实验中心提供。

1.2　实验药品及制备

三硝基苯磺酸（TNBS），购自美国 Sigma 公司。无水乙醇，苏木精及伊红，二甲苯，环保固定液等试剂均由辽宁中医药大学附属第三医院病理科提供，乙醚有辽宁中医药大学动物实验中心提供。

1.3　主要试剂

三硝基苯磺酸（TNBS），实验动物造模应用；无水乙醇，苏木精及伊红，二甲苯，环保固定液等制作实验动物结肠标本病理切片应用；乙醚，实验动物吸入麻醉应用。

1.4　主要仪器及设备

莱卡切片机，奥林巴斯显微镜，病理图文工作站均由辽宁中医药大学附属第三医院病理科提供；麻醉用熏缸及动物解剖所用的手术器械由辽宁中医药大学动物实验中心提供。

2. 实验方法

2.1 造模

实验大鼠先进行适应性喂养 1 周，观察大鼠无特殊异常，可以纳入实验。造模前大鼠禁食不禁水 24h。将 TNBS 原液与无水乙醇以 1：1（体积比）混匀，按大鼠禁食后体重计算需注入的药液体积。先用乙醚麻醉大鼠，从大鼠肛门插入直径 2mm 的胶管约 8cm，以药液中 TNBS 含量为 90mg/kg 注入混匀的药液，提起大鼠尾部 30s，使药液与结肠充分接触，再正常饲养 3d 后造模成功。观察此时大鼠尿量明显增多，饮水增多，食量减少，体重下降，懒动，皮毛松耸，排稀烂便或黏液血便。

2.2 动物分组

根据 L_{16}（2^{15}）交互作用表，安排 A 党参、B 白术、C 茯苓、D 甘草，交互因素及空列共 15 因素，用药或不用药（0）两个水平（表1、表2）。

表1 L_{16}（2^{15}）交互作用表

列号	列号													
	2	3	4	5	6	7	8	9	10	11	12	13	14	15
1	3	2	5	4	7	6	9	8	11	10	13	12	15	14
2		1	6	7	4	5	10	11	8	9	14	15	12	13
3			7	6	5	4	11	10	9	8	15	14	13	12
4				1	2	3	12	13	14	15	8	9	10	11
5					3	2	13	12	15	14	9	8	11	10
6						1	14	15	12	13	10	11	8	9
7							15	14	13	12	11	10	9	8
8								1	2	3	4	5	6	7
9									3	2	5	4	7	5
10										1	6	7	4	5
11											7	6	5	4
12												1	2	3
13													3	2
14														1

正交表设计如下：

表 2　交互作用表

实验组	列号·因子·水平															实验结果	
	1	2	3	4	5	6	7	8	9	10	11	12	13	14	15	大体评分	病理评分
	A	B	A	C	A>C	B>C	A>B>C	D	A>D	B>D	A>B>D	C>D	A>C>D	B>C>D	空列	评分	评分
1	1	1	1	1	1	1	1	1	1	1	1	1	1	1	1		
2	1	1	1	1	1	1	1	2	2	2	2	2	2	2	2		
3	1	1	1	2	2	2	2	1	1	1	1	2	2	2	2		
4	1	1	1	2	2	2	2	2	2	2	2	1	1	1	1		
5	1	2	2	1	1	2	2	1	1	2	2	1	1	2	2		
6	1	2	2	1	1	2	2	2	2	1	1	2	2	1	1		
7	1	2	2	2	2	1	1	1	1	2	2	2	2	1	1		
8	1	2	2	2	2	1	1	2	2	1	1	1	1	2	2		
9	2	1	2	1	2	1	2	1	2	1	2	1	2	1	2		
10	2	1	2	1	2	1	2	2	1	2	1	2	1	2	1		
11	2	1	2	2	1	2	1	1	2	1	2	2	1	2	1		
12	2	1	2	2	1	2	1	2	1	2	1	1	2	1	2		
13	2	2	1	1	2	2	1	1	2	2	1	1	2	2	1		
14	2	2	1	1	2	2	1	2	1	1	2	2	1	1	2		
15	2	2	1	2	1	1	2	1	2	2	1	2	1	1	2		
16	2	2	1	2	1	1	2	2	1	1	2	1	2	2	1		
R1																	
R2																	
R																	

将 80 只 SD 大鼠随机分成 16 组，每组 5 只。

2.3　饲养及用药

本实验观察的方剂可分为 3 组药物。

健脾益气：党参、白术、茯苓、甘草。

清热解毒：胡黄连、黄柏、芦根、天花粉、苦参。

活血化瘀：当归、红花、丹参。

以实验未考察的清热解毒及活血化瘀组药物为基础方分别加入 A 党参、B 白术、C 茯苓、D 甘草组成方剂，按成人标准体重 60kg 计算，折合成大鼠体重比例的药液每天灌胃给药 1 次。具体组别的用药见表 3。

表3　组别用药

组别	因素水平	方药
1	$ABCD$	基础方+$ABCD$
2	$ABCD_0$	基础方+$ABCD_0$
3	ABC_0D	基础方+ABC_0D
4	ABC_0D_0	基础方+ABC_0D_0
5	AB_0CD	基础方+AB_0CD
6	AB_0CD_0	基础方+AB_0CD_0
7	AB_0C_0D	基础方+AB_0C_0D
8	$AB_0C_0D_0$	基础方+$AB_0C_0D_0$
9	AB_0CD	基础方+AB_0CD
10	AB_0CD_0	基础方+AB_0CD_0
11	A_0BC_0D	基础方+A_0BC_0D
12	$A_0BC_0D_0$	基础方+$A_0BC_0D_0$
13	A_0B_0CD	基础方+A_0B_0CD
14	$A_0B_0CD_0$	基础方+$A_0B_0CD_0$
15	$A_0B_0C_0D$	基础方+$A_0B_0C_0D$
16	$A_0B_0C_0D_0$	基础方+$A_0B_0C_0D_0$

中药饮片及中药煎煮均由辽宁中医药大学附属第三医院煎药室完成。

2.4　标本获得及处理

造模大鼠按照组别用药20d，禁食不禁水24h，第21天颈椎错位法处死大鼠，剖腹取出大鼠结肠，沿系膜侧剪开，清水洗净肠内容物，标号分瓶放入环保固定液中固定。取病变典型区域采取组织标本脱水，包埋，切片，染色，同时进行肉眼大体及镜下病理评分。

2.5　大体及病理评分标准

2.5.1　大体观察。

0分：无损害。

1分：黏膜充血、水肿，未出现溃疡。

2分：黏膜充血、水肿，中度糜烂，无溃疡。

3分：黏膜充血、水肿，中度糜烂，有单个溃疡。

4分：黏膜充血、水肿，重度糜烂，有多处溃疡。

5分：黏膜充血、水肿，重度糜烂，有>1cm溃疡。

2.5.2 光镜观察：

（1）上皮细胞：正常形态为0分；有杯状细胞丢失为1分；杯状细胞大面积丢失为2分；隐窝细胞丢失为3分；隐窝细胞大面积丢失为4分。

（2）炎细胞浸润：无浸润为0分；浸润在隐窝基底层为1分；浸润到达黏膜肌层为2分；浸润深入到黏膜肌层，伴随黏膜增厚和明显水肿为3分；浸润到达黏膜下层为4分。

每只大鼠总评分为上皮细胞评分+炎细胞浸润评分。

3. 结果

按正交设计要求计算出各列的K值和R值。K1和K2分别为1水平（用药）和2水平（不用药）实验结果数据的总数，R为极差=（K2-K1）/8，在本实验中用R表示两个水平的效应差别。实验结果见表4。

表4 正交设计及效应计算表

实验组	列号·因子·水平															实验结果	
	1	2	3	4	5	6	7	8	9	10	11	12	13	14	15	大体评分	病理评分
	A	B	A	C	A>C	B>C	A>B>C	D	A>D	B>D	A>B>D	C>D	A>C>D	B>C>D	空列		
1	1	1	1	1	1	1	1	1	1	1	1	1	1	1	1	2	3
2	1	1	1	1	1	1	1	2	2	2	2	2	2	2	2	8	11
3	1	1	1	2	2	2	2	1	1	1	1	2	2	2	2	11	15
4	1	1	1	2	2	2	2	2	2	2	2	1	1	1	1	10	14
5	1	2	2	1	1	2	2	1	1	2	2	1	1	2	2	11	16
6	1	2	2	1	1	2	2	2	2	1	1	2	2	1	1	12	17
7	1	2	2	2	2	1	1	1	1	2	2	2	2	1	1	13	19
8	1	2	2	2	2	1	1	2	2	1	1	1	1	2	2	15	21
9	2	1	2	1	2	1	2	1	2	1	2	1	2	1	2	12	22
10	2	1	2	1	2	1	2	2	1	2	1	2	1	2	1	13	24
11	2	1	2	2	1	2	1	1	2	1	2	2	1	2	1	13	23
12	2	1	2	2	1	2	1	2	1	2	1	1	2	1	2	14	26
13	2	2	1	1	2	2	1	1	2	2	1	1	2	2	1	16	28
14	2	2	1	1	2	2	1	2	1	1	2	2	1	1	2	16	27

| 实验组 | 列号·因子·水平 | | | | | | | | | | | | | | | 实验结果 | |
| | 1 | 2 | 3 | 4 | 5 | 6 | 7 | 8 | 9 | 10 | 11 | 12 | 13 | 14 | 15 | 大体
评分 | 病理
评分 |
	A	B	A	C	A>C	B>C	A>B>C	D	A>D	B>D	A>B>D	C>D	A>C>D	B>C>D	空列		
15	2	2	1	2	1	2	2	2	1	2	1	2	1	1	2	16	27
16	2	2	1	2	1	1	2	2	1	1	2	1	2	2	1	20	34
K1	82	83	99	90	96	99	97	94	100	101	99	100	96	95	99		
K2	120	119	103	112	106	103	105	108	102	101	103	102	106	107	103	大体评分	
R	4.75	4.5	0.5	2.75	1.25	0.5	1	1.75	0.25	0	0.5	0.25	1.25	1.5	0		
K1	116	138	159	148	157	161	158	153	164	162	161	164	155	155	162		
K2	211	189	168	179	170	166	169	174	163	165	166	163	172	172	165	病理评分	
R	11.875	6.375	1.125	3.825	1.625	0.625	1.375	2.625	−0.125	0.375	0.625	−0.125	2.125	2.125	0.375		

从上表中可见 K 值越小说明结肠的大体或病理损伤越轻或者恢复更好，而 R 值越大说明该药物应用与否的差别越大，也就是该药物的作用越重要，或者表明该列所代表的交互作用更为明显。因此溃结方中药物的重要程度依次是 A>B>C>D，即党参>白术>茯苓>甘草，在大体观察指标及病理评分的比较中结果一致。而交互作用方面在大体观察与病理观察的评分比较中略有出入但总体显示三味药物的配伍均表现出明显的协同作用，而两味药物的配伍中，党参、白术、茯苓三味药物的任意组合均有明显的协同作用。值得一提的是甘草在两味药物的配伍中作用不明显，但加入三味药物的配伍时则表现出明显的协同作用，比另外两味药物的配伍均能有所提高。考虑到同时有基础方（清热利湿及活血化瘀类药物）作为环境因素，因而可见甘草在补益类中药的复方中可以表现出明显的协同作用，这也许正是中药复方的特点所在。

4. 分析讨论

4.1 方解

"溃结方"是我院以名老中医验方为依据，经过多年专科临床观察确实证明具有显著疗效的院内制剂。已经在我院临床工作中应用十几年，受到临床医生及患者一致认可，经临床观察确切有效。其方剂组成包括健脾益气（党参、白术、茯苓、甘草），清热解毒（胡黄连、黄柏、芦根、天花粉、苦参），活血化瘀（当归、红花、丹参）3 组药物，与目前一些学者认为脾气虚弱为其基本病机，湿热之邪是其主要致病因素，瘀血阻滞是久病不愈的重要原因的观点不谋而合。

而我本次实验分析和研究的正是其中健脾益气组药物的作用主次及交互作用的情况。健脾益气组的药物包括党参、白术、茯苓、甘草，与我们临床常用的四君子汤的方剂组成相同。四君子汤是中医补气类方剂的常用方，也是基本方，许多补气类的方剂都是在此基础上加减演化而来。临床应用以面白食少，气短乏力，舌淡苔白，脉虚弱为辨证要点。四君子汤是从《伤寒论》中的"理中丸"脱胎，把原方中秉性燥烈的干姜去掉，换成了性质平和的茯苓，由驱除大寒变成温补中气。方中只人参、白术、茯苓、甘草四味，不热不燥，适度施力，从了"君子致中和"的古意。

方中党参补中益气，健脾和胃为君药，药性和缓中正，既补益气血，又不会助长湿热之邪；白术苦温，既能健脾又擅燥湿，同时还有益气固涩的作用作为臣药；茯苓甘淡，利水渗湿，健脾补中为佐药，苓术合用，则健脾祛湿的作用更显；炙甘草甘温，益气和中，调和诸药，为使药。四药合用共奏益气健脾之效。四味皆为平和之品，温而不燥，补而不峻，故名四君子汤。

党参具有补中益气，健脾益肺的功效。用于脾肺虚弱，气短心悸，食少便溏，虚喘咳嗽，内热消渴等。《本草从新》记载："补中益气、和脾胃、除烦渴。中气微弱，用以调补，甚为平妥。"现代药理学研究表明党参具有双向调整胃肠运动功能，有抗消化道溃疡的作用，能够增强人体免疫力，有抗应激的作用

白术具有健脾益气，燥湿利水，止汗，安胎的功效。用于脾虚食少，腹胀泄泻，痰饮眩悸，水肿，自汗，胎动不安。《医学启源》记载：白术"除湿益燥，和中益气，温中，去脾胃中湿，除胃热，强脾胃，进饮食，止渴，安胎。"现代药理学研究表明白术具有双向调节胃肠道兴奋性及抗溃疡作用；具有抗应激、抗氧化作用，能提高红细胞 SOD 活性，降低 MDA 含量，从而有效清除自由基，减少其对结肠的损伤；能够提高人体免疫力，延长淋巴细胞寿命，纠正T 细胞亚群分布紊乱状态。从不同途径降低了溃疡性结肠炎发病及病理状态下的不利因素。

中医药学认为茯苓具有利水渗湿，健脾安神的作用。现代药理学研究表明茯苓在人体内的代谢产物具有明显的利尿、抗菌、抗肿瘤作用，可以调节人体的免疫系统，提高 NK 细胞及 T 淋巴细胞活性，增加巨噬细胞的细胞毒性作用。有效地缓解

溃疡性结肠炎患者细胞免疫与体液免疫失调的情况。

甘草入药已有悠久历史。早在2000多年前，《神农本草经》就将其列为药之上乘。南朝医学家陶弘景称之为"国老"并于《神农本草经集注》中记载"此草最为众药之王，经方少有不用者"。李时珍在《本草纲目》中注释："诸药中甘草为君，治七十二种乳石毒，解一千二百草木毒，调和众药有功，故有'国老'之号。"西医现代药理学发现，甘草剂有抗炎和抗变态反应的功能，甘草或甘草次酸有皮质激素样作用，能够促进皮质激素的合成，甘草次酸在结构上与皮质激素相似，能竞争性地抑制皮质激素在肝内的代谢失活，从而间接提高皮质激素的血药浓度，而且两者的化学结构相似，有直接皮质激素样作用。甘草制剂能延长上皮细胞寿命，有抗炎活性，对于消化道溃疡有较好的治疗作用，甘草的黄酮具有消炎、解痉和抗酸作用。同时甘草还有调节机体免疫功能，抗菌、抗病毒、抗炎、抗变态反应这些对溃疡性结肠炎都有明显的对抗作用，能够缓解其炎症反应，还有明显的抗肿瘤作用。

从现代西医药理学的研究中可以看出，四君子汤方中的4味中药，均有明显的抗炎、抗溃疡及抗应激的作用，同时可以调节人体免疫力，白术更是能够提高NK细胞及T淋巴细胞活性，增加巨噬细胞的细胞毒性作用，而甘草则有类皮质激素样作用。这些作用机制正与现代医学对溃疡性结肠炎治疗所应用的方法符合，因此能够缓解溃疡性结肠炎的临床症状就不足为奇了。而中药复方具有毒副作用小、人体耐受性好等西药不具备的优势，更使其在临床应用中拥有了更广泛的前景。同时四君子汤本身就是补虚类的中药，能够有效改善人体免疫力低下和对生活环境的适应性差等症状，因此就成为以脾胃虚弱，食少胀满，倦怠乏力，泄泻为主要症状的溃疡性结肠炎治疗中的有效方剂。另外，我们也可以看到方中诸药均有明显的抗肿瘤的作用，这对溃疡性结肠炎后期有较高的癌变概率具有很好的预防作用。

该方经过我国传统医学界几千年的临床应用检验，配伍精当，药效极佳，故而以四味药物的简单组成成为补气剂中当之无愧的第一方与基础方。因此其配伍组合无疑是极为合理的。而我们此次研究，也证明了其组方的合理性，尤其在交互作用的分析中发现其两味及三味药物的组合都能有明显的协同作用，从而整体加强了方剂的治疗作用。虽然未能对该组药物进行精简，但能够证明其组方的合理性已经是极大的收获，同时也证明了该方剂在溃疡性结肠炎的治疗中的作用，也反证了中医对于溃疡性结肠炎病因病机的认识的正确性。

4.2　存在问题和不足

本实验采用正交设计极大地减少了实验动物的应用，但因为客观原因，本次实验的动物样本数不大，这样实验结果会存在一定的统计误差。另外因为某些原因实验指标只选用了等级评分资料，只能通过正交表进行数据分析，相对的检验效能减低。

4.3　收获和展望

本次实验作为正交设计检验溃结方组成的一部分，已经证实了我们预期估计结果较为明确的健脾益气组药物的交互作用，同时检验了我们对该实验的设计与操作，并发现了我们设计中存在的不足，为我们进行下一步另外两组药物的分析做好了准备，也为我们完善下一步的实验设计与计划做了有益的尝试。后续部分的实验中我们可以适当加大样本量，及引入一些为计量资料的实验指标，这样就可以在数据统计时进行方差分析，来提供检验效能，同时也加强研究结果的说服力。

5. 结论

（1）溃结方中健脾益气组药物对溃疡性结肠炎的治疗作用依次为党参>白术>茯苓>甘草。通过正交设计表中数据的分析发现溃结方中药物的重要程度依次是 A>B>C>D，即党参>白术>茯苓>甘草，在大体观察指标及病理评分的比较中结果一致。这个结果也与我国传统医学对本方君臣佐使关系的表述相同。

（2）溃结方健脾益气组药物存在明显的交互协同作用，可有效提高组方对溃疡性结肠炎的治疗作用。在交互作用方面在大体观察与病理观察的评分比较中略有出入，但总体显示任意三味药物的配伍均表现出明显的协同作用，而两味药物的配伍中，党参、白术、茯苓三味药物的任意组合均有明显的协同作用。值得一提的是甘草在两味药物的配伍中作用不明显，但加入三味药物的配伍时则表现出明显的协同作用，比另外两味药物的配伍均能有所提高，提示甘草对补益类药物的配伍具有有益的协同作用，这种多味中药才能体现出的叠加作用也许正是中药复方的特点所在。

（3）溃结方健脾益气组药物由补气类中药方剂四君子汤而来，其组方经过我国传统中医界应用与检验，精当合理，本次实验也证明了其组方的合理性，但未能就其方剂组成做出优化和精简。四君子汤是从《伤寒论》中的"理中丸"演化而来，把原方中秉性燥烈的干姜去掉，换成了性质平和的茯苓，由驱除大寒变成温补中气。方中只有党参、白术、茯苓、甘草四味，不热不燥，适度施力，符合"君子致中和"的古意，故名。该方为我国传统医学中补气的经典方，也是基础方。其本方及由原方演化出的补益类方剂经我国传统中医界应用几千年，取得了良好的临床疗效，充分证明了其合理性与有效性。根据以上实验研究的设计分析，同样证明了四君子汤的组方合理性，也证明了传统中医理论中关于本方君臣佐使关系的阐述。

参考文献

[1] 王晓洁，王新奉. 健脾益肠汤治疗大鼠脾虚型溃疡性结肠炎的实验研究 [J]. 山东中医杂志，1999，18（2）：97.

[2] 王玉良，谢杰. 固本益肠片治疗实验性豚鼠脾虚型溃疡性结肠炎的研究 [J]. 中国中西医结合杂志，1995，15（2）：98-100.

[3] 霍丽娟，赵和平. 实验性溃疡性结肠炎大鼠模型的研究 [J]. 山西医科大学学报，2004，35（5）：764-964.

[4] 孔祥梅，陈香宇. 愈疡液对实验大鼠溃疡性结肠炎的疗效观察 [J]. 河南中医，1998，18（5）：288.

[5] 陈香宇，孔祥梅. 愈疡液对实验性大鼠溃疡性结肠炎的疗效 [J]. 新乡医学院学报，1998，15：4.

[6] 王艳琴，蔺兴遥. 陈皮挥发油对溃疡性结肠炎大鼠血清 TNF-α 及 T 细胞亚群的影响 [J]. 甘肃中医，2007，20（6）：72-73.

[7] 孙金山，江逊. BALB/c 小鼠溃疡性结肠炎远段结肠 Cajal 间质细胞超微结构变化 [J]. 实用儿科临床杂志，2008，23（7）：519-521.

[8] 胡仁伟，欧阳钦. 右旋葡聚糖硫酸钠小鼠溃疡性结肠炎动物模型建立方法探讨 [J]. 胃肠病学，2002，7（6）：331-334.

[9] 方亚利，张登本. 以 DSS 致小鼠溃疡性结肠炎为动物模型呼吸道 sIgA 为检测指标探讨"肺合大肠"理论的相关途径 [J]. 中华中医药学刊，2007，25（5）：976-979.

[10] 杨富强，陈光明. 葡聚糖硫酸钠诱导动物溃疡性结肠炎及其机制 [J]. 天津医药，2000，28（1）：36-38.

[11] 王群英, 陈村龙. 葡聚糖硫酸钠致溃疡性结肠炎小鼠模型的建立 [J]. 第一军医大学学报, 2002, 22 (7): 608-610.

[12] 王旭霞, 王景杰. 肠道 SIgA 含量的变化与溃疡性结肠炎相关性的分析研究 [J]. 西南国防医药, 2007, 17 (6): 698-700.

[13] 郭彩云, 李芳. 溃疡性结肠炎大鼠模型的建立及外周血 NK 细胞活性的改变 [J]. 中国实验动物学报, 2003, 19 (3): 156-160.

[14] 吴小平, 凌奇荷. 实验性溃疡性结肠炎模型的研究 [J]. 湖南医科大学学报, 1998, 23 (4): 359-360.

[15] 赵平, 董蕾. 葡聚糖硫酸钠致溃疡性结肠炎大鼠模型的建立 [J]. 第四军医大学学报, 2005, 26 (19): 1738-1740.

[16] 邹移海, 张永斌. 复方胃肠康治疗大鼠溃疡性结肠炎及 NO 异常 [J]. 华人消化杂志, 1998, 6 (4): 288-290.

[17] 江学良, 权启镇. 复合法建立大鼠溃疡性结肠炎模型 [J]. 海医学院学报, 1999, 20 (4): 1-3.

[18] 张永斌, 邹移海. 溃疡性结肠炎大鼠模型及其结肠电异常 [J]. 实验动物科学与管理, 2002, 19 (2): 5-7.

[19] 范恒. 溃疡性结肠炎大鼠实验模型的建立与评价 [J]. 中医药学刊, 2004, 22 (5): 865-866.

[20] 刘晓秋, 李世英. 中药对溃疡性结肠炎大鼠一氧化氮和结肠电的调整作用 [J]. 广州中医药大学学报, 1997, 14 (3): 178-181.

[21] 杨灿, 黄美星. 肠得安胶囊对溃疡性结肠炎实验研究 [J]. 海峡药学, 2000, 12 (3): 29-31.

[22] 徐丽, 王新成. 排毒清肠汤剂对溃疡性结肠炎豚鼠模型治疗作用的研究 [J]. 2006, 27 (2): 72-73.

[23] 段进粮, 聂玉强. 大鼠溃疡性结肠炎模型血清 TNF-α 和 IL-10 的观察 [J]. 广州医学院学报, 2008, 36 (3): 14-16.

[24] 马春曦, 李志晋. 溃疡性结肠炎大鼠肠组织中 MDA、SOD、损伤指数的动态变化及其相关性研究 [J]. 江西医学院学报, 2005, 45 (3): 4-6.

[25] 田军彪, 单兆伟. 芪仙安肠方对大鼠溃疡性结肠炎的治疗作用及机制 [J]. 河北中医, 2008, 30 (4): 424-427.

[26] 郎然, 连建学. 结肠安胶囊对溃疡性结肠炎大鼠免疫机制的影响 [J]. 陕西中医, 2006, 27 (10): 1302-1304.

[27] 张涛, 谢建群. 大鼠溃疡性结肠炎模型的实验研究 [J]. 中国中西医结合消化杂志, 2006, 14 (4): 240-242.

［28］李晓军，张晓峰. 大鼠实验性溃疡性结肠炎动物模型的复制［J］. 河北医学，2003，9（6）：528-530.

［29］李茹柳，迟莉. 紧密连接蛋白 occludin 和 claudin-1 在大鼠溃疡性结肠炎的表达［J］. 广州中医药大学学报，2008，25（1）：83-90.

［30］杜群，李红. 溃结灵对溃疡性结肠炎大鼠结肠黏膜 NF-κBp65 蛋白表达及血清 TNF-α 含量的影响［J］. 中药材，2007，24（5）：396-399.

［31］邹莉波，刘悦. 青黛散抗溃疡性结肠炎的作用研究［J］. 中国医科大学学报，2006，35（1）：15-17.

［32］杜群，李红. 溃结灵对溃疡性结肠炎大鼠结肠黏膜 ICAM-Ⅰ基因表达的作用［J］. 广州中医药大学学报，2008，25（3）：229-232.

［33］杜群，李红. 溃结灵对溃疡性结肠炎大鼠治疗作用的病理学观察［J］. 中药新药与临床药理，2007，18（3）：173-175.

［34］李茹柳，迟莉. 造模因素对 TNBS 致大鼠溃疡性结肠炎模型的影响［J］. 中药药理与临床，2007，23（6）：81-83.

［35］郑红斌，胡鸿毅. 清肠栓对溃疡性结肠炎防治作用的动物实验研究［J］. 上海中医药大学学报，2000，14（4）：54-56.

［36］周天羽，张扬. 免疫复合法建立大鼠溃疡性结肠炎模型的研究［J］. 中医药学报，2005，33（6）：23-24.

［37］欧阳建东，高靖. 锡类散栓剂治疗大鼠溃疡性结肠炎的实验研究［J］. 铁道医学，1999，27（3）：150-151.

［38］胡旭光，王汝俊. 溃结灵对实验性溃疡性结肠炎的治疗作用［J］. 中药药理与临床，2002，18（5）：35-37.

［39］王迎新，邹伟. 肠炎宁合剂对溃疡性结肠炎治疗作用的实验研究［J］. 中医药信息，2004，21（6）：45-46.

［40］李占林，王立新. 肠溃灵口服液防治大鼠溃疡性结肠炎的实验研究［J］. 环球中医药，2008，1（5）：1-3.

［41］王晓华，李杨. 奥柳氮对实验性大鼠非特异性溃疡性结肠炎的作用［J］. 中国临床药学杂志，1998，7（3）：136-138.

［42］易季云，夏冰. 鼠溃疡性结肠炎模型的观察［J］. 新消化病学杂志，1997，5（11）：721-722.

［43］胡旭光，利红宇. 痛泻要方对肝郁脾虚型溃疡性结肠炎动物模型的治疗作用［J］. 广东药学院学报，2004，20（1）：40-41.

［44］谷松，关庆增. 溃疡性结肠炎肝郁大鼠模型的实验研究［J］. 辽宁中医杂志，2005，32（11）：

1210-1211.

［45］范恒，段雪云. 结肠康治疗慢性非特异性溃疡性结肠炎的实验研究［J］. 湖北中医学院学报，2000，2（2）：13-15.

［46］郭颂铭，杨巍. 中药组方灌肠对实验性溃疡性结肠炎的免疫影响［J］. 上海铁道医学院学报，1995，9（4）：219-222.

［47］严清明，孙毅毅. 胃肠宁治疗溃疡性结肠炎的实验研究［J］. 华西药学杂志，2000，15（6）：432-434.

［48］江学良，权启镇. 鱼腥草治疗溃疡性结肠炎大鼠对结肠压力的影响［J］. 世界华人消化杂志，1997，7（7）：639.

［49］孙金山，江逊. BALB/c 小鼠溃疡性结肠炎远段结肠 Cajal 间质细胞分布变化［J］. 实用儿科临床杂志，2007，22（12）：925-927.

［50］朱代华，张兴明. 尿胰蛋白酶抑制剂对鼠溃疡性结肠炎结肠组织中蛋白酶活性的抑制作用［J］. 重庆医科大学学报，2004，29（1）：38-40.

田振国教授治疗肛门瘙痒症经验总结

（辽宁中医药大学 2010 届硕士研究生　于传智）

肛门瘙痒症（pruritus ani，PA）是指肛周皮肤无任何原发性皮肤损害的顽固性瘙痒症状，是一种较顽固的局限性神经功能障碍性肛周皮肤病，具体病因不详，近年来发病率呈上升趋势。该病多发于 20～40 岁的中年及老年，20 岁以下青年人发病较少，很少发于儿童。男性发病高于女性，习惯安静和不常运动的人多发生。肛门瘙痒症的主要临床表现为肛周皮肤瘙痒，为阵发性，常在夜间、安静、情绪变化、饮食辛辣食物、湿热时加剧。因反复搔抓，皮肤常出现抓痕、血痂、糜烂、皲裂苔藓样变等继发性损害。该病是常见的肛肠科疾病，严重影响患者的正常生活、工作及睡眠。应予以重视并及时治疗。

中医对肛门瘙痒症的认识和治疗有着悠久的历史，运用中药内服、中药熏洗、中药局部外敷、针灸等多种治疗方法治疗本病，取得了较为显著的疗效。西医主要是破坏肛周感觉神经，使局部感觉减退，症状逐渐消失。运用长效麻药注射疗法以及肛门皮下神经末梢离断术、肛门瘙痒皮肤切除术、肛门瘙痒皮肤切除缝合术、肛门瘙痒皮下隧道游离术等多种手术方法。

田振国教授是全国著名肛肠病专家，从事结直肠及肛门疾病的中医药内外治疗及实验研究 30 余年，对肛肠科常见及疑难病症的保守和手术治疗造诣颇深，总结创新了独到的肛肠疾病治疗方案。笔者随师侍诊 3 年，耳提面命，获益匪浅。现对田教授治疗肛门瘙痒症的经验做一初步总结，以飨同道。

1. 古籍经典

肛门瘙痒症，在祖国医学中属"痒风""痒证""肛痒风""谷道痒""风瘙痒"的范畴，后世中医学中统称"肛门瘙痒"。1973 年长沙马王堆汉墓出土的我国最古老的方书《五十二病方》中首载并称为"朐痒"这是世界最早对肛门瘙痒症的记载。隋·巢元方的《诸病源候论·风瘙痒候》曰："风瘙痒者，是体虚受风、风入腠理，与血气相搏，而俱往来于皮肤之间，邪气微，不能冲击为痛，故但瘙痒也。"这是首次提出"风瘙痒"这一病名。明·陈实功的《外科正宗》所载曰："痒风，遍身瘙痒，并无疮疥，搔之不止。"清·许克昌、毕法合撰的《外科证治全书》中称为"肛门作痒"，俗称"肛痒风"。

各个时代医学著作皆对本病有所论述，可见先贤医家对本病的重视。田教授博览众多古籍，汲取精华，摒弃糟粕，总结经验并应用于临床，极大地提高了临床疗效。

2. 病因病机

祖国医学记载，历代医家对本病的病因病机的认识不尽一致，见仁见智，各有千秋。田教授综合各家学说，根据自己多年临床经验，认为肛门瘙痒症的发病主要是内、外因素的相互作用而致。机体素虚或久病体虚，阴虚血亏，情志内伤，饮食不节而致内风；外感风、湿、热邪，客于肌肤，湿热下注，阻于肛门周围皮肤以及虫毒骚扰。正如隋·巢元方的《诸病源候论》曰："凡瘙痒者，是体虚受风，风入腠理与气血相搏，而俱往来与皮肤之间。""谷道痒由胃弱脾虚，则蛲虫下侵谷道，重者食于肛门，轻者但痒也。蛲虫状极细微，形如今之蜗虫状也"。《素问·至真要大论》曰："诸痛痒疮，皆属于心。"心属火，易化热，热盛则疮痛，热微则疮痒，热盛则腐败渐生疮疡。又有"诸痒属虚、属风，热盛则痛，热微则痒"之说。血虚风燥，血虚于内，腠理失养，皮肤失濡，不能充养皮肤肌肉则为燥，故而出现瘙痒症，即所谓"血虚则生风，风聚则发痒"。清·祁坤的《外科大成·诸痒》曰："诸疮痛痒，皆属于火。""风盛则痒，盖为风者，火之标也"。清·吴谦的《医宗金鉴·外科心法要诀》指出："痒属风，亦各有因。"清·王清任著《医林改错》曰："血瘀气更不能外达皮肤，未有不一药而痒即止者。"风湿热邪长期蕴结于肛门，使之气血运行失畅，经脉阻滞而发为瘀血，瘀血阻络，血脉不荣，肌肤失养而发风瘙痒。由此可见，本病位虽在肛门，但内虚生风，湿热下注，外感实邪等因素都与其发病密切相关，因此临床施治时需从整体考虑，辨证论治。

3. 治疗方法

3.1　中医中药治疗

3.1.1　辨证论治。

（1）风盛夹湿证：肛门瘙痒，肛缘皮肤微湿，轻微热感，肛周肤色正常或泛白；伴恶风，身重困倦；舌淡，苔薄白，脉浮数。

治法：祛风胜湿止痒。

方药：荆防败毒散加减。

荆防败毒散为《医宗金鉴》中治疗疮疡初起之方，其功能为疏风解表，除湿消疮。此方用于此处的病机也是风邪袭表，兼有湿邪。方中荆芥、防风、羌活、独活辛温发散，祛风止痒，并为君药。柴胡辛散解肌，川芎行血祛风，并为臣药。枳壳、桔梗行气宣肺，前胡疏散风热，茯苓渗湿，共为佐药。甘草调和诸药。痒甚失眠者，加夜交藤、珍珠母、生牡蛎。

（2）风湿夹热证：肛门瘙痒、疼痛，皮肤浸渍、糜烂；伴有面色潮红，心烦易怒，肛门坠胀，大便干，小便赤；舌红，苔黄腻，脉浮数。

治疗：疏风清热，利湿止痒。

方药：消风散加减。

方中荆芥、防风、牛蒡子、蝉蜕开发腠理，透解郁滞肌肤的风毒之邪而止痒，共为君药，乃"痒自风来，止痒必先疏风"之意。苍术辛苦散风祛湿，苦参苦寒清热燥湿，木通渗利湿热，共为臣药；石膏、知母清热泻火，当归和营活血，生地清热凉血，胡麻仁润燥养血，亦寓"治风先治血"之意，共为佐药；甘草解毒和中，调和诸药而为佐使。身热口渴者加金银花、连翘；湿热偏重者加地肤子、车前子、栀子；血分热甚，五心烦热者加赤芍、丹皮、紫草；便秘者加大黄。

现代研究表明，消风散颗粒的免疫抑制作用与其调节 T、B 淋巴细胞功能和抑制炎性细胞因子的活性有关，是治疗以 IV 型变态反应为主的皮肤疾病的主要机制之一。

（3）湿热下注证：肛门瘙痒，持续发作，肛门皮肤破溃、渗液，甚则糜烂出血，肛门局部色素沉着或肤色变白，有腥臭味；伴大便秘结，小便短赤，夜寐不安；舌质偏红，苔黄，脉濡数。

治疗：清热利湿止痒。

方药：龙胆泻肝汤加减。

方中龙胆草大苦大寒，既能泻肝胆实火，又能利肝经湿热，泻火除湿，为君药；黄芩、栀子苦寒，入肝胆三焦经，泻火解毒，燥湿清热，助君药加强清热除湿之力，为臣药；泽泻、车前子清利湿热，导湿热从水道排出，当归、生地养血滋阴，使邪去而不伤正，柴胡疏畅肝胆之气，并能引诸药归于肝胆经，共为佐药；甘草调和诸药，为佐使药。热重于湿者加黄连、大黄、苦参；湿重于热者加薏苡仁、苍术；风盛者加蝉蜕、防风；夜寐不宁者加合欢皮、夜交藤、生牡蛎。

现代医学表明，龙胆泻肝汤能提高巨噬细胞的吞噬能力，增加胸腺重量，促进淋巴细胞转化，提高机体免疫功能，并具有一定抗炎作用和广谱抑菌作用，且有明显的抗过敏作用。

（4）血虚风燥证：临床表现为肛门昼夜奇痒，皮肤干燥脱屑，无光泽及弹性，皲裂如蛛网延至前阴；伴面色苍白，心悸失眠等；舌淡，苔薄，脉细濡无力。

治法：养血活血，祛风止痒。

方药：当归饮子加减。

方中当归调养营血以治其本，寓"治风先治血"之意，实为君药。生地、白芍、何首乌养血滋阴；黄芪益气固表，四药为臣，以助君药之力。荆芥、防风透散开泄肌表皮毛，疏风祛邪；川芎行气活血；刺蒺藜祛风止痒，诸药为佐。甘草调和诸药为使药。诸药配合，养血滋阴，益气固表而不留邪，疏散风邪而不伤正，有补有散，标本兼顾，主治血虚风燥型"风瘙痒"。剧烈瘙痒者加白鲜皮、蝉蜕；皮肤苔藓样变者加白僵蚕、全蝎、莪术；胃阴亏者可加麦门冬；大便秘结者加火麻仁、肉苁蓉；失眠者加夜交藤、珍珠母、酸枣仁、合欢皮养血安神。

现代药理学研究认为当归可提高机体细胞免疫功能，诱导产生细胞因子 IL-2 及 INF-γ，其有效成分阿魏酸对 I、II、III、IV 型变态反应均有抑制作用。

3.1.2　中药熏洗外敷治疗：田教授认为，肛门瘙痒主要是风、湿、热邪引起，治疗上以利湿解毒、祛风止痒为主，方用外利汤熏洗，止痒散外涂。上两方为先生总结历代医家的熏洗方剂和根据自己多年临床实践的经验总结而成。并制订了一套以中药熏洗外敷为主的治疗方案。

外利汤组成：大风子 15g，蛇床子 30g，地肤子 30g，白矾 15g，木鳖子 15g，白芷 30g。将上述药物用 3000mL 的水浸泡 30min 后，武火煮沸后，文火煎至药液剩至 1500mL，然后去渣将中药汤剂放入熏洗盆内，患者坐于盆上，先趁热熏蒸肛门 10min 左右，待药液不烫时坐入其内浸渍 10~20min，自然晾干后涂搽我院院内制剂止痒散（雄黄、蒲黄）。每日早晚各 1 次。1 周为 1 个疗程，3 个疗程为 1 个治疗周期。

中药熏洗汤剂方解：方中大风子辛、热，有毒，入肝、脾、肾三经，祛风燥湿、攻毒杀虫，是专治瘙痒的要药。《本草备要》中记载：大风子治疮癣疥癞，杀虫劫毒。蛇床子辛、苦、温，有小毒，入脾肾经，燥湿祛风，杀虫止痒，温肾壮阳，外用用于湿痒、湿疹、湿疮、疥癣、阴痒，是治疗瘙痒症的常用药。《千金方》中单用其研粉，猪脂调之外涂，治疗疥癣瘙痒。地肤子辛、苦、寒，归膀胱、肾经，清热利湿，祛风止痒。外用可治疗风湿侵袭肌肤，形成的风疹、湿疹、干癣、皮肤过敏及各种皮肤瘙痒症。白矾味酸、涩、寒，归肺、脾、肝、大肠经，外用解毒杀虫，燥湿止痒；内服止血，止泻，化痰。本品性燥酸涩，善收湿止痒，具有抗菌消炎，尤宜治疗瘙痒患者。《本草纲目》云："白矾有解毒，杀虫之功"；《本草纲目》曰："白矾有燥湿之功"，故擅长治疗肛门瘙痒症。木鳖子苦、微甘、凉，有毒，归肝、脾、胃经，攻毒疗疮，消肿散结，生肌止痛。主要用于治疗恶疮肿毒，瘰疬，乳痈，痔疮及干癣等病。白芷辛、温，归肺、胃、大肠经，解表散寒，祛风止痛，燥湿止带，消肿排脓。《大明本草》明确提出，白芷治"肠风痔瘘，疮痍疥癣"。以白芷大辛，散风祛郁，所谓"风热者，辛以敞之""火郁发之"。

现代药理学研究认为大风子油及其脂肪酸钠盐在试管中对结核杆菌及其他抗酸杆菌均有抑菌作用，大风子水浸液体外对奥杜盎氏小孢子菌也有抑制作用。蛇床子提取物挥发油是止痒有效成分，具有抗组胺作用和抑制肥大细胞脱颗粒的作用。地肤子含有皂苷及维生素 A 类物质，水浸泡液有抗皮肤真菌的作用，皂苷 Ic 具有免疫调节作用，使免疫功能紊乱状态得到改善，提高治疗效果，降低复发率。木鳖子水煎液对各种致病真菌及腹股沟表皮癣菌有一定抑制作用。白芷具有解热、解痉、镇痛、平喘、降压、兴奋运动和呼吸中枢、抗菌、抑制脂肪细胞合成、光敏性等方面的药理作用。白芷中富含香豆精成分，其中线性呋喃香豆素为光敏活性物质，当这种物质进入机体后，在长波紫外线照射下，能与细胞内 DNA 结合，抑制 DNA 复制，使迅速增殖的表皮细胞恢复正常的增殖率，从而使皮损愈合。

3.1.3 针灸治疗：针灸治疗以疏通经络，调和阴阳，祛风止痒为主，取手太阴肺经、足太阴脾经、足太阳膀胱经及督脉穴位为主。承山：腓肠肌两肌腹交界下端；长强：当尾骨尖端与肛门连线的中点；足三里：胫骨前嵴外 1 寸；合谷：第 1、第 2 掌骨间，当第 2 掌骨桡侧的中点处；曲池：在肘横纹外侧端与肱骨外上髁连线中点；血海：股四头肌内侧头的隆起处；膈俞：第 7 胸椎棘突下，旁开 1.5 寸。操作：除长强穴采用灸法，承山穴采用泻法，其余各穴均采用毫针刺法平补平泻。方义：承山为膀胱经穴，足太阳经别自承山穴上行入于肛中，既能调理膀胱气化以清湿热，又能疏导肛门局部气血；长强穴为督脉与足少阳、足少阴经交会穴，位于尾骨尖端与肛门之间，疏通肠道气机，是主治肛门疾患的常用穴，温灸长强及瘙痒部位，可明显改善局部血液循环，促进新陈代谢，活血燥湿，使气机温调，营卫和畅，瘀滞风湿之邪得以外散；足三里用补祛，既能健脾化湿，又能补益气血，以标本兼顾；合谷、曲池同属阳明，擅于开泄，疏风解表，清泻阳明，二者并用可祛风止痒；膈腧为血之会，与血海同用，可调理营血，而收"治风先治血，血行风自灭"之功效。田教授应用针灸治疗领域广泛，不仅应用于肛肠病治疗，内外妇儿皆常用之。

田教授认为药物与针灸配合应用，起到疏通经络、调和阴阳、行血祛风的作用，可促进肛门局部病变组织的新陈代谢，改善局部组织的营养状态。针灸与中药熏洗作用的协同效应，疗效高于单用针刺或单用药物治疗肛门瘙痒症。

3.2 注射治疗

中医中药保守治疗无效，可首先考虑采用注射疗法。术前嘱患者排空大便，取侧卧位，显露肛周，常规消毒。取 1% 亚甲蓝 2mL、1% 利多卡因 18mL、2~3 滴肾上腺素配成亚甲蓝注射液，摇匀，备用。将配制好的注射液沿肛门周围点状缓慢均匀地注射到病变部位，每点注射 0.1~0.2mL，使局部皮肤呈蓝色隆起为宜，剂量视皮损范围的大小而定，一般总量不超过 20mL。注射时针尖不要注射过深，亦不要过浅，达表皮及真皮浅层即可。术毕，用棉球按摩局部（针眼）2~3min，防止渗血、水肿，同时使药物渗透均匀，充分发挥药效，敷料加压固定。

注射疗法作用机制：以亚甲蓝长效麻药作皮内封闭后，皮肤神经末梢发生可逆转性坏死修复的过程，使瘙痒皮损解除不良的神经刺激，同时纠正发病因素而治疗本病。

3.3 外科手术治疗

3.3.1 适应证：顽固性肛门瘙痒症，无明显皮损，经中医中药保守治疗、注射疗法治疗皆无效者。

3.3.2 手术方法及具体操作：

（1）肛门皮下神经末梢离断术：骶管麻醉见效后，取截石位，常规皮肤消毒，检查肛管及肛周瘙痒病变。分别在肛门前、后位距肛缘 1.5cm 处各做纵切口，长约 1.5cm。用弯止血钳从前方切口进入，紧靠皮下围绕肛周做钝性分离，从后位切口穿出，做一隧道。张开止血钳，边退钳边做皮下组织分离，钝性分离皮下神经末梢，分离区域根据瘙痒病变而定。同法处理对侧。以 4 号丝线间断缝合前后位切口，凡士林纱条覆盖切口，外用敷料压迫，丁字带固定。

（2）肛门瘙痒皮肤切除术：局麻或骶管麻醉见效后，取截石位，肛周及肛管内常规消毒。于患者自觉最瘙痒处皮肤（时钟 1 点、3 点、5 点、7 点、9 点、11 点方位）分别做 4 个棱形切口，切口上自肛管皮肤、下至瘙痒末梢皮肤。剪除切口内皮肤及皮下组织，各切出区之间保留足够正常皮桥，深度以不损伤括约肌为度，经切口用止血钳从保留的皮肤与皮下组织之间钝性分离皮下神经末梢。充分止血，凡士林纱条覆盖切口，外敷无菌纱布，丁字带固定。

（3）肛门瘙痒皮肤切除缝合术：骶管麻醉见效后，取截石位，肛周及肛管内常规消毒。肛门两侧距肛缘 1cm 处，各做一新月形切口，将两切口内的半月形瘙痒皮肤切除。用剪刀沿切口游离创口外侧皮肤，以减缝合时张力。充分止血后，用 4 号丝线间断缝合切口。同法处理对侧。凡士林纱条覆盖切口，外敷无菌纱布，丁字带固定。

4. 典型病例

4.1 病历资料

金某，女，53 岁，2009 年 4 月 15 日以"肛门瘙痒灼痛反复发作 6 年，近半月加剧"为主诉来诊。患者于 6 年前出现肛门部瘙痒，多夜间发作，继之日夜不安，昼夜奇痒。曾服用西药扑尔敏、外搽皮炎平软膏，仅暂时有效。近半月来症状加剧，痛苦难忍。现患者夜寐不安，面色苍白，心悸，五心烦热，头晕目眩，无腹痛腹胀，饮食欠佳，大小便正常。舌淡，苔薄，脉细濡无力。检查：肛门周围皮肤呈灰白色，边界不清，粗糙弹性减弱，有抓痕、血痂。田教授结合患者临床症状及病史，诊断为肛门瘙痒症，血虚风燥证。治以养血活血，祛风止痒。内服当归饮子加减。处方：生地黄 15g，当归 10g，白芍 10g，川芎 10g，黄芪 30g，何首乌 15g，白蒺藜 30g，荆芥穗 10g，防风 10g，甘草 10g，僵蚕 15g，酸枣仁 10g，煎服每日 3 次。外用外利汤。处方：大风子 15g，蛇床子 30g，地肤子 30g，白矾 15g，木鳖子 15g，白芷30g。将上述药物用3000mL的水浸泡30min后，武火煮沸后，文火煎至药液剩至1500mL，然后去渣将中药汤剂放入熏洗盆内，患者坐于盆上，先趁热熏蒸肛门10min左右，待药液不烫时坐入其内浸渍10~20min，后涂搽我院院内制剂止痒散（雄黄、蒲黄）。每日早晚各1次。1周后复诊，患者自述用药后瘙痒症状减轻，睡眠稍有好转，饮食可，舌淡，苔薄，脉细弱。检查：肛门周围皮肤泛白，皮肤弹性恢复，无抓痕、血痂。内服方药加夜交藤10g、珍珠母10g。外用同前。两周后第二次复诊，患者自述肛门瘙痒症状完全消失，睡眠质量明显好转，饮食可，二便正常。舌淡红，苔薄白，脉细。检查：肛门周围皮色正常，弹性良好，无抓痕。随访至今未复发。

4.2　病例讨论

患者血虚风燥，血虚于内，腠理失养，皮肤失濡，不能充养皮肤肌肉则为燥，故而出现肛门灼热痒痛，皮肤呈灰白色，粗糙弹性减弱。阴血亏虚，则见夜寐不安，面色苍白，心悸，五心烦热，头晕目眩。舌淡，苔薄，脉细濡无力，均为阴血亏虚之象。中医辨证为肛门瘙痒血虚风燥证。患者病程较长，症状较重，单用中药内服或单用中药熏洗治疗恐难收效，手术对肛门损伤较大。因此，田教授采用中医辨证论治，予中药汤剂口服、外利汤熏洗及止痒散外涂联合的治疗方案，取得了标本兼治的效果。

5. 临床资料

5.1　资料：

5.1.1　一般资料：选取我院2008年9月至2010年2月间门诊和住院患者96人，其中男45例，女51例，年龄20~73岁，平均年龄33岁。病程1个月~6年，平均1年。其中轻度17人，中度51人，重度28人。

5.1.2　诊断标准。依照李雨农主编的《中华肛肠病学》关于肛门瘙痒症诊断标准：肛周剧烈瘙痒，局部呈多形性损害，患部皮肤增厚、浸润，色素沉着，表面粗糙，覆以少许糠秕样藓屑或结痂，并有不同程度的苔藓样变。

5.1.3　分度标准。

轻度：肛门瘙痒，肛周肤色无改变；

中度：肛门瘙痒，肛周肤色红嫩湿滑或皱褶加深；

重度：肛门瘙痒，肛周肤色糙白或黯黑龟裂。

5.1.4 治疗方法：主要采用辨证论治中药汤剂口服、外利汤熏洗及止痒散外涂联合治疗（具体辨证及治疗方法同前）。具体辨证分型，风盛夹湿证 28 例，风湿夹热证 23 例，湿热下注证 19 例，血虚风燥证 26 例（表 1）。

5.2 治疗结果

5.2.1 疗效判定标准。痊愈：肛门瘙痒消失，皮损恢复正常；显效：肛门瘙痒明显减轻、皮损大部分恢复正常；好转：肛门瘙痒减轻，皮损少部分恢复正常；无效：肛门瘙痒未减，皮损无变化。

5.2.2 疗效观察：96 例患者痊愈 61 例，显效 27 例，好转 6 例，无效 2 例，总有效率 97.92%。治愈时间 1~3 个疗程（表 2）。

表 1 分度治疗结果 例（%）

分度	N	痊愈	显效	好转	无效	总有效率
轻度	17	13（76.47%）	4（23.53%）	0	0	100%
中度	51	32（62.74%）	14（27.45%）	4（7.84%）	1（1.96%）	98.04%
重度	28	16（57.14%）	9（32.14%）	2（7.14%）	1（3.57%）	96.43%
总计	96	61（63.54%）	27（28.13%）	6（6.25%）	2（2.08%）	97.92%

表 2 辨证论治结果 例（%）

分度	N	痊愈	显效	好转	无效	总有效率
风胜夹湿证	28	20（71.43%）	7（25.00%）	1（3.57%）	0	100%
风湿夹热证	23	17（73.91%）	5（21.74%）	1（4.35%）	0	100%
湿热下注证	19	9（47.37%）	7（36.84%）	2（10.53%）	1（5.26%）	94.74%
血虚风燥证	26	14（53.85%）	9（34.62%）	2（7.69%）	1（3.85%）	96.15%

6. 结语

肛门瘙痒症是一种较顽固的局限性神经功能障碍性肛周皮肤病，具体病因不详，历代医家对本病的病因病机的认识不尽一致。因此，在治疗上也是各有千秋。田教授根据自己多年临床经验，得出肛门瘙痒症的发病主要是体虚生内风、外感风湿热邪等因素客于肌肤相互作用而致。以"利湿解毒，祛风止痒"为治疗原则，整体思维，辨证论治，独创外利汤熏洗，并总结出一套内外兼治的疗法，治疗本病疗效显著。

参考文献

[1] 李春雨，张有生. 实用肛门手术学 [M]. 沈阳：辽宁科学技术出版社，2005.

［2］胡伯虎. 大肠肛门病治疗学［M］. 北京：科学技术文献出版社，2001：398-402.

［3］陆金根. 中西医结合肛肠病学［M］. 北京：中国中医药出版社，2009：252.

［4］张文莉. 肛门瘙痒症分期辨证治疗68例［J］. 江苏中医药，2005，2（26）：61.

［5］巩树研. 中医辨证治疗肛门瘙痒症200例疗效观察［J］. 河北中医杂志，2008，11（30）：1144-1145.

［6］徐永海. 肛门瘙痒症的辨证施治［J］. 河北中医，2002，5（24）：353.

［7］艾明军. 草薢渗湿汤治疗肛门瘙痒症［J］. 山东中医杂志，2005，6（24）：374.

［8］肖伟，肖国权. 复方蛇床子煎剂治疗外阴及肛门部瘙痒60例临床观察［J］. 中国医药导报，2007，3（4）：92.

［9］姚德海. 肛痒宁散熏洗外敷治疗肛门瘙痒症166例［J］. 实用中医药杂志，2003，4（19）：203.

［10］刘春强，郭纯艳. 归芥膏治疗特发性肛周瘙痒症35例临床观察［J］. 中医药学报，2006，6（34）：25-26.

［11］刘国良. 龙胆泻肝汤治疗肛门瘙痒症50例分析［J］. 中国煤炭工业医学杂志，2009，9（12）：1432.

［12］潘玉荣. 忍冬藤皮汤坐浴治疗肛门瘙痒症56例［J］. 新疆中医药杂志，2001，2（19）：28-29.

［13］赵俊鹏，王涛，贺向东. 湿疹膏治疗肛门瘙痒症的临床体会［J］. 中华砚代中西医杂志，2005，14（3）：1311-1312.

［14］董智宇. 硝黄洗剂治疗肛门瘙痒症86例［J］. 辽宁中医杂志，2003，8（30）：679.

［15］曹羽. 止痒洗方治疗肛门瘙痒症体会［J］. 中国临床医生，2000，9：39.

［16］刘星. 苦蛇消痒方治疗肛门瘙痒症［J］. 山东中医杂志，2001，6（20）：361.

［17］俞凯华. 自制双痒剂治疗肛门瘙痒症120例［J］. 浙江中西医结合杂志，2000，2（10）：119-120.

［18］周效恩. 梓木叶治疗肛门瘙痒症的疗效观察［J］. 中医药学报，1999，3：41.

［19］黄安清. 复方苦参汤外治肛门瘙痒症45例［J］. 中国民族民间医药，2009，6：45.

［20］崔晶. 葱归溻肿汤外洗治疗肛门瘙痒症136例［J］. 中医外治杂志，2006，5（15）：18-19.

［21］李明. 皮枯膏治疗肛门瘙痒症的临床体会［J］. 中华中西医学杂志，2008，12（6）：98-99.

［22］杨栋. "硝矾洗剂"治疗肛门瘙痒80例临床观察［J］. 江苏中医药，2008，2（40）：40.

［23］郭俊宇. 中药熏浴联合复方磺炉炉甘石洗剂治疗顽固性肛门瘙痒症临床观察［J］. 中医药临床杂志，2009，2（21）：138-139.

［24］邢占敏. 中药外洗剂治疗肛周皮肤病506例疗效观察［J］. 云南中医中药杂志，2007，9（28）：13.

［25］聂红英. 承山穴埋线治疗顽固性肛门瘙痒症［J］. 中国民间疗法，1996，3：19.

［26］夏国萍. 小针刀结合中药坐浴治疗肛周顽固性瘙痒症 31 例的观察与护理 ［J］. 现代中西医结合杂志，2006，15（13）：1843-1844.

［27］白清华. 小针刀结合倍他米松封闭治疗顽固性肛周瘙痒症的疗效 ［J］. 中国医师进修杂志，2007，2（30）：59，73.

［28］孙彦辉. 皮肤针与中药外用合治肛门瘙痒症 29 例 ［J］. 江苏中医药杂志，2009，9（44）：55.

［29］许山鹰. 艾灸治疗肛门瘙痒症 72 例临床观察 ［J］. 北京中医杂志，1997，9：30-31.

［30］王建民. 针灸治疗肛门瘙痒症 50 例疗效观察 ［J］. 中国针灸，1996，8：22.

［31］吴光汉. 小针刀治疗肛周顽固性瘙痒症 42 例 ［J］. 南京中医药大学学报，1996，5（12）：54-55.

［32］任日业. 针刺承山穴治疗顽固性肛周瘙痒症 ［J］. 针灸临床杂志，1993，4（9）：54.

［33］王文斌. 美蓝注射液局部封闭治疗肛门瘙痒症 34 例报告 ［J］. 咸宁学院学报，2008，3（22）：229.

［34］谢江波. 0.2%亚甲蓝局封配合三子加味汤熏洗治疗肛门瘙痒症 20 例疗效观察 ［J］新中医，2005，2：52.

［35］李贵鑫. 长强穴封闭注射加中药坐浴治疗肛门瘙痒症 60 例 ［J］. 山东中医杂志，2007，12（26）：828-829.

［36］张扬. 肛周封闭加中药外敷治疗肛门瘙痒症 34 例 ［J］. 辽宁中医杂志，2006，2（33）：195.

［37］郑培臣. 盐酸异丙嗪注射治疗肛门瘙痒症 ［J］. 航空航天医药，2008，1（19）：21.

［38］赵富元. 局部封闭、中药熏洗治疗肛门瘙痒症的临床观察 ［J］. 光明中医，2007，2（22）：85-86.

［39］熊秋华. 穴位注射胸腺素为主治疗肛门瘙痒症 56 例 ［J］. 新中医，2001，2（33）：44.

［40］孙林. 皮内注射合中药外用治疗肛门瘙痒症 206 例 ［J］. 中国民间疗法，2005，9（13）：45-46.

［41］陈菊. 美蓝局部注射治疗肛门瘙痒症 53 例 ［J］. 当代医学，2009，33（15）：144.

［42］徐继荣. 肛周四点皮下注射、中药敷洗治疗原发性肛门瘙痒症 ［J］. 四川中医，2003，7（21）：82-83.

［43］郭耀武. 药物注射治疗肛门瘙痒症的体会 ［J］. 中医杂志，2003，（44）：100.

［44］蔡立成，蔡立梅. 曲安缩松注射液加长麻治疗肛门瘙痒症 98 例临床分析 ［C］. 第十届中国中西医结合学会大肠肛门病学术研讨会论文集，2004：281-282.

［45］王燕洁. 亚甲蓝封闭加中药熏洗治疗肛门瘙痒症 56 例 ［J］. 中国民间疗法，2009，8（17）：24-25.

［46］刘厚华. 复方亚甲蓝注射液局部封闭治疗肛门瘙痒症 56 例 ［J］. 中国民间疗法，2001，12

（9）：18-19.

［47］张金华. 0.2%亚甲蓝局封配合中药熏洗治疗肛门瘙痒症 75 例［J］. 福建中医药，2005，3（36）：41

［48］江孟跃. 肛周皮下神经离断术治疗肛门瘙痒症［J］. 浙江临床医学，1999，2（1）：107.

［49］张锦. 肛周皮下神经末梢离断配合封闭注射法治疗肛门瘙痒症 136 例［G］. 中华中医药学会第十二次大肠肛门病学术会议论文汇编，2006.

［50］刘家顺. 肛门瘙痒症的外科治疗［J］. 现代医药卫生，2004，21（20）：2271-2272.

［51］刘娟. 手术配合中药熏洗治疗顽固性肛门瘙痒症 38 例［J］. 福建中医药，2008，3（39）：39.

［52］熊少刚. 中西医结合治疗肛门瘙痒症 37 例分析［J］. 中国医学创新，2009，32（6）：29-30.

［53］范建明. 综合疗法治疗肛门瘙痒症临床观察［J］. 湖北中医杂志，2003，12（25）：32.

［54］袁学刚. 手术、注射并结合中药外洗治疗肛周顽固性瘙痒 574 例［G］. 中华中医药学会第十二次大肠肛门病学术会议论文汇编，2006.

［55］武卫红. 中西医结合治疗肛门瘙痒症 40 例［J］. 辽宁中医学院学报，2006，1（8）：72.

［56］孙月霞. 中西医结合治疗肛门瘙痒症 123 例疗效观察［J］. 新疆中医药，2007，3（25）：57.

［57］赵建勋. 中西医结合治疗肛门瘙痒症 280 例［J］. 四川中医，2006，8（24）：72-73.

［58］王春仙. 中西医结合治疗原发性肛门瘙痒症 86 例［J］. 中国民间疗法，2003，2（11）：8.

［59］李春雨. 中西医结合治疗肛门瘙痒症 74 例［J］. 辽宁中医杂志，2000，9（27）：417-418.

［60］王岐. 三联疗法治疗肛门瘙痒症 76 例临床报告［J］. 中国现代药物应用，2009，11（3）：131-132.

［61］富羽翔. 中药坐浴配合微波理疗治疗肛周瘙痒症 40 例［J］. 中国中医药科技，2009，16（3）：188.

［62］钱亚军. 综合疗法治疗顽固性肛门瘙痒症 136 例［J］. 中医外治杂志，2008，4（17）：35.

［63］孙真理. 中西医结合治疗肛门瘙痒症 28 例临床观察［J］. 世界中西医结合杂志，2008，4（3）：217-218.

［64］李雨农. 中华肛肠病学［M］. 重庆：科学技术文献出版社重庆分社，1990：434-436.

［65］国家中医药管理局. 中医病证诊断疗效标准［S］. 南京：南京大学出版社，1994：131.

田振国教授五脏辨证治疗腹泻型
肠易激综合征经验

（辽宁中医药大学 2012 届硕士研究生　刘　玥）

　　肠易激综合征（irritable bowel Syndrome，IBS）是一种消化道相当常见的功能性疾病，主要症状是腹痛或腹部不适伴排便次数和（或）大便性状的改变，排除相关器质性疾病。按 IBS 罗马Ⅲ诊断标准可分为腹泻型 IBS（IBS-D）、便秘型 IBS（IBS-C）、混合型 IBS（IBS-M）及不定型（IBS-U）。IBS 人群患病率高，在世界范围内的患病率为 5%~25%，我国多在 10% 左右。患者年龄以中青年为主，50 岁后首发病例较少见。男女比例大致 1∶2。我国 IBS 以 IBS-D 多见。虽然 IBS 并不危及生命，但给患者生活及工作带来的不便却不少于患器质性疾病的人群，并耗费了大量医疗资源。因此，各级医务人员越来越多地关注 IBS 的诊断及治疗。

　　此病病程迁延，久治不愈。西医因病因病机尚不明确，治疗目前以对症治疗为主，尚无有效的特效治疗。中医药治疗 IBS-D 有着其丰富的经验及独特的方法，辨病论治及辨证论治相结合。田振国教授系辽宁省名中医、博士研究生导师、主任医师及著名肛肠专家，现任中华中医药学会肛肠委员会会长、辽宁省肛肠委员会会长、国务院特殊津贴享有者，从事中医肛肠疾病的临床和研究近 40 年，在辨证施治过程中形成了独特风格，尤擅长本病的五脏辨证中药内服治疗。

田振国教授五脏辨证治疗腹泻型肠易激综合征经验

1. 病名病位的认识

　　中医学中并没有腹泻型肠易激综合征的病名，但其在祖国医学中属"腹痛""泄泻"等范畴，和"郁证"也有一定的联系。最早见于《内经》，有"溏泄""濡泄""飧泄""洞泄""注泄"以及"鹜溏"等病名，如《素问·生气通天论》："是以春伤于风，邪气留连，乃为洞泄"。《素问·阴阳应象大论》："寒气生浊，热气生清，清气在下，则生飧泄，浊气在上，则生腹胀。"《素问·举痛论》："怒则气逆，甚则呕血及飧泄。"《灵枢·胀论》："大肠胀者，肠鸣而痛，濯濯冬日，重感于寒，则飧泄不化。"《难经·五泄》："泄凡有几？皆有名不？然泄凡有五，其名不同：有胃泄；有脾泄；有大肠泄；有小肠泄；有大瘕泄；名曰后重。大肠泄者，飧已窘迫，大便色白，肠鸣切痛。"由此见得，我国古人早已意识到 IBS-D 的存在。但汉唐医书多称之为"下利"，如《金匮要略》《伤寒论》等书中，将泄泻以及痢疾均称之为"利"或"下利"，如《金匮要略·下利病脉证治》："中寒，其人下利，以里虚也，欲嚏不能，此人肚中寒。"从《诸病源候论》开始，就明确地将"泄泻"和"痢疾"分开论述，自宋朝后就将本病统称为"泄泻"。

田教授提出，病名不规范无利于制定统一的诊疗标准以指导临床工作，因此，从主证和病机这两点来出发，以"泄泻"及"腹痛"共同立论，更能够贴切地描述此病，且泄泻有慢性及急性之分，考虑到本病病程，应属"慢性泄泻"，这也更加符合临床的实际，还有效避免了病名定义的困扰，这在临床工作中很有意义。

脾主运化，若脾失健运，则水谷不分，发为泄泻。"大肠者，传导之官，变化出焉。"大肠主津，若传化失职，津液不得吸收，粪便稀薄而发泄泻。"小肠者，受盛之官，化物出焉"，小肠泌别清浊失司，则大便稀溏，小便减少；受盛失职，则排出食糜加快，故为泄泻；化物无权，则粪便中常见夹杂不消化食物，至完谷不化。故 IBS-D 的病位在脾、大肠及小肠，与肝肾关系密切。

田教授认为，本病虽病位在脾、大肠及小肠，但《内经》："魄门为五脏使。"因大便的生成，运化以及排泄依赖于肝之疏泄，心之温煦，脾之运化，肺之肃降，肾之气化的作用，因此本病与五脏的功能失调有密切关系。

2. 病因病机的探讨及创新

历代医家经多年来的临床实践，对此病病因病机的总结见仁见智、不尽相同。田教授经过多年的临证实践，提出饮食不节，情志失调，素体脾胃虚弱为此病的主要病因。病机则总结如下：

2.1　脾胃虚弱为致病之本

脾居中焦，脾主运化，以升为健，喜燥而恶湿，体阴而用阳；胃主受纳，以降为和，喜润而恶燥，体阳而用阴。脾胃升降相合，燥湿相济，阴阳相制，共为后天之本、气血生化之源，共尽受纳腐熟、运化水谷之司。《景岳全书·泄泻》曰：

"泄泻之本，无不由脾胃。"脾胃虚弱则水为湿内生，谷为滞不行，清浊相混，发为泄泻，肠道气滞，络脉痹阻，发为腹痛。如《症因脉治·内伤泄泻》："脾虚泻之因，脾气素虚，或大病后，过用寒冷，或饮食不节，劳伤脾胃，皆成脾虚泄泻之症。"《圣济总录》："脾胃怯弱，水谷不化，湿饮留滞，水走肠间，禁固不能，故令腹胀下利。"《素问·脏气法时论》："脾病者，虚则腹满肠鸣，飧泄食不化。"。而且，在临床中，IBS-D 病情缠绵，病程超过半年，患者多有如下症状，面色少华，神疲乏力，懒言纳呆等症状，因此田教授提出脾胃虚弱为本病致病的根本原因。

随着我国社会发展的脚步，人民生活水平也日益提高，现阶段人群中脾虚的原因已有所变化，田教授则从天、地、人的角度分别予以探讨：

(1)"天"——自然因素：以"天人相应"的理论为基础，现阶段由于全球气候变暖的大环境，人群的体质多以阳常有余而阴常不足为主，也就是说两有余（心、肝），而三不足（肺、脾、肾），即脾常不足。

(2)"地"——社会因素：以"形体劳役则脾病""脾藏意与智"的理论为基础，现阶段社会竞争激烈，人群生活节奏快，过度劳累以及思想负担大，故劳倦伤脾，忧思伤脾。反之，脾虚则神弱，"意"与"智"更为薄弱，更易激易怒，即易受情志所影响。

(3)"人"——个人因素：现阶段人群生活环境改变，饮食结构也大有不同，现代人多食肥甘厚味，嗜烟酒，或经常性饮食不节，饥饱失宜，皆可损伤脾胃。还需注意的是，在临床中，相当一部分患者有胃肠病史，如痢疾或急性泄泻，或久病体虚，皆可使脾胃受损。

2.2　肝失条达为发病之标

IBS-D 为典型的身心疾病，其发病与情志因素密切相关。肝为刚脏，五行属木，肝主疏泄，喜条达，恶抑郁，主疏泄气机。肝与情志关系最密切，肝为将军之官，不受遏郁，易被情志所伤。《医学求是》："腹中之痛，称为肝气，木郁不达，风木冲击而贼脾土，则痛于脐下。"肝郁气滞，则气机不通，不通则痛，故见腹痛；肝气郁结，无以调畅气机，故大肠传导失司，可见泄泻；肝之气机逆乱，可见胸闷善太息，胃脘痛痞满，腹痛泄泻。

对肝失疏泄的原因总结如下：

（1）情志所伤：七情，为人体随环境的变化而相应的变化的生理适应活动，与五脏气血精气有关，而过度的七情改变，则能使脏腑功能紊乱，而肝易被情志所伤。《丹溪心法·六郁》："气血冲和，万病无生，一有拂郁，诸病生焉，故人之诸病，多生于郁。"《素问·举痛论》："百病皆生于气也，喜则气缓，怒则气上，思则气结，悲则气消，恐则气下，惊则气乱。"《灵枢·本神》："肝气虚则恐，实则怒。"情志因素可使人体气机失常，怒伤肝，使气出；喜伤心，使气散；思伤脾，使气结；悲伤心包，使气急；恐伤肾，使气怯；惊伤胆，使气乱；忧伤肺，使气聚。

（2）土壅木郁：肝之疏泄功能正常，则气机和调，脾升胃降，受纳运化皆常。反之，如饮食不节，伤及脾胃，出现脾失健运，水湿内结，湿聚成痰，痰湿搏结阻滞，则影响肝的疏泄功能，致使肝失疏泄的发生。

IBS-D 的主要症状为腹泻，故脾胃虚弱为致病之本，即内因，情志失调、肝失条达为发病之标，即外因。正虚邪实，脾虚和肝郁互为因果，为本病的重要病理基础。田教授认为素体脾胃虚弱，遇情志因素，则土虚木乘，肝脾失调，引发 IBS-D。因此本病的基本病机为，脾胃虚弱，肝气郁结，致肝脾不和，并演化多端。

2.3　肾阳虚为重要演化

《素问·水热穴论》："肾者，胃之关。"是指肾对中焦脾胃的升清降浊功能起着十分重要的作用，也意指肾与胃在水液代谢中的作用，肾主水，水从胃入，从肾出，故为胃之关。《景岳全书·泄泻》："肾为胃关，开窍于二阴，所以二便之开闭，皆肾脏之所主，今肾中阳气不足，命门火衰，阴寒独盛，故于子丑五更之后，当阳气未复阴气极盛之时，即令人洞泄不止也。"《医贯》："饮食入胃，犹水谷在釜中，非火不熟，脾能化食，全赖少阳相火之无形者在下焦腐熟，始能运化也。"

IBS-D 症状可持续、间断发作，病程多半年以上，有的甚至可达数年至数十年。泄泻经久不愈，中阳渐微，寒从中来，必伤于肾，命门火衰，则脾肾阳虚。《明医杂著》："元气虚弱，饮食难化，食多则腹内不和，疼痛，泄泻。"同时，也与"五脏之伤，穷必及肾"的说法相应。

2.4　心脾不和为重要病机

心主神明，藏神，主血脉，与小肠相表里。心在各脏腑中起主导作用，心神可直接司管二阴的开合。《素问·灵兰秘典论》："心者，君主之官也，主不明则十二官危。"《素问·逆调论》："胃不和则卧不安。"反之，卧不安也可致脾胃不和，即由心火亢盛导致的失眠多梦会影响脾胃之功能，进一步则发展为脾虚。即肝火引动心火，以致失眠多梦，再致脾失健运，发为泄泻；失眠多梦导致脾失健运，脾之升降失常，气机郁结，不通而痛，即腹痛。由此可见，情志气机在本病中十分重要，甚至贯穿本病的发生发展。

IBS-D 患者多数伴有精神心理症状，如情绪抑郁、胸胁满闷、心绪不宁、失眠多梦、易惊善哭等。心、肝二脏在情志调节中起主导作用，且心肝为母子之脏，故肝火旺引发心火，继发失眠多梦之症。

2.5 肺气虚为诱发因素

肺主气，司呼吸，肺朝百脉，主治节，通调水道，与大肠相表里。因此肺与大肠关系密切。《杂病源流犀烛·肺病源流》："肺主气，司呼吸出入，居上以镇诸脏，而压糟粕，以行与大肠。"在 IBS-D 的早期：肺气虚，推动无力，则发头晕，咳嗽，气短，腹痛，泄泻，腹胀等。肺气虚也常见于合病：肺气虚及脾，导致脾肺两虚，则发腹胀，便溏，纳差等；在年老体弱、病后体虚及素体虚弱的患者中，脾肺两虚久而久之可损及肾，致脾肺肾三虚，则发面白倦怠，咳喘痰多，食少纳差，腹胀便溏，腰背酸痛等。肺气虚为本病诱发因素之一，平素多泻的患者则易因外感而诱发。

《张氏医通》云："痰结者，痰饮湿热阻碍，气不升降。"故肺热直接移于大肠，大肠传导失司，则发泄泻。

2.6 病理因素

由于本病病程长，在疾病的发展过程中又多因气虚阳虚，导致推动无力，继而产生湿、痰、瘀这些病理产物，进而演化成新的致病因素，逐渐进入恶性循环。

3. 辨证分型

本病症状虽表现在肠道，但与五脏的功能失调密切相关，田教授提出，可根据五脏的病理变化以及传变特点来进行中医五脏辨证分型。当然在临床上，一证多与其他证合而发病，也可几脏并发，迁延日久，病症则更加复杂。因此临床上，需根据五脏整体观辨证，明辨寒热，虚实，气滞，兼杂症的主次，来进行有针对性的治疗。

（1）脾胃虚弱证：腹痛隐隐，餐后腹胀肠鸣，食后即泻，进刺激性食物时大便次数明显增多，时溏时泻，水谷不化，偶见先硬后溏，面色萎黄，畏寒肢冷，神疲乏力，食少纳呆，舌质淡，苔白，舌体胖，有齿痕，脉细弱。

主证分析：脾失健运，则餐后腹胀肠鸣；脾运化功能减退，水谷精微不得运化，则食后即泻，进刺激性食物时大便次数明显增多，时溏时泻，水谷不化，偶见先硬后溏；脾胃虚弱，则食少纳呆；脾胃虚弱，气血化生无源，则神疲乏力，面色萎黄；气血失之濡养，不荣则痛，则腹痛隐隐。

（2）肝气郁结证：每因抑郁恼怒，精神紧张，出现肠鸣腹痛，以少腹为甚，腹痛即泻，泻后痛减，或排便不爽，矢气频发，伴胸胁胀满窜痛，嗳气太息，烦躁易激，失眠多梦，妇女多月事不调，咽干口苦，每于情志因素加重，舌淡红苔薄白，脉弦。

主证分析：肝气郁结，气机升降失司，气机不利，腹气升降不畅，则少腹拘急，嗳气太息，胸胁胀满窜痛；肝郁气滞，气血运行不利，肠腑运化不畅，故腹痛即泻，泻后痛减，或排便不爽，矢气频发；肝气郁结则烦躁易激，失眠多梦，多发肠鸣。

（3）肾阳虚衰证：腹痛隐隐，大便稀溏，晨起腹痛泻，泻后痛不减，畏寒肢冷，喜温喜按，腰膝酸软，神疲乏力，舌淡胖苔白，脉沉细。

主证分析：腹泻久病未治，经年不愈，损及精气，致肾之阴阳失调，肾阳不足，则畏寒肢冷，喜温喜按，少腹冷痛，神疲乏力，腰膝酸软；脾失肾阳之温煦，则五更泄泻，下利清谷不化等。

（4）心脾不和证：腹胀便溏，失眠多梦，心悸怔忡，眩晕耳鸣，情绪抑郁，易惊善哭，伴食欲不振，面色淡白无华，神疲乏力，舌淡嫩，脉细弱。

主证分析：情绪抑郁，肝火引动心火，以致失眠多梦，再致脾失健运，发为泄泻；失眠多梦导致脾失健运，脾之升降失常，气机郁结，不通而痛，即腹痛。

（5）肺气虚证：便溏，腹胀腹痛，食少纳呆，伴自汗畏风，头晕气短，鼻塞流涕，虚喘，咳嗽痰多，声低懒言，面色淡白，神疲体倦，腰背酸痛，舌淡苔白，脉虚。

主证分析：肺气虚，推动无力，则发便溏，腹胀腹痛，头晕气短，咳嗽等。肺气虚及脾，导致脾肺两虚，则发腹胀，便溏，纳差等。脾肺两虚久而久之可损及肾，致脾肺肾三虚，则发面色淡白，神疲体倦，虚喘，咳嗽痰多，食少纳呆，腹胀便溏，腰背酸痛等。

4. 治则治法与用药规律的经验

田教授根据本病脾胃虚弱为致病之本，肝失条达为发病之标，肾阳虚为重要演化，心脾不和为重要病机，肺气虚为诱发因素的病机特点，分别施以对应治法，并根据病机演变灵活应用。

4.1 健脾益气法

脾胃虚弱为本病致病之本，田教授在健脾时多选用平和之品，少选用味厚性烈之品，恐其攻伐脾胃。《素问·阴阳应象大论》："清气在下，则生飧泄，浊气在上，则生腹胀。"因此，健脾之药多用白术、太子参、山药等。白术、太子参、山药为补气药之清补之品，田教授指出脾气虚弱，清气下陷，需用太子参、白术等大补中土之品，宜用升补之法，补中有升，脾气复来，浊阴自降。炒麦芽、鸡内金用以健脾开胃。

健脾益气法需升提阳气，并借助"风能胜湿"之功效以生阳除湿，因此应配伍风药。多选用升麻、防风等。风药多能振奋脾阳，祛风胜湿，清气得升，浊气得降。田教授指出，患者便后便意未尽，下腹坠胀，可少与之，即可去实。但风药不可多用，否则疏泄太过致泄泻更甚。

病理因素湿和脾虚的关系十分密切，其可出现于本病的各个证型中。对于夹湿的患者，田教授多在健脾益气的同时加以芳香化湿醒脾之品，如砂仁、竹茹、佩兰、厚朴等。

4.2 疏肝理气法

田教授多用柴胡配白芍，疏肝柔肝并用，一来可辛散解郁，二来可酸柔敛阴，为中医双向调节的具体体现。腹痛明显者，以白芍柔和肝体，缓急止痛，用量应该随着脾气的恢复而逐渐减少，这样才能柔肝不碍脾。《内经》："肝苦急，急食酸以缓之。"《本草备要》："补血，益脾，泻肝，敛肝阴。"腹胀明显者，以柴胡疏肝气，解肝郁，《本草正义》："其性散，故主肝经郁证。"腹痛为主者，可加用延胡索、吴茱萸、郁金、乌药等；腹胀为主者，可加用厚朴、香附、木香、枳实、枳壳；有后重者，可加用槟榔、郁金、莱菔子。

调肝固然重要，但尚须理脾，《金匮要略·脏腑经络先后病脉证》："见肝之病，知肝传脾，当先实脾。"因此，应在疏肝的同时健脾，"脾胃气和，四脏可生也"。田教授注重调肝健脾,多以柴胡、白芍、吴茱萸、延胡索等调肝之药品与太子参、山药、白术等健脾之药品相配伍,使肝脾相和。田教授还强调,健脾应多选用平和之品,不可过用辛燥之品,辛燥之品易伤肝阴,肝逆势必更甚;酸柔敛阴之品也不可过用,以利肝气升发。

4.3　温肾固本法

温能散寒、温能助运、温能行气、温能祛湿,田教授在临床中善用温里药,炮姜、肉桂、附子分别可随寒邪的轻重而逐渐加用。炮姜温胃暖脾,温中止泻;肉桂温通经脉,引火归元;附子补火助阳,回阳救逆,散寒止痛。肾阳虚衰,则洞泻不止。其中附子为辛甘大热之品,在本证中应从小剂量开始使用,再根据患者的病情体质,逐渐加减药品剂量,中病即止。临床上附子、肉桂常与黄连配伍,此为张仲景之寒温并用之法。

临床上,不可轻易使用补涩法,因为至虚之处,常为容邪之所,久泻易致虚中夹滞,湿浊不化,气机壅滞,入络化瘀。如若妄投滋补止涩之品,难免关门留寇,因此临床上需慎用,本证中只限于五味子、肉豆蔻、吴茱萸等温中止泻之品,而非专事固涩的诃子、石榴皮等。

4.4　养心安神法

现代医学认为本病是一种心身疾病,有相当一部分患者具有心理障碍以及精神异常表现,如焦虑、失眠、过分关注疾病的细小变化等。田教授重视中医的整体治疗,以调理脾胃与安养心神为大法。心神得养,脾胃气机顺畅,脾气健运,气血生化则充足,则心有所养,神有所归,患者症状方可好转。田教授治疗本证善用合欢皮、夜交藤、百合。合欢皮可解郁,调节情志。百合与夜交藤为常用药对,二者相配,既可养心安神,又可起到镇静之作用。

而且要注重患者的生活饮食及精神环境的调节。给予患者恰当治疗的同时,应该相应给患者进行饮食指导以及心理疏导,帮助患者建立良好的生活规律、正确的价值观。饮食宜食少渣、低脂肪、易消化、高蛋白食物,少食高纤维食物,同时还要少食豆制品,辛辣刺激、油炸、生冷食物及烟酒等;给患者详细讲解本病的病因、症状以及良好的预后,尽量消除患者的紧张情绪,使其保持乐观积极的态度,树立战胜疾病的信心,以配合治疗。

4.5　益肺涩肠法

肺主气，司呼吸，肺朝百脉，主治节，通调水道，与大肠相表里，因此肺与大肠关系密切。肺气虚，推动无力，则发便溏，腹胀腹痛，头晕气短，咳嗽等；肺气虚及脾，导致脾肺两虚，则发腹胀、便溏、纳差等；脾肺两虚久而久之可损及肾，致脾肺肾三虚，则发面色淡白，神疲体倦，虚喘，咳嗽痰多，食少纳呆，腹胀便溏，腰背酸痛等。田教授主张治疗本证需在健脾益气的基础上清宣肺气，益肺涩肠。常用黄芪、党参、茯苓、桔梗、陈皮、五味子等。党参性味甘平，有补脾肺气，生津之作用。陈皮理气，使补而不滞。五味子收敛固涩，益气生津。茯苓化脾肺气虚之水湿。黄芪补益肺气，益卫固表。桔梗载药上行，并开肺气，通腑气，升清以止泻。

5. 基础方药的应用

田教授通过大量临床实践，自拟了一套治疗本病的基础方药，其配伍严谨，多获良效，并在此基础上随症加减，辨证论治。基础方药如下：党参、柴胡、白芍、白术、山药、薏苡仁、茯苓、砂仁、防风、陈皮、甘草。

5.1 配伍严谨，多获良效

此方疏肝、健脾、化湿。以党参健脾益气，柴胡疏肝理气解郁，白芍养血柔肝缓急止痛，共为君药；以白术、山药、薏苡仁、茯苓健脾化湿止泻，共为臣药；以砂仁芳香醒脾，防风胜湿止泻，陈皮宽中开胃使之补而不滞，共为佐药；以甘草益气和中、调和诸药，为使药。全方温而不燥，补而不滞，标本兼顾，肝脾同调，脾胃兼顾，组方得当，疗效确切。

5.2 随症加减，辨证论治

若久病伤及肾阳，畏寒肢冷，喜温喜按者，可加用吴茱萸、炮姜、肉桂、炙附子等温补肾阳之品。

若伴情绪紧张，焦虑，失眠者，可加用合欢皮、夜交藤、百合、酸枣仁等疏肝解郁，养心安神之品。

若偏脾虚湿盛，脘腹胀满，纳呆乏力，舌体胖，苔腻，可加用太子参、佩兰、黄芪、白蔻仁等健脾化湿之品。

若久病入络，腹部刺痛，位置固定，面色晦暗，肌肤甲错，舌质紫暗有瘀斑，可加用川芎、桃仁、三七、赤芍、红花行气活血、通络止痛之品。

若胃肠气滞，腹胀，胃脘痞满，可加用苏梗、香附、木香、厚朴理气和胃、行气消胀之品。

若治疗时分利或温燥太过，阴津受损，口干欲饮、舌红少苔，可加用沙参、天花粉、麦门冬、乌梅等养阴生津之品。

6. 典型医案

朱某，男，36岁，2011年2月11日初诊。

主诉：腹泻反复发作2年。

现病史：患者于2年前无明显诱因出现腹泻，6~8次/d，时有完谷不化，遇情志刺激或饮食不适发作，伴胁腹胀痛，胸闷痞满，腹痛隐隐，晨起腹痛泻，泻后痛不减，畏寒肢冷，喜温喜按，腰膝酸软，纳差，睡眠尚可。无烧心、反酸，无发热、头痛，无恶心、呕吐。曾多次检查便常规，未见异常。本院纤维结肠镜示：黏液性结肠炎。

既往史：健康。

望闻切诊：神清，形体消瘦，腹软，无包块，肠鸣音8次/min，双下肢无水肿。舌质紫暗有瘀斑，脉沉细。

诊断：泄泻（脾肾阳虚证）。

西医诊断：肠易激综合征。

治法：疏肝健脾，温肾止泻。

方药：炙附子15g，吴茱萸15g，肉桂15g，炮姜15g，延胡索20g，川楝子20g，黄连10g，茯苓20g，泽泻20g，白芍30g，淫羊藿20g，甘草15g。7剂，每日3次，水煎服。

二诊：2011年2月25日，患者服药后，自述泄泻症状有所缓解，排便2~3次/d，但腹痛腹胀仍存在，位置固定，舌质紫暗有瘀斑，脉弦细。前方加败酱草30g，醋香附20g。7剂，每日3次，水煎服。

三诊：2011年3月18日，患者服药后，自述泄泻症状有所缓解，排便2次/d，成形无黏液，无里急后重，腹痛腹胀症状明显减轻。舌淡红，苔薄白，脉弦。前方不变，继服两周后，症状消失，随访半年未见复发。

7. 结论

IBS-D是常见的肠道功能性疾病，其诊断主要依靠症状学基础，此病涉及结肠与小肠，属于肠道及身心疾病范围。田教授经过多年的临症实践，以"泄泻"及

"腹痛"共同立论，更能够贴切地描述此病，且泄泻有慢性及急性之分，考虑到本病病程，应属"慢性泄泻"，并提出饮食不节，情志失调，素体脾胃虚弱为此病的主要病因。脾胃虚弱为致病之本，肝失条达为发病之标，肾阳虚为重要演化，心脾不和为重要病机，肺气虚为诱发因素的病机特点。分别施以健脾益气法、疏肝理气法、温肾固本法、养心安神法、益肺涩肠法，并根据病机演变灵活应用。本文为学生跟随导师学习的心得与体会之总结，由于本人才疏学浅，本文有诸多不足之处，恳请专家们批评指正。

参考文献

[1] 任才厚. 辨证治疗腹泻型肠易激综合征疗效观察 [J]. 中国中医基础医学杂志，2010，16（5）：419.

[2] 包艳莉，王垂杰. 王垂杰教授治疗肠易激综合征经验 [J]. 长春中医药大学学报，2008，24（1）：13.

[3] 陈波，李卫东. 王福仁主任医师治疗肠易激综合征经验撷菁 [J]. 实用中医内科杂志，2005，19（3）：214.

[4] 张书生. 肠易激综合征从肺论治 [J]. 四川中医，2005，23（3）：17.

[5] 赵殿法，赵已未. 调中汤治疗腹泻型肠易激综合征 42 例疗效观察 [J]. 山西中医，2005，21（3）：17.

[6] 桑红灵. 宜昌珍治疗腹泻型肠易激综合征的经验 [J]. 湖北中医杂志，2005，27（8）：26.

[7] 梁广和. 半夏泻心痛泻合方治疗非便秘型肠易激综合征疗效观察 [J]. 四川中医，2003，21（4）：41.

[8] 李晓燕，徐进康. 平调肝脾寒热并用法治疗混合型肠易激综合征探析 [J]. 吉林中医药，2010，30（10）：845.

[9] 柳越冬，陶虹武，张勤良，等. 通腑宁颗粒治疗肠易激综合征（腹泻型）临床研究 [J]. 辽宁中医杂志，2003，30（11）：903.

[10] 孙洁. 于淑芬教授论治肠易激综合征的经验 [J]. 陕西中医，2010，31（11）：1506.

[11] 李国洪. 养肠止泻汤治疗肠易激综合征 50 例 [J]. 山东中医杂志，2010，29（6）：377.

[12] 孟晓艳. 养血定悸口服液治疗肠易激综合征 53 例 [J]. 河北中医，2010，32（5）：750.

[13] 蔡淦，张正利. 肠易激综合征诊治 [M]. 上海：上海科学技术出版社，2006：9-12.

[14] LU C L, CHEN C Y, CHANG F Y, et al. Characteristics of small bowel motility in Patients with irritable bowel syndrome and normal humans：an oriental study [J]. Clinical Science, 1998, 95：165

-169.

[15] KELLOW J E, GILL R C, WINGATE D L. Prolonged ambulant recordings of small bowel motility demonstrate abnormalities in irritable bowel syndrome [J]. Gastroenterol, 1990, 98: 1208-1218.

[16] DAPOIGNY M, TROLESE J F, BOMMELAER G, et al, Colonic response to the meal of the right colon, the left colon, the rectosigmoid and the rectosigmoidal junction in digestive functional disorders [J]. Gastroenterd Clin Biol, 1998, 12: 361-367.

[17] RITCHIE J. Pain from distension of the pelvic colon byinflating a balloon in the irritable colon syndrome [J]. Gut, 1973, 14 (2): 125-32.

[18] 王艳梅, 李延青, 吕国平, 等. 肠易激综合征患者内脏高敏感性研究 [J]. 中华腹部疾病杂志, 2002, 2: 420-422.

[19] RINGEL Y. Brain research in functional gastrointestinal disorders [J]. J Clin Gastroenterol, 2002, 35: 23-25.

[20] NEAL K R, BARKER L, SPILLER R C. Prognosis in post-infective irritable bowel syndrome: a six year follow up study [J]. Gut, 2002, 51 (3): 410-413.

[21] PARRY S D, STANSFIEL R, JELLEY D, et al. Does bacterial gastroenteritis predispose people to functional gastrointestinal disorders A prospective, community-based, case-control study [J]. Am J Gastroenterol, 2003, 98 (9): 1970-1975.

[22] SMITH J L, BAYLES D. Postinfectious irritable bowel syndrome: a long-term consequence of bacterial gastroenteritis [J]. J Food Prot, 2007, 70 (7): 1762.

[23] MICHAEL P J, SARAH W, MICHAEL D C. Coping st rategies and interpersonal support in patients with irritable bowel syndrome and inflammatory bowel disease [J]. Clinical Gast roenterology and Hepatology, 2006, 4 (4): 474-481.

[24] 潘国宗, 王宝恩, 于中麟. 现代消化病学进展 [M]. 北京: 北京医科大学中国协和医科大学联合出版社, 1997: 259.

[25] SIMREN M, MANSSON A, LANGKILDE A M, et al. Food-related gastrointestinal symptoms in the irritable bowel syndrome [J]. Digestion, 2001, 63 (2): 108-115.

[26] NANDA R, JAMES R, SMITH H, et al. Food intolerance and the irritable bowel syndrome [J]. Gut, 1989, 30: 1099.

[27] LOEKE G R, ZINSMEISTER A R, TALLEY N J, et al. Famiⅼial assoeiation in adults with funetional gastrointestinal disorders [J]. Mayo Clin Pree, 2000, 75 (9): 907-912.

[28] KANAZAWA M, ENDO Y, WHITEHEAD W E, et al. Patients and noneonsulters with irritable bowel syndrome reporting a parental history of bowel problems have more impaired psychological distress [J].

Digestive Diseases and Sciences，2004，49（6）：1046-1053.

[29] 中华医学会消化病学分会胃肠动力学组. 肠易激综合征诊断和治疗的共识意见 [J]. 中华消化杂志，2008，28：38-40.

[30] 张尊敬，刘忠达. 肠易激综合征中医治疗研究概况 [J]. 北京中医，2008，43（6）：364.

[31] 吴兵，张声生. 肠易激综合征腹泻型的证候学研究进展 [J]. 北京中医，2007，26（5）：312-314.

[32] 周军丽，张颖. 辨证治疗肠易激综合征疗效观察 [J]. 山西中医，2005，21（2）：16-17.

[33] 彭林. 辨证分型治疗泄泻型肠易激综合征58例 [J]. 江西中医药，2005，36（6）：27.

[34] 金华锋. 试论肠易激综合征的分期论治 [J]. 中医药学报，2000（6）：8.

[35] 高文艳，王长洪. 健脾调肝温肾方治疗腹泻型肠易激综合征的临床研究 [J]. 中国中西医结合杂志，2010，30（1）：13.

[36] 袁通春. 疏肝健脾补肾法治疗腹泻型肠易激综合征40例临床观察 [J]. 江苏中医药，2010，42（3）：34-36.

[37] 王全权，陈海林. 疏肝运脾方治疗腹泻型肠易激综合征疗效观察 [J]. 中国中医急症，2010，19（3）：392-393.

[38] 冯一. 抑肝扶脾法治疗肠易激综合征之腹痛腹泻症 [J]. 辽宁中医杂志，2010，37（2）：288-289.

[39] 马春莱，陶昕. 痛泻要方加味治疗腹泻型肠易激综合征临床观察 [J]. 辽宁中医药大学学报，2010，12（2）：159.

[40] 吴华清，姚保泰. 温补脾肾法治疗腹泻型肠易激综合征疗效观察 [J]. 山东中医药大学学报，2006，30（5）：367-368.

[41] 李铁男，李杨，李季委. 枳术菝葜饮治疗肝郁脾虚腹泻型肠易激综合征34例 [J]. 中国中医药科技，2010，17（2）：107.

[42] 李文著，张雪莲. 加味当归生姜羊肉汤治疗肠易激综合征56例 [J]. 中国中医急症，2004，13（9）：62.

[43] 苏进义. 苏进义治疗肠易激综合征30例临床经验 [J]. 中国现代医生，2007，45（11）：76.

[44] 陈伟，余龙龙. 肠激宁治疗腹泻型肠易激综合征临床观察 [J]. 实用中医药杂志，2007，23（3）：148-149.

[45] 霍清萍，张仲伟，王兵. 调肝运脾方对腹泻型肠易激综合征患者脑内兴奋区域活动的影响 [J]. 上海中医药杂志，2007，41（11）：40-43.

[46] 朱西杰. 蜥蜴脱敏止泄散治疗肠易激综合征探析 [J]. 吉林中医药，2007，27（12）：40.

[47] 岳妍，张燕霞，杨强，等. 清心醒脾法调节腹泻型肠易激综合征20例 [J]. 中医研究，2007，

20 (6)：48.

[48] 杨银良，马桂香，张俊平. 肠康汤治疗腹泻型肠易激综合征 100 例 [J]. 山东中医杂志，2007，26 (10)：18.

[49] 吴玉生. 中药灌肠治疗腹泻型结肠易激综合征 44 例 [J]. 山东中医杂志，1995，14 (11)：492.

[50] 李素青. 中西药灌肠治疗肠易激综合征的对比观察 [J]. 中医杂志，1993，(1)：39.

[51] 胡团敏. 三黄汤保留灌肠治疗肠道易激综合征疗效观察 [J]. 新中医，1991，23 (5)：29.

[52] 葛宝和. 针刺天枢穴对慢性结肠炎患者肠电图的影响 [J]. 实用中西医结合杂志，1998，11 (8)：677.

[53] 武雪宇. 辨证施针治疗肠易激综合征 31 例 [J]. 上海针灸杂志，2006，25 (6)：25.

[54] 傅怀丹，蔡国伟. 辨证分型针灸治疗肠易激综合征 40 例 [J]. 中国针灸，1993，(3)：56.

[55] 郭光丽，钟瑾. 针灸治疗腹泻型肠易激综合征 50 例疗效观察 [J]. 河北中医，2010，32 (4)：564.

[56] 应彬彬，俞国尧，王国军，等. 药饼灸结合穴位埋线治疗泄泻主导型肠易激综合征 26 例 [J]. 江西中医药，2009，40 (12)：67.

[57] 刘鼎清，蔡连红. 艾灸治疗肠易激综合征 30 例 [J]. 中国针灸，1992，(6)：2.

[58] 王景辉，吴焕金，陈汉平. 隔药灸治疗肠易激综合征 28 例 [J]. 上海针灸杂志，1991，14 (1)：6.

[59] 郑培奋，张杰，程玲. 中西医治疗肠易激综合征 60 例 [J]. 浙江中西医结合杂志，1999，9 (6)：371-372.

[60] 敖学艳，王宁. 耳压点穴按摩治疗肠易激综合征 60 例 [J]. 针灸临床杂志，2002，18 (3)：36-38.

[61] 陆亚康. 毫米波并耳压治疗肠易激综合征 48 例 [J]. 中国中西医结合杂志，1998，18 (6)：378.

[62] 端华波. 中药保留灌肠配合穴位埋线治疗慢性结肠炎 [J]. 天津中医，1999，16 (2)：40.

[63] 孙国范，林吉品. 水针治疗结肠肝脾曲综合征 10 例 [J]. 上海针灸杂志，1985，(1)：3.

[64] 张学熙. 足三里注射维生素 K3 治疗肠道易激综合征 160 例 [J]. 实用中西医结合杂志，1998：11 (8)：756.

[65] 靖大道，徐敏，陈志青，等. 难治性肠易激综合征患者的情绪障碍和治疗 [J]. 胃肠病学，2004，9 (2)：90-93.

[66] 吉福亭. 中西医结合治疗腹泻型肠易激综合征 28 例 [J]. 陕西中医学院学报，2010，33 (1)：16-17.

[67] 熊秀峰. 中西医结合治疗腹泻型肠易激综合征 128 例 [J]. 河南中医，2008，28 (1)：58.

田振国教授辨证治疗溃疡性结肠炎经验

（辽宁中医药大学 2013 届硕士研究生　张宇君）

溃疡性结肠炎（ulcerative colitis，UC）是一种病因尚不十分明确的直肠和结肠慢性非特异性炎症性疾病。病变主要限于大肠黏膜与黏膜下层。其主要临床表现为：腹泻、黏液脓血便、腹痛、里急后重和其他肠外表现。本病病情轻重不等，多呈反复发作的慢性病程。西医认为本病的发生多与环境因素、遗传因素、感染因素和免疫因素有关。本病在中医学属"泄泻""痢疾"的范畴，其病因多与外感六淫邪气、饮食不节、情志内伤等有关。本病在我国较欧美少见，且病情一般较轻，但近年来患病率明显增加，且尤以 20~40 岁多见。重症患者也常有报道。因此，各级医务人员对溃疡性结肠炎的治疗颇为重视。

由于本病迁延难愈且病程较长易于复发，西医病因尚不十分明确，目前治疗方面多以对症治疗为主。中医药在治疗溃疡性结肠炎方面有着丰富的经验和独特的方法，并且取得了较好的成效。田振国教授系辽宁名中医及著名肛肠专家，凭借其多年的临床经验及对本病的深入研究，在辨证治疗溃疡性结肠炎方面形成了独特的风格，并且取得了较好的疗效。

1. 病名的认识

传统医学中并没有溃疡性结肠炎的病名，但在传统医学古代经典著作中有对溃疡性结肠炎相关病名的记载。《黄帝内经》将本病成为"赤沃""肠澼"。如《素问·至真要大论》提出："火淫所胜……民病注泄赤白，小腹痛溺赤，甚则血便。""厥阴之胜，少腹痛，注下赤白。""少阴之胜，腹满痛溏泄，传为赤沃。"《素问·太阴阳明》："饮食不节，起居不时，阴受之……阴受之则入五脏……入五脏则䐜满闭塞，下为飧泄，久为肠澼。"《古今医鉴》"夫泄泻者，注下之症也，益大肠为传送之官，脾胃为水谷之海，或为饮食生冷所伤，或为暑湿风寒之所感，脾胃停滞，以致阑门清浊不分，发注于下而为泄泻也"。而张仲景在《金匮要略》中提出"下利"病名，"下利已瘥，至其某年月日时复发者，以病不尽故也，当下之"，此突出本病发作与休息交替，后世称之"休息痢"。《伤寒论》中还提出了"久利"的概念。唐代《备急千金要方》称本病为"滞下"。《景岳全书》："痢疾者……因其闭滞不利，故又谓之滞下。"

综上所述，本病可属中医"肠澼""泄泻""久利""下利""休息痢""滞下"等范畴。田教授认为在众多病名中，以"泄泻"和"痢疾"共同立论更为贴切，但在中医学中"泄泻"与"痢疾"虽均属本病范畴，但必须将两病分开论治，既符合理论要求，又可以更好地指导临床用药，达到良好的疗效。

2. 病因病机的探讨

历代医家在经过多年来的临床实践过程中，对本病的病因病机见仁见智、不尽相同。田教授经过多年的临床经验，认为本病的发生与脾胃的功能密切相关。患者先天禀赋不足，脾胃虚弱，或外感六淫邪气或饮食不节、情志失调或劳倦太过等均可损伤脾胃，其中六淫邪气以湿邪与本病的发生尤为密切，脾喜燥恶湿，湿邪侵袭易伤脾胃，使脾胃运化功能失调，水湿不化，外邪生热化火，与气血相搏结，致气血壅滞，蒸腐化脓，则见腹痛、腹泻、黏液脓血便。如《难经》所云："湿多成五泄。"《杂病源流犀烛·泄泻源流》亦有云："湿盛则飧泄，乃独由于湿耳。""不知风寒热虚，虽皆能为病，苟脾强无湿，四者均不得而干之，何自成泄？是泄虽有风寒热虚之不同，要未有不原于湿者也。"可见湿邪是本病发生的重要致病因素。

除此之外，田教授认为饮食所伤也是导致溃疡性结肠炎的主要致病因素，若饮食不节，过食肥甘厚腻，则湿热内蕴，湿热之邪灼伤肠络，以致腹泻、便下脓血。正如《丹溪心法》所述："皆由肠胃日受饮食之积余不尽行，留滞于内，湿蒸热瘀……火气下降，蒸发蓄积，而滞下之症作矣。"《症因脉治·内伤泄泻》所谓："饮食自倍，膏粱纵口，损伤脾胃，不能消化，则成食积泄泻之证。"明·戴思恭《证治要诀·泄泻》中云"伤食泻，伤于生冷油腻，停滞膈间，脾气不温，食难消化，或多餐糯食及一切难化之物……"《景岳全书·泄泻》云："饮食不节，起居不时，以致脾胃受伤，则水反为湿，谷反为滞，精华之气不能输化，乃至合污下降而泻痢作矣。"脾为仓廪之官，胃为水谷之海。若过食生冷，则寒湿内阻，寒湿之邪阻碍气之运行，不通则通，则发腹痛。由此可以说明，饮食因素是本病发生的重要原因。

其次，情志因素对溃疡性结肠炎的发生也具有不可忽视的影响。《素问·举痛论》曰:"怒则气逆,甚则呕血及飧泄。"《素问·调经论》亦曰:"志有余则腹胀飧泄。"肝主疏泄,喜条达而恶抑郁,情志不调则肝气郁结,肝气犯脾,则脾失健运,脾主运化,脾失建运则水湿不化,湿滞肠胃,日久则气血壅滞,损伤脉络,则发腹泻、脓血便或便下赤白黏液。清·罗国纲《罗氏会约医镜·泄泻》说:"相木侮土,土亏不能制水,其病在肝,宜平肝乃可补土。"均说明情志因素是溃疡性结肠炎发病的一个重要因素。

由上可见,本病虽病位在大肠,但脾虚是其发病的根本,而湿痰、热、瘀为本病发生的致病因素,所以溃疡性结肠炎的病机主要为本虚标实,湿热内阻。本虚标实,虚实夹杂,寒热错杂是其发病的特点。

3. 辨证分型

辨证论治是中医认识疾病和治疗疾病的基本方法,是将四诊收集到的资料、症状和体征,通过分析、综合、辨清疾病的原因、性质、部位以及邪正之间的关系,加以概括、判断并确定相应的治疗方法。可见,辨证论治在传统医学中的重要性,所以,治疗本病必须从辨证论治入手。

目前,许多医家根据自己的观点和临床实践经验将本病分成不同证型,田教授根据其多年的临床经验和诊治体会,经过深入的研究,将本病主要分为如下证型:

3.1 湿热下注型

脾主运化,胃主受纳,脾喜燥而恶湿,若湿热之邪侵袭脾胃,则脾胃运化失司,致水湿不化,蕴久化热,灼伤肠络,气血壅滞,蒸腐成脓。此证型是溃结急性期最为常见的证型,其临床表现为:大便溏泻,或黏稠如胶冻,或泻下赤白脓血,里急后重,腹痛拒按,肛门灼热,小便短赤,食欲不振,中脘满闷,面色无华,舌淡,苔黄腻,脉滑数。

3.2 脾虚湿困型

脾主运化,主升清;脾虚,则运化失司,升降失调,运化失职,则水谷不化,积谷为滞,湿滞内生,遂成泄泻。其临床表现为:大便时溏时泻,肠鸣腹泻,偶有少量脓血或外附胶冻样黏液包裹或有不消化食物,迁延反复,食少,食后脘闷不舒,稍进油腻食物,则大便次数增加,面色萎黄,神疲倦怠,失眠多梦,舌质淡,苔白,脉细弱或濡缓。

3.3 脾肾阳虚型

脾阳虚衰，运化失司，水湿不化，下注大肠，发为腹泻，水湿内盛，伤肾中阳，肾阳虚无以温煦脾阳，形成脾肾同病之证。其临床表现为：黎明前脐腹作痛，肠鸣即泻，完谷不化，腹部喜暖，腰膝酸软，形寒肢冷，食少纳差，少气懒言，舌淡苔白，脉沉细。

3.4 肝脾不和型

忧郁恼怒，精神紧张，易致肝气郁结，木郁不达，横逆犯脾，忧思伤脾，土虚木乘，均可使脾失健运，气机升降失常，遂致本病。正如《景岳全书·泄泻》曰："凡遇怒气便作泄泻者，必先以怒时夹食，致伤脾胃。"其临床表现：腹痛腹泻，泄泻肠鸣，腹痛攻窜，泻后痛减，矢气频作，伴有胸胁胀闷，嗳气食少，每因抑郁恼怒，或情绪紧张而发，舌淡红，苔薄白，脉弦细。

3.5 气血两虚型

气血亏虚则脾胃失于濡养，脾气不升，则无以运化水谷精微，水湿不运，下注大肠，则发腹泻，其临床表现为：病情迁延难愈，常反复发作，患者还常有头晕目眩，面色淡白或萎黄，神疲乏力，少气懒言，或有心悸、失眠，或自汗等，舌质淡，脉细弱。

3.6 血瘀肠络型

情志不畅，忧郁日久，致气机不畅，气血不行或久病体虚，脾胃虚弱，运化失司，寒热湿邪侵袭，脾无力运化，致寒热湿滞蕴结曲肠，日久致血瘀络伤，腹泻不止。其临床表现为：腹部刺痛，腹痛拒按，按之痛剧，痛有定处，大便黏滞不畅，泻下不爽，不尽感明显，下利黏液或脓血，血色紫暗或黑便，舌质淡紫或紫黯，或有瘀点瘀斑，脉弦或涩。

4. 治则治法与基础方的应用

田教授依据本病脾虚为之本，湿痰、热、瘀为其致病因素的特点，分别施以相应治法，并随病机演变灵活应用。

4.1 清热燥湿法

六淫邪气尤以湿热之邪与本病的发生尤为密切，脾喜燥恶湿，湿邪侵袭易伤脾胃，使脾胃运化功能失调，水湿不化，外邪生热化火，与气血相搏结，致气血壅滞，蒸腐化脓，则见腹痛、腹泻、黏液脓血便。如《难经》所云："湿多成五泄。"《杂病源流犀烛·泄泻源流》亦有云："湿盛则飧泄，乃独由于温耳。"田教授以通腑宁颗粒（辽宁中医药大学附属第三医院田振国方）治疗本病，方中胡黄连、黄柏、川贝、天花粉、芦根合厚朴、滑石以清热利湿；吴茱萸助阳止泻；木香、延胡索、白芍、甘草、山楂以缓急止痛。本方在临床中取得良好的疗效。

4.2 健脾益气法

脾胃后天之本，主运化和升清。若脾胃运化失司，则清浊部分，混杂而下，成泻痢之症，且脾胃虚弱为本病致病之根本，田教授认为治疗本病益气健脾之法是必用之法，田教授亦遵《内经》"土之主，其泻以苦，其补以甘"之旨，健脾多用甘温之品，治以参苓白术散，其中黄芪、党参、白术、甘草以健脾益气；砂仁、陈皮、桔梗、薏苡仁等理气健脾，化湿止泻。

4.3 温肾健脾法

脾为后天之本，肾为先天之根，溃结日久，"浅者在脾，深者在肾"。本病虽病在脾，可日久伤肾，肾阳不足，不得温煦脾阳，致脾虚更甚，水谷不化，湿浊下渗，发为泄泻。田教授在治疗本病时以治脾为主，如《景岳全书·泄泻》所谓："泄泻之本，无不由于脾胃。"治以健脾为主，温肾为辅，方以四神丸合附子理中丸，其中党参、茯苓、白术、山药以健脾；吴茱萸、肉豆蔻、补骨脂以温补肾阳；泻下不固以五味子、诃子、石榴皮收敛止泻；体虚者以黄芪、升麻、柴胡益气升清。

4.4 疏肝健脾法

肝主疏泄，脾主运化，脾之运化有赖于肝之疏泄，若肝气郁结，木郁不达，则可横逆犯脾，使脾失健运，气机升降失常，遂致本病。如张景岳所云："凡遇怒气便作泻者，必先以怒时夹食，致伤脾胃，故但有所犯，即随触而发，此肝脾二脏之病也。"故治疗本病以抑肝扶脾为主。痛泻要方为临床常用方剂且应根据患者症状的不同，加以变通。若胸胁脘腹胀满疼痛，嗳气者，可加柴胡、木香、郁金、香附以疏肝理气止痛；若神疲乏力、纳呆、脾虚甚者，则可加党参、茯苓、扁豆、鸡内金等益气健脾；久泻反复者，可加乌梅、焦山楂、甘草酸甘敛肝，收涩止泻。

4.5 益气养血法

若气血亏虚，则无以濡养全身，脾胃失于濡养，脾气不升，则无以运化水谷精微，水湿不运，下注大肠，则发腹泻。且素体气血亏虚，正气不足以抗邪，则迁延难愈。方以补气养血之八珍汤加减，方中人参、茯苓、白术、甘草成补气之良方四君子汤，当归、川芎、熟地黄、赤芍成补血之良方四物汤，两方相合以补养气血，还可加以陈皮、青皮、木香、槟榔等益气健中。

4.6　活血化瘀法

情志不畅，忧郁日久，致气机不畅，气血不行或久病体虚，脾胃虚弱，运化失司，寒热湿邪侵袭，脾无力运化，致寒热湿滞蕴结曲肠，日久致血瘀络伤，腹泻不止。方以理肠宝加减，其中当归、肉豆蔻、丹参、桃仁、厚朴、杏仁行气活血；赤芍、滑石粉、竹叶、木通以清热散瘀。

4.7　基础方的应用

田教授根据其多年的临床经验，依据寒热并用，通调气血的学术思想，自拟一套治疗本病的基础方——加味通腑汤，其方药组成为：厚朴、胡黄连、黄柏、滑石、芦根、吴茱萸、木香、延胡索、天花粉、白芍、山楂、麦芽、甘草共13味。

溃疡性结肠炎的发生，究其根本是由于机体脾胃虚弱，在致病因素的作用下，致气机不畅，积滞不能下行，从而在肠道化生湿热。人以气为本，若气机不畅，则脾之运化失司，则出现脘腹痞闷、纳呆等症状。若肠道气机不畅，如《素问》："大肠者，传导之官，变化出焉。"则可出现如腹泻、泻痢等大肠传导失常的症状。故田教授在治疗本病以行气散瘀为主，同时配合清热利湿止痛之法。

方中以厚朴为君药，此药药性苦、辛、温，归脾、胃、肺、大肠经，具有燥湿消痰，下气除满之功效。此药温能祛寒，苦能燥湿，又能下气除胀满，为消除胀满的要药。凡胀满、食积气滞、腹胀均可，尤以治实胀为主。

以胡黄连、黄柏、滑石、芦根为臣药。胡黄连性苦、寒，归心、脾、胃、胆、大肠经，具有清热燥湿、泻火解毒之功。此药善去脾胃大肠湿热，为治泻痢要药。配以木香，可治湿热泻痢，腹痛里急后重。黄柏性苦、寒。归肾、膀胱、大肠经。具有清热燥湿，泻火解毒，除骨蒸之效。此与胡黄连相须为伍，共奏清热燥湿之效。滑石性甘、淡、寒，归膀胱、肺、胃经，具有利尿通淋、清热解暑、收湿敛疮之功。滑石性滑利窍，寒则清热，可使湿热之邪从小便出。芦根性甘、寒。归肺、胃经。有清热泻火、生津止渴、除烦、止呕、利尿之功。此药和滑石同使湿热之邪从小便而出。

以吴茱萸、木香、延胡索为方中臣药。吴茱萸性辛、苦、热，归肝、脾、胃、肾经，有散寒止痛、降逆止呕、助阳止泻之功。此亦为治肝寒气滞诸痛之主药。木香性辛、苦、温，归脾、胃、大肠、胆、三焦经，有行气止痛、健脾消食之功。此药不仅具止痛之功还可配胡黄连治疗湿热泻痢，腹痛里急后重。延胡索性辛、苦、温，归心、肝、脾经。有活血、行气、止痛之功。为活血行气止痛之良药。以上3味药共奏理气止痛之功。

以天花粉、白芍、山楂、麦芽同为方中佐药。天花粉性甘、微苦、微寒，归肺、胃经，有清热泻火、生津止渴、消肿排脓之功。天花粉善治疮疡肿毒，此方用此药可有利于溃疡的恢复。白芍性苦、酸、微寒，归肝、脾经，具有养血敛阴、柔肝止痛、平肝抑阳之功。山楂性酸、甘、微温。归脾、胃、肝经。有消食化积、行气散瘀之功。可用于饮食积滞，泻痢腹痛，可治疗本病食滞不化之脘腹胀满之症。麦芽性甘、平，归脾、胃、肝经，有消食健脾、回乳消胀之功。此药配合山楂共奏消食导滞之功。

以甘草为方中之佐使药，其性甘、平，归心、肺、脾、胃经，具有缓急止痛、清热解毒、调和诸药之功。其与芍药相配，可成止痛效果极佳的芍药甘草汤。

5. 预防和调护

（1）起居有常，注意休息，注意调畅情志，保持乐观心态，慎防风寒湿邪侵袭。

（2）饮食有节，由于溃疡性结肠炎具有迁延难愈的特点，故饮食宜以清淡、富营养、易消化食物为主，可食用一些对消化吸收有帮助的食物，避免食用辛辣刺激性食物及生冷等易致腹泻的食物。

（3）溃疡性结肠炎急性发作时，患者要给予流质或半流质饮食，忌食辛辣刺激和肥甘厚腻的食物。某些患者对乳制品、豆制品等不能耐受，故也应宜忌食此类食品。若长期腹泻的患者易伤胃气，可给予饭汤、米粥的等易于消化的食物来养胃；若因受寒冷刺激而致腹泻的患者，可给予淡姜汤饮用，以振奋脾阳，调和胃气。

6. 典型病例

段某，女，35岁，2011年3月16日初诊。

主诉：腹泻、腹痛半年余。

现病史：患者半年前无明显诱因出现腹泻，大便2次/d，腹痛，泻后痛减，便质清稀，不成形，无黏液脓血便，身疲乏力，腰膝酸软，畏寒，伴痛经，有血块，睡眠欠佳。

既往史：健康。

过敏史：否认。

望闻问切：神清，形体消瘦，脐周压痛阳性，舌淡，苔白，脉沉细。

诊断：泄泻（脾肾阳虚型）。

西医诊断：溃疡性结肠。

治法：温肾健脾，涩肠止泻。

处方：木香15g，陈皮15g，肉桂15g，诃子15g，延胡索15g，白芍15g，赤石脂20g，补骨脂20g，车前子30g，淫羊藿20g，白术20g，山药20g，升麻15g，附子15g，砂仁15g，党参20g，黄芪20g，鸡内金20g，紫苏30g，甘草15g。以上药物7剂，水煎服，每日2次。

二诊：2011年3月23日，患者自述服药后症状略缓解，但仍有腹痛、腹泻，大便不成形，腹痛严重时需打止痛针方可缓解。舌尖微红，脉沉弱略数。前方加：乌梅15g，川楝子15g，白术15g，石榴皮10g，金银花50g，连翘15g，桔梗30g，黄柏30g。7剂，水煎服，每日2次。

三诊：2011年3月30日，患者自述服药后症状好转，无腹痛，大便1次/d，仍不成形，泥沙样，饮食欠佳，余症状均好转。舌淡，苔白，脉沉。前方加：鸡内金15g，炒麦芽15g，茯苓20g，陈皮15g。15剂，水煎服，每日2次。服用两周后症状消失，随访半年未见复发。

7. 结论

溃疡性结肠炎（ulcerative colitis，UC）是一种病因尚不明确的直肠和结肠慢性非特异性炎症性疾病。病变主要限于大肠黏膜与黏膜下层。属中医"肠澼""泄泻""久利""下利""休息痢""滞下"等范畴。中医学认为本病的发生与感受六淫邪气、饮食不节、情志失调密切相关。导师田振国教授经过多年的临床经验将本病分为湿热下注、脾虚湿困、脾肾阳虚、肝脾不和、气血两虚、血瘀肠络等证型，并以清热燥湿、健脾益气、温肾健脾、疏肝健脾、益气养血、活血化瘀之法对相应证型加以论治，除此之外，田教授还自拟加味通腑汤治疗本病，取得良好疗效。本文为学生跟随老师学习的心得与体会，仍多有不足之处，恳请各位专家们批评指正。

参考文献

［1］田德禄，田海河. 慢性非特异性溃疡性结肠炎中医研究述评［J］. 北京中医药大学学报，1994，17（6）：2-6.

［2］朱元民，王勤河，刘玉兰，等. 溃疡性结肠炎环境因素致病作用的研究［J］. 临床内科杂志，2002，19（5）：350-351.

［3］江学良，权启镇，刘涛，等. 溃疡性结肠炎研究的新进展［J］. 世界华人消化杂志，2000，8（2）：217.

［4］欧阳钦. 炎症性肠病发病机制与治疗研究的最新进展［J］. 中华消化杂志，2003，23（8）：453-454.

［5］CAMPIERI M, GIONCHETTIP. Bacteria as the cause of ulcerative colitis［J］. Gut, 2001, 48：132-135.

［6］邓长生，张明. 炎症性肠病与免疫［M］. 北京：人民卫生出版社，2006：51-86.

［7］OUYANG Q, WANG Y, HU R, et al. Epidemiology of inflammatory bowel disease in China. In：Adler G, Fan D-M, Jia J-D, eds. Chron-ic Inflammation of Liver and Gut［J］. Springer Dordrecht The Nether-land, 2009：19-28.

［8］ANDREADOU I, PAPELOIS A, TRIANT MDLIDLS J K, et al. Non-steroidal anti-inflammatory agent with basic character and antioxi-dam properties on experimental colitis in rats［J］. European Journal of Pharmacology, 2002, 441（3）：209-2141.

［9］COHEN J L, STRONG S A, HYMAN N H, et al. Pract ice paramet ersf or the su rgical t reatment of u lcerat ive colit is［J］. Dis Colon Rec tum, 2005, 48（11）：1997-2009.

［10］MUIJSERS R B, GOA K L. Balsalazide：a review of its therapeutic use in mild to moderate ulcerative colitis［J］. Drugs, 2002-62（11）：1689-1705.

［11］FABISCO G, ZMICOLN R, FORBES A. et al. Review article, Immunosuppressants in distal ulcerative colitis Alimentary［J］, Pharma—cology and Therapeutics, 2002, 16（2）：181-187.

［12］PAOLUZI O A. PICA R, MARCHCGGIANO A. et al. Azathioprine or methutrexate in the treatment of patients with steroid—dependent or steroid resistant ulcerative colitis：results of an open label study on efficacy and tolerability in inducing and maintaining remission. Alimentary Pharmacology and Therapeu-tics, 2002, 16（l0）：1751-1759.

［13］COHEN J L, STRONG S A, HYMAN N H, et al. Pract ice paramet ersf or the su rgical t reatment of u lcerat ive colit is［J］. Dis Colon Rec tum, 2005, 48（11）：1997-2009.

［14］CAPRILLI R, VISCIDO A, LATELLA G. Current management of severe ulcerative colitis［J］. Nat

Clin Pract Gastroenterol Hepatol，2007，4：92-101.

[15] 江学良. 溃疡性结肠炎现代诊疗手册［M］. 北京：中国医药科技出版社，2006：81.

[16] 中华医学会消化病学分会及炎症性肠病协作组. 中国炎症性肠病诊断治疗规范的共识意见［J］. 中华内科杂志，2008，47：73-79.

[17] COHEN J L, STRONG S A, HYMAN N H, et al. Practice parameters for the surgical treatment of ulcerative colitis［J］. Dis Colon Rectum，2005，48：1997-2009.

[18] 王晓兰，吕和平，康跃军. 肿瘤坏死因子α与炎症性肠病研究进展［J］. 洛阳医专学报，2002，20（3）：264.

[19] 赖悦云，韩伟. 费学院关系造血干细胞移植治疗溃疡性结肠炎合并急性髓系白血病一例附文献复习［J］. 中华血液学杂志，2006，27（11）：768-769.

[20] 陈汉典，欧阳坚. 自体干细胞移植治疗难治性炎症性肠病10例回顾与随访［J］. 中华消化杂志，2008，28（7）：476-479.

[21] 李乾构，王自立. 中医胃病学［M］. 北京：中国医药科技出版社，1993：635-640.

[22] 劳国平. 中医辨证加化瘀药治疗慢性非特异性溃疡性结肠炎的疗效观察［J］. 广西医科大学学报，2000，17（5）：889-890.

[23] 蔡全意，马腾飞，蔡静宜. 辨证治疗溃疡性结肠炎162例报道［J］. 甘肃中医，2006，19（5）：17-18.

[24] 陈建芳，杨志贤. 辨证结合辨病治疗溃疡性结肠炎80例［J］. 南京中医药大学学报，2002，18（3）：184-185.

[25] 王清印. 梅七汤辨证加减治疗溃疡性结肠炎220例［J］. 河北中医，2003，25（1）：877-879.

[26] 王新月，田德禄. 溃疡性结肠炎病因病理特点与中医辨证思路对策［J］. 北京中医药大学学报，2007，30（8）：554-555.

[27] 张涛，谢建群. 谢建群分期论治慢性非特异性溃疡性结肠炎经验［J］. 江西中医药，2006，9（9）：9-10.

[28] 冯桂英. 理脾化湿止泻汤治疗慢性溃疡性结肠炎76例［J］. 新中医，2009，41（4）：78-79.

[29] 陈治水. 溃疡性结肠炎的中医分型和治疗［J］. 沈阳部队医药，2009，22（2）：141-142.

[30] 徐君霞. 西医结合治疗溃疡性结肠炎84例［J］. 中国中医急症，2010，19（6）：1035.

[31] 商先正. 乌梅丸加减治疗溃疡性结肠炎120例［J］. 现代中医药，2006，26（5）：30-31.

[32] 齐国有，齐晓霞. 葛根芩连汤和白头翁汤四神丸加减治疗慢性结肠炎106例［J］. 陕西中医，2006，26（9）：1055-1056.

[33] 唐尚友，王捷虹，任海勇，等. 白头翁汤加味治疗溃疡性结肠炎68例临床观察［J］. 中国中医基础杂志，2006，12（11）：848-849.

［34］沈华银. 结肠康复方治疗慢性溃疡性结肠炎 240 例［J］. 湖北中医杂志, 1998, 20（1）: 35.

［35］田颖, 王中良. 黄土汤加减治疗慢性溃疡性结肠炎 100 例［J］. 陕西中医, 2004（1）: 15-16.

［36］刘海. 舒肠丸治疗慢性非特异性溃疡性结肠炎 116 例［J］. 实用中医药杂志, 1999, 15（12）: 13.

［37］范明明, 侯广平, 史小艳, 等. 自拟肠炎汤治疗慢性结肠炎 62 例［J］. 现代中医药, 2005, 25（1）: 22-23.

［38］王秋生. 健脾温肾止泻汤治疗慢性非特异性溃疡性结肠炎 81 例疗效观察［J］. 四川中医, 2006, 24（11）: 60-61.

［39］井自兴. 加味连理汤治疗慢性溃疡性结肠炎 123 例［J］. 长春中医药大学学报, 2011, 27（1）: 98-99.

［40］何之光. 加味痛泻要方治疗慢性复发型溃疡性结肠炎 60 例［J］. 长春中医药大学学报, 2007, 23（2）: 56.

［41］张璞玉. 芪连液保留灌肠治疗溃疡性结肠炎 62 例［J］. 河南中医药学刊, 2001, 16（3）: 64-65.

［42］黄培元. 痛血康合京万红灌肠治疗溃疡性结肠炎 34 例［J］. 中华综合医学杂志, 2001, 2（10）: 921.

［43］任天飞. 活血生肌汤灌肠治疗溃疡性结肠炎 31 例［J］. 浙江中医杂志, 2000, 35（7）: 286.

［44］王苏红, 车丽英. 活血化瘀法治疗溃疡性结肠炎 56 例［J］. 实用中医药杂志, 2000, 16（6）: 27.

［45］李冠麟. 中药保留灌肠治疗慢性溃疡性结肠炎 32 例［J］. 中医研究, 2011, 24（7）: 31-32.

［46］何灏澜, 郑长青. 中药灌肠联合低分子肝素治疗溃疡性结肠炎临床疗效观察［J］. 沈阳医学院学报, 2010, 12（1）: 22-23.

［47］王华静, 孙晓燕. 中西药灌肠治疗慢性溃疡性结肠炎 56 例［J］. 四川中医, 2002, 20（3）: 46-47.

［48］陈会芳. 痛泻要方加味配合中药灌肠治疗溃疡性结肠炎疗效观察［J］. 长春中医药大学学报, 2010, 26（3）: 389-390.

［49］李瑾, 王毓. 归芍汤配合灌肠方治疗慢性结肠炎 49 例［J］. 陕西中医, 2011, 32（1）: 23-24.

［50］冯晶远. 中药加温针治疗溃疡性结肠炎 76 例［J］. 中医研究, 2010, 23（3）: 42-43.

［51］李光芒. 九味羌活汤加减配合针刺治疗溃疡性结肠炎 62 例［J］. 吉林中医药, 2009, 29（8）: 682-683.

"加味通腑汤"对溃疡性结肠炎大鼠模型结肠组织 IL-8 含量影响的实验研究

（辽宁中医药大学 2014 届硕士研究生　陈晓杨）

目前，溃疡性结肠炎（ulcerative colitis，UC）是一种病因病机未明的慢性非特异性的肠道炎症性疾病，以直肠、结肠黏膜及黏膜下层炎症为特征的慢性非特异性疾病。在前沿医学研究中，溃疡性结肠炎的发病机制成为热点，环境因素与肠道易感性相互作用，导致肠道菌群失衡，启动了肠道免疫及非免疫系统，产生了肠道的免疫反应和肠黏膜的炎症。早期病变部位多在直肠、乙状结肠，继而蔓延发展，甚者会涉及整个结肠。以腹泻、大便溏、黏液脓血便、腹痛、腹胀和里急后重为主要临床表现，具有病程长、易复发、难治愈以及并发症多等特点，大部分溃疡性结肠炎的患者通过临床症状的描述，电子结肠镜的检查，镜下钳取的病变肠黏膜组织是可以明确诊断的。

早在公元前 640 年 Hippocrates 等注意到肠溃疡伴腹泻便血的病例，1859 年 Wilks 通过尸体解剖发现大肠有大小不等的溃疡形成，20 世纪初，Wilks 和 Boas 将此类表现的疾病定名为"溃疡性结肠炎"，并且一直沿用至今。

在众多中医文献中，虽然没有溃疡性结肠炎这个病名记载，但其临床症状属于中医学中"小肠泄""肠澼""痢疾""腹痛""便血""休息痢""肠风"的范畴，因古代医者对疾病的认识不同，所以所起病名不同。如在《素问》中称为"肠澼"，《金匮要略》称为"下利"，隋《诸病源候论》称为"赤白痢""脓血痢""热痢""休息痢"，并以病程较长者称为久痢，时愈时止称为休息痢，唐《备急千金要方》称为"滞下"。现代中医界认为溃疡性结肠炎属"痢疾"或"泄泻"的范畴。也有现代学者认为，在《难经》中有"小肠泄者，溲而便脓血，少腹痛"的描述，临床上许多溃疡性结肠炎的患者并无里急后重的症状，因此溃疡性结肠炎并非尽为痢疾，当属"小肠泄"。

中医对溃疡性结肠炎的病因病机的认识自成体系，认为本病多因感受外邪、饮食所伤、脾胃虚弱、脾肾阳虚、情志失调、气滞血瘀所致。其病机大多数医家认为主要责于脏腑气血阴阳的失调，通常表现为脾胃失于运化、大肠传导失司；或因肝旺侮脾、肾虚不固，脾肾俱虚，失其运化、排泄二便之职；其中脾胃虚弱是病机的根本内因所在，六淫外邪对本病的发生起着重要的外因作用。若由外邪致病，通常以湿邪侵袭为多见，因脾有喜燥而恶湿的特点，而湿邪侵袭，最易困脾，脾因此而失于运化，则水谷混杂而下，故而发为本病。若由饮食所伤所致，多因平素喜食肥甘厚味，酿生湿热，阻滞气血，灼伤脉络，化为脓血，亦成本病。若由情志失调所致，多因肝郁不得疏泄，木旺而侮土，升降失职，而致泄泻。若气滞血瘀则腹痛后重，伤及血分则为赤痢，伤及气分则为便脓白痢。

笔者多年从事溃疡性结肠炎的临床检查、诊断、治疗及研究，见到许多被病痛折磨很深的患者，并知其病程漫长、易反复发作、愈发愈甚、难以治愈以及并发症很多的特点，迫切地需要在众多的治疗方法及手段上多加研究、甄别，尽早找出一套行之有效、效果明显的治疗方案，来解决患者来自心理和身体的病患之苦。师从田振国教授，以中医辨证和西医辨病相结合的"整体观念"为指导，治宜攻补兼施，祛邪为主，兼顾培土扶正。以健脾益气，清热解毒，活血化瘀的原则为指导。导师的临床经验方"加味通腑汤"是辽宁中医药大学附属第三医院即辽宁省肛肠医院的院内协定方，经过多年院内专科临床观察，治疗溃疡性结肠炎具有起效迅速、效果明显、不易复发、临床疗效确切等特点，受到患者及医务人员的一致肯定，并得到良好的推广。其中具有健脾益气疗效的是白术、茯苓、党参、甘草等，具有清热解毒疗效的是天花粉、胡黄连、黄柏、芦根、苦参等，具有活血化瘀疗效的是当归、红花、丹参等。

本实验通过观察溃疡性结肠炎大鼠模型补脾益肠丸组、柳氮磺吡啶组、加味通腑汤低剂量组、加味通腑汤中剂量组、加味通腑汤高剂量组结肠组织 IL-8 含量的差别，从而证明加味通腑汤对溃疡性结肠炎的疗效。首先观察溃疡性结肠炎大鼠模型结肠组织内细胞因子 IL-8 在模型组的表达，观察细胞因子 IL-8 的活性表达与溃疡性结肠炎之间的关系；其次观察加味通腑汤是否能够对溃疡性结肠炎大鼠模型有治疗效果，通过细胞因子 IL-8 的活性来验证；最后观察加味通腑汤高、中、低剂量组的疗效在治疗溃疡性结肠炎方面存在差别的程度，希望可以为临床用药提供一点科学依据，如果实验成功，希望该药物能得到进一步研发。

1. 实验材料

1.1　实验动物

本实验选用 SD 清洁级大鼠 70 只，雌性大鼠 35 只，体重为 200g±20g，雄性大鼠 35 只，体重为 200g±20g，在室温条件下分笼饲养雌雄大鼠，以上 SD 大鼠均由辽宁中医药大学动物实验中心提供。

1.2　实验药品及制备

"加味通腑汤" 12 味中药均为免煎颗粒剂，生产厂家：江阴天江药业，由辽宁中医药大学附属三院中药局提供；柳氮磺吡啶片（SASP），批号：110708，生产厂家：上海信谊嘉华药业；补脾益肠丸，批号为：EM2941，生产厂家：广州陈李济药厂。

1.3　主要试剂

5%三硝基苯磺酸（TNBS）是实验大鼠造模剂，生产厂家：美国 Sigma 公司，由北京邦定泰克生物有限公司提供；麻醉实验动物所用的 3%水合氯醛及无水乙醇等试剂均由辽宁中医药大学生化免疫教研室提供；制作实验动物标本及病理切片所用无水乙醇、苏木精、伊红、二甲苯、环保固定液等试剂均由辽宁中医药大学附属第三医院病理科提供。

1.4　主要仪器及设备

莱卡切片机（LEICA RM2126RT）、莱卡脱水机（LEICA 300）、石蜡包埋机（EG1150），厂家为德国莱卡公司。奥林巴斯显微镜（OLYMPUS BX4132H02），厂家为日本 OLYMPUS 公司。水平摇床（WD-9405B，北京市六一仪器厂），多孔离心机（C412），移液器（4600250，美国热电），大鼠固定器，病理组织漂烘仪（ZMN-6802），厂家为常州市华利电子有限责任公司。解剖大鼠所用的手术器械及麻醉大鼠所用的熏缸均由辽宁中医药大学动物实验中心提供。

2. 实验方法

2.1　实验动物的饲养

饲养条件：辽宁中医药大学动物实验中心。

动物室环境：室温 18～23℃，每日室内光照射时间为 11h 左右，室内相对湿度 35%左右。

饲料：鼠颗粒饲料，由辽宁中医药大学动物实验中心提供。

垫料：刨花垫料，由辽宁中医药大学动物实验中心提供。

适应性喂养：用1周时间先把70只实验用SD大鼠适应性喂养，观察大鼠外形、毛色、便、尿等，测量体重，确定无明显异常情况方可纳入本次实验中。

肠道准备：正常组大鼠正常饲养，自由饮水，模型组大鼠禁食不禁水24h，以便将肠道内粪便排净，为灌肠做准备。

造模方法：先用电子天平称量大鼠的体重，然后根据体重配制麻药，10%水合氯醛按0.3mL/100g的比例配制，用麻药进行腹腔麻醉，观察麻醉后大鼠情况，待呼吸心跳平稳，接下来把5%三硝基苯磺酸（TNBS）原液和无水乙醇按体积比1∶1混均匀，用直径约为2mm的灌胃针润滑后从实验大鼠肛门逆行插入，顺着肠道走行深入约8cm，按20mg/kg的剂量注入配比好的TNBS药液，然后提起大鼠尾部，头朝下尾朝上放置在倾斜约45°的斜面上，用手指轻揉大鼠的腹部约30s，以药液不从大鼠肛门流出为宜，为了使三硝基苯磺酸（TNBS）药液能够与大鼠肠道充分接触，待大鼠苏醒后，将其重新放回各自笼内，正常喂食喂水，密切观察。再饲养3d后，确定造模是否成功。

造模成功：观察大鼠情况，与正常组大鼠相比有明显变化，精神萎靡、懒动，皮毛枯燥无光泽，饮食多，尿量多，食量减少，体重下降，排稀便或黏液血便，垫料潮湿明显。随机抽取正常组大鼠1只和造模组大鼠4只，经麻醉处死后，迅速剖开腹部，取出灌药部位肠组织，从肛门以上2cm处向上截取6~8cm大鼠结肠组织，然后沿着大鼠肠系膜缘纵向剖开肠腔，并用生理盐水将其内容物冲洗干净，注意手法要轻柔，以免损坏肠黏膜组织，将冲洗后的鼠结肠组织平铺、固定，进行形态学观察与病理学检查，造模组肉眼观察到大鼠的结肠黏膜充血、水肿、出血点、糜烂及溃疡形成，显微镜下显示隐窝有急性炎细胞浸润，固有膜内有慢性炎细胞浸润，正常组肉眼观察及显微镜观察大鼠结肠黏膜组织均未发现明显异常，因此可以判断上述方法造模成功。

2.2 药物制备及剂量计算

参考相关文献，实验所需药物均按人与动物间的体表面积换算法计算，换算系数为0.018。加味通腑汤（党参、白术、茯苓、甘草、胡黄连、黄柏、芦根、天花粉、苦参、当归、红花、丹参）单倍剂量成人用药200g/d（按成人一般体重70kg估算），大鼠用药剂量（g/d）换算方式是：200g×0.018＝3.6g。加味通腑汤低、中、高各剂量组，所需药量按成人用药量换算后按 1∶3∶9 的比值计算，加味通腑汤低、中、高各剂量组实验大鼠用药量分别为 3.6g/d、10.8g/d、32.4g/d，组方取药后用蒸馏水配成悬浊液为 630mL（21d 药量），保存在 4℃的冰箱中备用。补脾益肠丸组：按照成人用药量为 18g/d，大鼠等效剂量 1.62g/kg，用蒸馏水配制浓度108g/L 悬浊液 630mL（21d 药量），保存在 4℃的冰箱中备用。柳氮磺吡啶组：成人用药剂量是 4g/d，大鼠等效剂量 0.36g/kg，用蒸馏水配制浓度 24g/L 悬浊液630mL（21d 药量），保存在 4℃的冰箱中备用。

2.3 动物分组

把造模成功后的 60 只 SD 大鼠，雌雄各半，随机分为以下 6 组，分别是模型组、补脾益肠丸组、柳氮磺吡啶组、加味通腑汤低剂量组、加味通腑汤中剂量组和加味通腑汤高剂量组，每组有大鼠 10 只正常饲养。正常组大鼠 10 只，雌雄各半正常饲养。

造模后的第 4 天，正常组和模型组两组大鼠分别用 3mL 的生理盐水通过灌胃针灌胃给药，每日 1 次，连续灌胃 21d；补脾益肠丸组、柳氮横吡啶组、加味通腑汤低剂量组、加味通腑汤中剂量组、加味通腑汤高剂量组按配制好的药液 3mL 灌胃，每日 1 次，连续灌胃 21d。喂食正常，饮水自由，活动正常，光照正常。

2.4 标本获得及处理

各组大鼠分别灌胃 21d 后，经过禁食不禁水 24h，用 10%水合氯醛按 0.3mL/100g的比例，予大鼠腹腔麻醉，成功后迅速剖开大鼠腹部，从距离肛门约 2cm 处，向上截取大鼠结肠组织 6~8cm，沿大鼠肠系膜纵行剪开，用生理盐水把肠内容物冲洗干净，选取结肠组织病变最明显处直径约 0.5cm，迅速提取肠黏膜，加入乙二胺四乙酸（EDTA）和胰酶，消化分解肠组织，制成单细胞悬浊液，然后用 200 目铜网过滤细胞，制成单细胞悬液，离心后加入细胞保存液以备实验室检测。

2.5 IL-8 含量测定程序

测定 IL-8 含量采用双抗体夹心 ABC-ELISA 法。首先，粉碎结肠黏膜组织匀浆液中细胞，以 15min 低温离心，取上清液，进行含量测定。测定时按试剂盒上表面的说明操作。具体程序为：首先将待测样品解冻，稀释洗涤液，配制底物液和标准品液，将邻苯二胺（OPD）片放入底物稀释液中溶解。建立标准曲线：设 8 个标准孔，前 7 个为待测品孔，第 8 个为空白对照孔，各孔加入样品稀释液 100μL 和标准品 100μL（具体步骤按照说明书操作）。再经过加样、4~6 次洗板后，每孔加入底物液 100μL，37℃暗反应 5~10min，每孔再加入终止液 100μL，混匀。

2.6 IL-8 含量的测定方法

用酶联免疫检测仪在 492nm 处测吸光度（D 值）。以 D 值为纵坐标，相应的标准品浓度为横坐标，做出标准曲线。再用标准物浓度与 D 值算出标准曲线的直线回归方程，将样品的 D 值代入方程，所得数值×2 即为样品浓度。

3. 统计学分析

采用 SPSS10.0 统计软件，所得到的数据以均数±标准差表示，经方差检验后，组间比较采用方差分析，$P<0.05$ 为差异有统计学意义。

4. 结果分析

各组间溃疡性结肠炎大鼠模型结肠组织检测结果及比较，见表 1。各组大鼠结肠组织 1L-8 含量比较见图 1。

表 1　各组大鼠结肠组织 IL-8 含量比较（$\bar{x}\pm s$）

组别	动物数（只）	IL-8 含量（pg/mL）
正常组	10	55.08±10.11
模型组	10	132.84±9.86★
补脾益肠丸组	10	93.49±10.17☆
SASP 组	10	87.55±9.05☆
加味通腑汤低剂量组	10	94.48±9.73☆◆◇
加味通腑汤中剂量组	10	88.95±8.34☆▲△
加味通腑汤高剂量组	10	80.75±11.21☆＊●

注：与正常组比较：★为 $P<0.05$；与模型组比较：☆为 $P<0.05$；加味通腑汤低剂量组与补脾益肠丸组比较：◆为 $P>0.05$；加味通腑汤低剂量组与 SASP 组比较：◇为 $P<0.05$；加味通腑汤中剂量组与补脾益肠丸组比较：▲为 $P>0.05$；加味通腑汤中剂量组与 SASP 组比较：△为 $P>0.05$；加味通腑汤大剂量组与补脾益肠丸组比较：＊为 $P<0.05$；加味通腑汤大剂量组与 SASP 组比较：● 为 $P<0.05$。

图 1 结果：模型组与正常组比较，大鼠结肠黏膜组织 IL-8 含量明显增高，经统计学处理，具有统计学意义（$P<0.05$）。加味通腑汤各组、补脾益肠丸组、SASP 组与模型组比较，IL-8 含量明显下降，经统计学处理，具有统计学意义（$P<0.05$）。加味通腑汤低剂量组与补脾益肠丸组比较，IL-8 含量略升高，经统计学处

（单位：pg/mL）

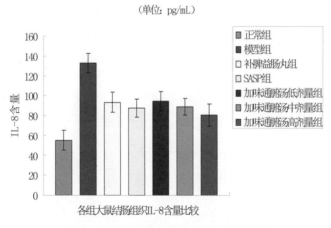

图1　各组大鼠结肠组织 IL-8 含量比较

理，无统计学意义（*P*>0.05）。加味通腑汤低剂量组与 SASP 组比较，IL-8 含量明显升高，经统计学处理，具有统计学意义（*P*<0.05）。加味通腑汤中剂量组与补脾益肠丸组比较，IL-8 含量下降，经统计学处理，无统计学意义（*P*>0.05）。加味通腑汤中剂量组与 SASP 组比较，IL-8 含量略升高，经统计学处理，无统计学意义（*P*>0.05）。加味通腑汤大剂量组与补脾益肠丸组比较，IL-8 含量明显下降，经统计学处理，具有统计学意义（*P*<0.05）。加味通腑汤大剂量组与 SASP 组比较，IL-8 含量明显下降，经统计学处理，具有统计学意义（*P*<0.05）。

5. 讨论

本实验采用5%三硝基苯磺酸（TNBS）原液联合无水乙醇按体积比1∶1混合灌肠制造溃疡性结肠炎大鼠模型，5%三硝基苯磺酸原液是一种半抗原物质的有机化学试剂，单独灌肠不能制造出溃疡性结肠炎大鼠模型，必须有无水乙醇的参与，在无水乙醇灼伤结肠黏膜后，进入结肠黏膜内与特定组织蛋白结合形成抗原，进而引起一系列免疫反应。5%三硝基苯磺酸-无水乙醇组合是国内外比较公认的制造溃疡性结肠炎动物模型的方法，应用起来简单，易行，重复性好，为研究溃疡性结肠炎的病因和治疗药物创造条件，也适合于筛选防治药物。

炎症性肠病之一的溃疡性结肠炎，被世界卫生组织列为难治性疾病，病因不明，反复发作甚者癌变的特点使患者与医者都感到棘手，竞相研究治疗方案，近年来，免疫因素成为研究热点，免疫异常被认为是溃疡性结肠炎的重要病因，包括细胞因子、免疫调节、炎症递质等因素，其中细胞因子参与炎症反应和免疫反应。细胞因子是由免疫细胞和某些非免疫细胞经刺激而合成的小分子蛋白质。不同的细胞因子有不同的生物活性。对于溃疡性结肠炎的患者，在其发病的机制中起重要作用。其中白细胞介素（IL）是细胞因子中最具生物活性的淋巴因子。到目前为止，关于 IL-8 的实验研究表明，由巨噬细胞和单核细胞产生的 IL-8 属于促炎因子，参与细胞免疫反应，本实验也证明了这点，因此 IL-8 是公认的能介导溃疡性结肠炎发病的细胞因子。从模型组与正常组 IL-8 的含量比较，IL-8 分泌增加直接促进炎性细胞分泌，引起局部结肠黏膜组织毒性反应。

加味通腑汤由具有健脾益气、清热解毒和活血化瘀功效的 13 味药物组成，本方主治脾胃素虚，湿热内蕴的溃疡性结肠炎，已在实际临床治疗上取得了很好的效果，得到患者及医者的一致认可。具有健脾益气功效的药物有：党参、茯苓、白术、甘草；具有清热解毒功效的药物有：胡黄连、芦根、苦参、黄柏、天花粉；具有活血化瘀功效的药物有：当归、红花、丹参。近 11 年的口服中药治疗溃疡性结肠炎的临床文献，以健脾补气、清热及活血化瘀并重。无论是文献数目还是治疗患者的数量，使用频率高的药物中，尤以健脾益气及清热燥湿类药物的使用远高于其他种类药物的使用。"加味通腑汤"正是针对溃疡性结肠炎病因病机对症治疗，并取得了良好的效果。

6. 结论

（1）正常组大鼠结肠组织细胞因子 IL-8 表达低于模型组，说明了细胞因子 IL-8 的活性表达与溃疡性结肠炎的发病呈正相关，为临床实验提供依据。

（2）加味通腑汤能够降低细胞因子 IL-8 的活性，从而减轻结肠黏膜病变，抑制肠道炎症反应。

（3）加味通腑汤高、中剂量组的疗效好于补脾益肠丸组，说明加味通腑汤对溃疡性结肠炎有明确的治疗效果，其中加味通腑汤高剂量治疗效果最好，可以为临床用药提供科学依据及该药物的进一步开发提供指导性意见。

参考文献

[1] 宇野良治，韩英，栋方昭博，等. 实用大肠镜诊断及治疗学 [M]. 北京：科学出版社，2001.

[2] 赵宝明，张书信. 大肠肛门病学 [M]. 上海：第二军医大学出版社，2004.

[3] 田振国. 古代肛肠疾病中医文献集粹 [M]. 沈阳：辽宁科学技术出版社，2007.

[4] 陈贵延，杨思澍. 实用中西医结合诊断治疗学 [M]. 北京：中国医药科技出版社，1991：447

-450.

[5] 邓长生，夏冰. 炎症性肠病 [M]. 2版. 北京：人民卫生出版社，2006.

[6] 陈佳奇，陈村龙，王继德，等. 2，4，6-三硝基苯磺酸诱导小鼠炎症性肠病模型的建立 [J]. 中国组织工程研究与临床康复，2007，11（21）：4174-4177.

[7] IXUTANI R，OHYANAGI H，MACDERMOTT P，et al. Quantitative PCR for detection of femtogran quantities of inierleukin-8 mRNA expression microbiol [J]. Immunol，1994，38（3）：233.

[8] 张彦卿，黄晓青，范海媚. 中医药治疗溃疡性结肠炎辨证用药分析 [J]. 山西中医，2013，11（29）：57.

中药熏洗治疗肛门瘙痒症临床研究

（辽宁中医药大学 2015 届硕士研究生　赵　阳）

肛门瘙痒症（pruritus ani，PA）是一种常见的无原发性皮肤损害的肛周皮肤疾病，临床表现为肛门瘙痒、疼痛、皮肤色泽改变、增厚、皲裂等症状。中医称为"朐痒"（《五十二病方》）、"谷道痒""风痒"（《诸病源候论》）、"肛门痒"，属于"风瘙痒""痒风"的范畴。由于瘙痒使皮肤溃烂、渗出、结痂、长期不愈，可致肛周皮肤增厚，皱襞肥厚粗糙呈放射状褶纹，苔藓样变，色素沉着或色素脱失。一般只限于肛门周围，有的可蔓延到会阴、外阴或阴囊后方。其瘙痒难忍，严重影响患者的正常学习、生活和工作。多发于中年、老年，20 岁以下的青年较少，很少发生于儿童。男性比女性多见，习惯安静和不常运动的人多发生这种瘙痒症。继发性瘙痒症有明显致病原因，容易治疗；自发性或原因不明的瘙痒症不易治愈，也常复发，约占全部患者的 50%。

现代医学治疗 PA 多采用止痒及激素类药物，短期内可使瘙痒及局部症状减轻，但长期应用易产生耐药性和不良反应；或采用注射、封闭长效麻醉，以及肛门皮下神经断离术、肛门皮肤部分切除缝合修复术等多种手术方法，也取得很好的疗效，但术后长期疗效及复发率还有待进一步观察报告。

传统中医学治疗 PA 有着悠久的历史，根据其病因病机来辨证施治，运用中药内服、外用，针灸等多种方法治疗本病，都取得了较为显著的疗效和治疗经验，其中外治法（external therapy，ET）中的熏洗法应用最为广泛。

中药熏洗疗法（herbal fumigation，HF）以中医基础理论为基础，辨证论治为指导，将药物加水煎煮之后，趁热利用药液蒸气和煎煮后的药液，通过熏蒸、淋洗和浸浴等给药途径作用于病变部位的一种外治方法，具有作用直接，疗效较好，不良反应少，患者易于接受，并可发挥药物和理疗的双重作用等优点，在 PA 的治疗方面具有较为突出的优势。

一、材料与方法

1. 病例选择

1.1　病例来源

采用回顾性临床研究方法，所选病例为 2014 年 4 月 10 日至 2014 年 11 月 31 日，于辽宁中医药大学附属第三医院肛肠科门诊就诊的肛门瘙痒症患者，共 48 例。

1.2　诊断标准

参照《中医肛肠科常见病诊疗指南》和《中国肛肠病诊疗学》并结合临床表现、专科检查拟定。

1.2.1　西医诊断标准：

（1）临床表现：肛门瘙痒症以肛门周围顽固性瘙痒为主要症状。典型的肛门瘙痒初起时一般限于肛门周围皮肤微痒，如长期不愈，可波及前阴和阴囊，以会阴前后缝痒甚，症状时轻时重，有时如虫爬蚁走，有时如蚊咬火烤，有时剧痒难忍，夜间更甚，令人坐卧不安，难以入睡，无法忍受。患病日久，可引起神经衰弱、精神不振、焦躁易怒、腹胀少食、失眠等。

（2）专科检查：患者可伴有肛门皮肤苍白、皱襞肥厚，病情重者局部皮肤潮红、水肿、渗出、抓痕、结痂、丘疹，并可蔓延至会阴、阴囊或阴唇，若病程长未经处理者可见皮肤色素沉着，粗糙肥厚，呈苔藓样变等。无论是原发性皮损还是继发性皮损，均以肛门瘙痒为唯一诊断标准。

1.2.2　中医诊断标准：本病以肛周瘙痒剧烈，搔抓后引起抓痕、血痂，潮湿，皮肤增厚、粗糙等皮损为特征。

（1）风热侵袭证：肛门瘙痒伴灼热感，遇冷遇热则痒更甚，口干口苦，心烦易怒，大便秘结，小便短赤，肛周皮肤不潮湿，皮损不明显，瘙痒易发作、易停止。舌尖红，苔薄黄或薄白，脉数略浮。

（2）湿热阻滞证：肛门皮肤瘙痒、渗出、潮湿，可蔓延至阴部及阴囊部。局部皮肤常有破溃、出血，时轻时重，肛周皮肤粗糙，褶皱增厚，分泌物较多，可伴有腹胀食少，大便秘结，舌红苔黄，脉弦滑。

（3）血虚风热证：肛门奇痒难忍，皮肤干燥，无光泽少弹性，常因搔抓而造成抓痕和血痂，伴有心悸失眠，五心烦热，口干舌燥，病程日久经治不愈，舌淡少苔，脉细弦。

1.3 病例筛选标准

1.3.1 纳入标准：符合中、西医诊断标准；患者接受中药熏洗治疗，并能遵医嘱用药；治疗期间并未自行使用过其他中药、皮质类固醇激素、免疫调节剂、抗组胺药物等影响治疗效果的药物。

1.3.2 排除标准：未遵守用药规定进行熏洗者；合并有心血管、脑血管、肝、肾和造血系统等严重原发性疾病，精神病患者；并发有手术指征的痔、瘘、裂等肛肠疾患，需经手术治疗者；因肝、胆、肾及内分泌障碍和代谢性疾病等自身疾病造成的继发性肛门瘙痒的患者；治疗期间内使用过其他中药、皮质类固醇激素、免疫调节剂、抗组胺药物等影响治疗效果的药物；不符合纳入标准的其他病例。

2. 研究方法

对符合纳入标准的 48 例 PA 患者进行性别、年龄、职业等人口学资料，主诉、现病史、既往史、家族史、个人史等临床资料以及肛门视诊、指诊及肛门镜等专科检查资料的收集记录统计，以便于进行回顾性临床研究。本研究无对照组，进行治疗前、后组内结果的比较。

3. 治疗

田振国教授经验方"外利汤"组方如下：大风子 15g，木鳖子 15g，白芷 30g，明矾 20g，蛇床子 30g，地肤子 50g。

且为保证研究药物的统一规范，要求患者于辽宁中医药大学附属第三医院就诊时统一取药。

用法：将上述药物用 3000mL 的水浸泡 30min 后，武火煮沸后，文火煎药液剩1500mL，然后去渣将中药汤剂放入熏洗盆内，患者坐于盆上，先趁热熏蒸肛门10min 左右，待药液温热（38~40℃）时坐入其内浸渍 10~20min，自然晾干后即可。每日早晚各 1 次。7d 为 1 疗程，2 周为 1 个治疗周期（女性患者于经期结束后1 周开始接受熏洗治疗）。

注意事项：治疗期间停用其他外用药物，禁食辛辣刺激性食物。避免搔抓，禁用热水烫洗止痒及肥皂、沐浴露等碱性物品擦洗刺激病变部位。熏洗后以柔软棉质手帕轻柔擦拭，勿与其他部位混用，勿与他人同用，注意保持局部清洁卫生。

4. 观察指标及记录方法

4.1 观察指标

由于本研究所选病例均仅以患者肛门局部瘙痒为主要症状，所以本研究以患者的自觉症状瘙痒及肛门局部专科检查情况作为观察指标，参照《中医肛肠科常见病诊疗指南》和《中国肛肠病诊疗学》和六点行为评分法（BRS-6）并结合临床表现、专科检查自行拟定。

4.1.1　肛门瘙痒程度：

0分：无瘙痒或瘙痒消失。

1分：肛门轻微瘙痒，但常被忽视。

2分：肛门瘙痒，转移注意力后可自行缓解，不影响睡眠、工作、学习、生活。

3分：肛门瘙痒，用一般止痒药即可缓解，已影响睡眠、工作、学习、生活。

4分：肛门瘙痒剧烈，有痛苦表情，严重影响睡眠、工作、学习、生活，需用含激素类药物或搔抓才能止痒。

5分：肛门瘙痒剧烈，有痛苦表情，严重影响睡眠、工作、学习、生活，含激素类药物或搔抓皆不能止痒。

4.1.2　瘙痒持续时间：

0分：无瘙痒或瘙痒消失。

1分：偶发瘙痒，仅持续几秒。

2分：瘙痒较轻，转移注意力后或1min内瘙痒即消失。

3分：肛门瘙痒，经搔抓5min之内可缓解。

4分：肛门瘙痒，搔抓、用药后10min之内可缓解。

5分：肛门瘙痒剧烈，搔抓或用药后15min之内仍不能缓解。

4.1.3　两次瘙痒间隔时间：

0分：无瘙痒或瘙痒消失。

1分：偶发瘙痒，约几天1次。

2分：瘙痒每日发作，但1d只发作1次。

3分：瘙痒每日发作，1d发作2~5次。

4分：瘙痒频繁，1d5次以上。

5分：瘙痒极其频繁，已不能计数。

4.1.4　肛周皮肤变化情况：

0分：肛周皮肤正常，相对临界皮肤无明显变化。

1分：肛周皮肤较临界皮肤轻度发白。

2分：肛周皮肤较临界皮肤发白，肛门皱襞稍肥厚。

3分：肛周皮肤苍白，肛门皱襞肥厚，伴有辐射状皲裂。

4分：肛周潮湿、渗出明显，肛门皱襞肥厚甚至溃烂。

5分：肛周溃烂且继发湿疹样变，并向会阴、阴囊和双臀皮肤扩展。

4.2 记录方法

患者病例确认入选本研究后，即根据拟定的"观察指标"对患者肛门瘙痒病情进行评分；治疗1个疗程结束后，按相同方法对治疗后患者情况进行评分。结合本研究前后积分变化分析治疗结果，分别对治疗前后患者症状、体征等进行评价。

4.3 综合疗效判定标准

综合疗效评价以患者自觉瘙痒症状、专科检查的评分的总积分，计算出有效率，并分4级判定。

计算公式（尼莫地平法）为：积分值减少=（治疗前积分−治疗后积分）/治疗前积分×100%。

（1）临床痊愈：肛门瘙痒症状消失，肛周皮肤恢复正常，积分值减少≥95%。

（2）显效：肛门瘙痒症状明显消失，肛周皮肤大部分恢复，60%≤积分值减少<95%。

（3）有效：肛门瘙痒症状减轻，肛周皮肤症状有所减轻，30%≤积分值减少<60%。

（4）无效：肛门瘙痒症状未减，肛周皮肤症状未见好转，症状未见减轻或反见恶化，积分值减少<30%。

有效率=（痊愈例数+显效例数+有效例数）/总例数×100%。

显效率=（痊愈例数+显效例数）/总例数×100%。

5. 随访

对可联系到的PA患者于治疗后的第3个月进行随访，观察远期疗效，对于复发的PA患者，记录瘙痒症状及专科检查的评分。

未复发：停药3个月随访1次，未出现PA相关主症。

复发：停药3个月随访1次，出现PA相关主症。

6. 统计方法

全部数据采用SPSS19.0统计软件进行统计分析。所有的统计检验均为双侧检验，显著水平P值均取0.05，$P<0.05$，则差异有统计学意义。呈正态或近似正态

分布的计量资料以（均值±标准差）表示；非正态分布的计量资料以（中位数±四分位数间距）表示。计量资料若服从正态分布者，采用配对 t 检验，反之则采用Wilcoxon 符号秩和检验。

二、结果

1. 肛门瘙痒患者年龄情况

48 例肛门瘙痒患者的年龄分布情况见表 1 和图 1。表 1 显示本研究纳入的肛门瘙痒患者，年龄最小 15 岁，最大 71 岁，平均年龄是 38.10±13.441 岁。具体年龄分布情况见图 1，其中 31~40 岁年龄段患者最多，达 14 例，其次依次为 11~20 年龄段、21~30 年龄段、41~50 年龄段、51~60 年龄段和 61~70 年龄段，分别是 3例、13 例、9 例、6 例和 2 例，最少的为 71~80 年龄段，仅有 1 例。

表 1　肛门瘙痒患者年龄情况（岁）

N（例）	最小年龄	最大年龄	平均年龄（$\bar{x}±s$）
48	15	71	38.10±13.441

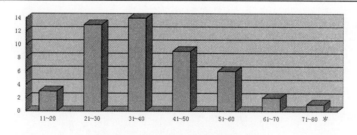

图 1　肛门瘙痒患者年龄情况

2. 肛门瘙痒患者男女构成情况

48 例肛门瘙痒患者的性别比例见图 2。本研究纳入的肛门瘙痒患者，男 28 例，占总体的 58.33%；女 20 例，占总体的 41.67%。男女比例为 1.4∶1，男性稍多于女性。

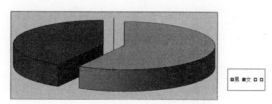

图 2　肛门瘙痒患者男女构成

3. 肛门瘙痒患者的病因

48 例肛门瘙痒患者的起病原因见表 2。最常见的起病原因为不明原因，多达 21 例，占 43.75%；其次分别为久坐和过敏，分别为 5 例，占 10.42%；起病原因为分泌物刺激和精神因素（紧张、焦虑、疲劳等）为 4 例，占 8.33%；饮酒和过食辛辣分别为 3 例，占 6.25%；还有因腹泻和便秘引起的，分别为 2 例和 1 例。

表 2　肛门瘙痒患者的病因

致病因素	N（例）	百分比
久坐	5	10.42%
分泌物刺激	4	8.33%
腹泻	2	4.17%
便秘	1	2.08%
过食辛辣	3	6.25%
饮酒	3	6.25%
过敏	5	10.42%
精神因素（紧张、焦虑、疲劳）	4	8.33%
原因不明	21	43.75%

4. 肛门瘙痒患者的病程

48 例肛门瘙痒患者的病程情况见图 3。48 例患者中，病程最短者为 3d，病程最长者为 3 年，中位数为 30d，四分位数间距为 68.5d。其中，病程 30d 者最多，为 12 例。

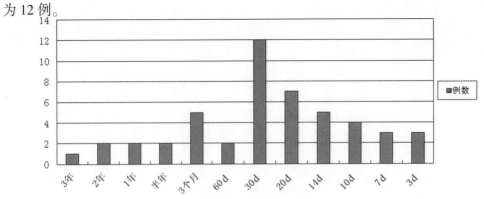

图 3　肛门瘙痒患者的病程

5. 肛门瘙痒患者的既往治疗情况

48 例肛门瘙痒患者的既往治疗情况见表 3。9 例患者就诊前未进行过任何治疗，占 18.75%；以外用药物治疗者最多，为 29 例，占 60.42%；口服药物治疗者为 16 例，占 33.33%。而其中外用和口服药物皆使用过的患者有 6 例，占 12.50%。

表 3　肛门瘙痒患者的既往治疗情况

N（例）	既往治疗情况	N（例）	百分比
48	未治疗	9	18.75%
	口服药物	16	33.33%
	外用药物	29	60.42%
	口服和外用药物	6	12.50%

6. 治疗前后疗效性指标对比

6.1　肛门瘙痒患者治疗前后瘙痒程度的比较

治疗前后肛门瘙痒患者的瘙痒程度的积分比较见表 4。治疗前与治疗后比较，瘙痒程度的积分统计显示 $P = 0.000 < 0.05$，差异有统计学意义，提示治疗后的瘙痒程度降低。

表 4　肛门瘙痒患者治疗前后瘙痒程度的比较

N（例）	治疗情况	瘙痒程度积分	P
48	治疗前	3.00±1.00	0.000
	治疗后	1.00±2.00	

注：为 Wilcoxon 符号秩和检验，积分以（中位数±四分位数间距）表示。

6.2　肛门瘙痒患者治疗前后瘙痒持续时间的比较

治疗前后肛门瘙痒患者的瘙痒持续时间的积分比较见表 5。治疗前与治疗后比较，瘙痒持续时间的积分统计显示 $P = 0.000 < 0.05$，差异有统计学意义，提示治疗后的瘙痒持续时间缩短。

表 5　肛门瘙痒患者治疗前后瘙痒持续时间的比较

N（例）	治疗情况	瘙痒程度积分	P
48	治疗前	4.00±1.00	0.000
	治疗后	1.00±2.00	

注：为 Wilcoxon 符号秩和检验，积分以（中位数±四分位数间距）表示。

6.3　肛门瘙痒患者治疗前后瘙痒间隔时间的比较

治疗前后肛门瘙痒患者的瘙痒间隔时间的积分比较见表6。治疗前与治疗后比较，瘙痒间隔时间积分统计显示 $P=0.000<0.05$，差异有统计学意义，提示治疗后的瘙痒间隔时间延长。

表6　肛门瘙痒患者治疗前后瘙痒间隔时间的比较

N（例）	治疗情况	瘙痒程度积分	P
48	治疗前	4.00±2.00	0.000
	治疗后	1.00±2.00	

注：为 Wilcoxon 符号秩和检验，积分以（中位数±四分位数间距）表示。

6.4　肛门瘙痒患者治疗前后肛周皮肤变化的比较

治疗前后肛门瘙痒患者的肛周皮肤变化的积分比较见表7。治疗前与治疗后比较，肛周皮肤变化积分统计显示 $P=0.000<0.05$，差异有统计学意义，提示治疗后的肛周皮肤症状好转。

表7　肛门瘙痒患者治疗前后肛周皮肤变化的比较

N（例）	治疗情况	瘙痒程度积分	P
48	治疗前	3.00±2.00	0.000
	治疗后	2.00±2.00	

注：为 Wilcoxon 符号秩和检验，积分以（中位数±四分位数间距）表示。

6.5　肛门瘙痒患者治疗前与治疗结束后总积分分析

治疗前后肛门瘙痒患者的总积分比较见表8。治疗前与治疗后比较，总积分统计显示 $P=0.000<0.05$，差异有统计学意义，提示中药熏洗治疗肛门瘙痒有明显的疗效。

表8　肛门瘙痒患者治疗前与治疗结束后总积分分析

N（例）	治疗情况	瘙痒程度积分	P
48	治疗前	14.35±2.756	0.000
	治疗后	4.96±3.690	

注：为配对 t 检验，积分以（均值±标准差）表示。

6.6　肛门瘙痒患者总体疗效分析

肛门瘙痒患者治疗的总体疗效情况见表9。肛门瘙痒患者治疗14d，痊愈11例，显效15例，有效20例，无效2例。治疗的总有效率为95.83%，显效率为 54.17%。

表 9　肛门瘙痒患者总体疗效分析

N（例）	总体疗效	N（例）
48	痊愈	11
	显效	15
	有效	20
	无效	2
	有效率	95.83%
	显效率	54.17%

此外，肛门瘙痒患者治疗过程中，均未出现过敏或毒性等严重不良事件。3 例患者熏洗后出现局部红肿及热感，更正熏洗方法并继续用药观察，几日后消失。余患者生命体征平稳，均未发生用药反应，患者反应良好。

7. 随访

本研究于治疗后的第 3 个月进行随访，仅随访到了 27 例患者，其中复发 2 例，1 例患者表示近期出现腹泻，另 1 例患者表示因工作久坐，但均表示复发的症状较治疗前有所减轻。复发率为 7.41%。

三、讨论

1. 肛门瘙痒的病因学研究

现代医学认为：肛门瘙痒症是由于局部炎症，使肛门周围皮肤充血，血液循环增加，温度上升，而肛门又不易散热，促使汗液排泄增多，湿润浸渍，引起不适和瘙痒。其致病因素分为内因和外因。内因包括：①肛门直肠疾病，如肛瘘、内痔、混合痔、肛裂、直肠脱垂、肛门失禁、肛窦炎、肛乳头肥大等刺激肛腺液分泌增多，刺激肛周皮肤。②肛门周围皮肤汗腺、皮脂腺分泌异常。③直肠内排出的吲哚臭素、粪便残渣积于肛门皱褶内，刺激皮肤。④邻近脏器疾病，如子宫脱垂、阴道炎、前列腺肥大等。⑤其他疾病如蛲虫病、糖尿病、黄疸、尿毒症、内分泌障碍、习惯性便秘等。外因则有：①饮食因素：刺激性食物如辣椒、芥末、香料、烟酒等，特异蛋白质如蟹、鱼、虾等。②药物因素：如吗啡、奎宁、磺胺类药物等。③环境因素：如夏季炎热多汗等。④局部因素：如化纤内裤、碱性肥皂及外用药物等。

现代医学免疫学则认为皮肤瘙痒的发病可能与 5-羟色胺、组胺、神经肽、细胞因子、内源性阿片样肽等有关。一般认为是机体受物理化学等因素刺激后，导致肛门局部组胺、激肽和蛋白分解酶化学介质释放，并作用于肛周表皮内及真皮浅层的游离神经末梢引起冲动，痛觉神经纤维中无髓鞘组织纤维传导，经由脊髓丘脑，最后达皮质感觉区。而现代有研究显示，痒觉和痛觉含有同样的传入神经、感受器、传出神经，痒觉或痛觉的产生是由伤害性刺激的强弱决定的，同祖国医学理论的"热微则痒，热甚则痛"具有异曲同工之妙。故由此可产生痒觉，使患者产生难以抑制的搔抓，形成越抓越痒的恶性循环。

中医学认为：肛门瘙痒症主要是内外因素相互作用而致。内因多为机体素虚或久病体虚，禀性不耐，阴虚血亏而致内风；情志内伤、过食辛辣、油腻、酒类而致内湿。外感风、湿、热邪，客于肌肤，湿热下注，阻于肛门周围皮肤以及虫毒骚扰。故血虚风燥、风热挟湿是本病基本病因。正如隋·巢元方在《诸病源候论》中："凡瘙痒者，是体虚受风，风入腠理与气血相搏，而俱往来与皮肤之间。""古道痒由脾胃虚弱，则蛲虫下侵古道，重者食于肛门，轻者但痒也"。

本研究收集的 48 例 PA 病例中，主要是最常见的起病原多为不明原因，多达21 例，占 43.75%，说明临床上的原发性肛门瘙痒的直接致病原因大都不明确，对其预防和进一步的针对性治疗都增加了难度；其次分别为久坐和过敏，分别占10.42%，说明具有久坐工作性质的职业和过敏体质的人可能更易换肛门瘙痒；分泌物刺激致病者占 8.33%，说明肛周有原发疾病如混合痔、肛隐窝炎等易有分泌物的患者也可诱发瘙痒；精神因素（紧张、焦虑、疲劳等）、饮酒、过食辛辣、腹泻和便秘也是致病因素。而发病年龄方面，21~30 岁及 31~40 岁年龄段正是承受较大社会压力的年龄段，易因不良的生活习惯及工作因素等一些不是很明确的原因导致PA 的发生，是 PA 较为常见的年龄段。

2. 肛门瘙痒的治疗目标

现代医学治疗 PA 主要应用口服或外涂激素治疗，局部紫外线、红光照射等物理疗法，或运用注射、封闭长效麻醉以及肛门皮下神经断离术，肛门皮肤部分切除缝合修复术等多种手术方法；传统中医学则运用中药内服、外用，针灸等多种方法治疗本病，也取得了很好的疗效。本研究以田振国教授的自拟中药方"外利汤"外用熏洗治疗 PA，该熏洗疗法的治疗原则上需利湿解毒，祛风止痒。

因肛门瘙痒以风湿热证为多见。外感风邪，或兼湿热之邪客于肌肤腠理之中，结而不散，日久易血虚生风化燥，或可见虫淫作祟，皆可成瘙痒。因此田教授认为，中药熏洗治疗肛门瘙痒不外乎清热利湿，祛风止痒，杀虫解毒。湿热之邪已去则无日久血虚生风之弊。具体治疗上以局部利湿解毒为主，清热、祛风、止痒等为辅。正如叶天士认为"热自湿中而生，当以湿为本"，善用燥湿之法于熏洗之中，可使肛周局部祛湿清热较为彻底，疏通其局部经络，则湿热俱除，常用药物有白鲜皮、蛇床子、苦参等。而风邪常挟湿、热、燥等邪相合为患，其致病往往发病迅速，瘙痒剧烈，或因湿热之邪日久，易生风化燥，《本草经疏》曰"风者百病之长，善行而数变"，故祛风亦是治疗目标。常用药物如防风、薄荷等，皆属风药，并要注意外用熏洗不易久煎，熏洗局部时可有清凉舒爽之感，以达祛风止痒之功，并寓"以风胜湿"之意。此外，若因虫淫作祟而致痒，则应重视杀虫解毒而止痒，常用的药物有枯矾、槟榔等。

3. 中药熏洗疗法的作用机制

中药熏洗疗法的作用机制，早在元代齐德之的《外科精义》中就有所记载："溻渍疮肿之法，宣通行表，发散邪气，使疮内消也"，从而起到"疏导腠理，通调血脉，使无凝滞"的作用，又如《外科正宗》："使气血得疏，患者自然爽快，亦取瘀滞得通，毒气得解，腐肉得脱，疼痛得减。"

现代研究其作用机制有四点，首先，由于温热的作用，可引起皮肤或患部的血管扩张，促进血液循环及淋巴循环，改善局部或全身的新陈代谢、组织营养和神经、肌肉、器官的功能，以及增强机体的免疫功能；其次，熏洗药物在熏洗时极易通过皮肤吸收，使其能够直接对局部皮肤和全身器官发挥作用；再次，中药熏洗能刺激皮肤末梢感受器，通过神经系统形成新的反射，从而破坏原有病理反射联系以达到治疗目的；最后，熏洗药物还可以附着在患处，渗透到皮下组织，直接起到解毒消肿、祛腐生肌、活血通络、祛风燥湿及杀虫止痒等作用。

此外，中药熏洗为外用给药，故有避免药物的肝脏首过效应，减轻胃肠道副作用的优点；同时又避免了各种消化酶的分解作用，从而提高了药物的利用度。并且可以持续控制给药速度，便于观察，中断给药方便。故中药熏洗法有诸多他法不可比拟的优势。

4. 熏洗方"外利汤"

田振国教授根据 30 年临床经验自拟"外利汤"，以"利湿解毒，祛风止痒"

为法，经本研究观察其治疗 PA 的有效率为 95.83%，未发现严重不良反应，一些熏洗时出现的局部红肿及热感，均可以纠正熏洗方法加以避免。

"外利汤"组方如下：大风子 15g，木鳖子 15g，白芷 30g，明矾 15g，蛇床子 30g，地肤子 50g。

方中大风子辛、热、有毒，入肝、脾、肾三经，祛风燥湿、攻毒杀虫，是治疗瘙痒的要药。《本草备要》中就有记载：大风子治疮癣疥癞，杀虫劫毒。现代药理研究表明其含有的大风子油对多种皮肤癣菌作用比酚强 100 倍以上。木鳖子苦、微甘、温，有毒，归肝、脾、胃经，攻毒疗疮，消肿散结。主要用于治疗恶疮肿毒、瘰疬、秃疮、乳痈、痔疮及干癣等病。现代有研究表明其含有的木鳖子皂苷、木鳖子酸、木鳖子素等有抗感染的作用。白芷辛温，归肺、胃、大肠经，解表散寒，祛风止痛，消肿排脓，燥湿止带，而《日华子本草》明确提出白芷能治疗乳痈、发背、瘰疬、肠风、痔瘘，排脓，疮痍、疥癣，止痛生肌，去面皯疵瘢。现代药理研究发现白芷水浸液对奥杜益氏小芽孢癣菌等致病真菌也有一定抑制作用。明矾味酸涩、性寒，归肺、脾、肝、大肠经，外用适用于疮疡疥癣、湿疹瘙痒、水火虫伤等。本品性燥酸涩，善收湿止痒，具有抗菌消炎作用，尤适合治疗瘙痒患者。现代药理研究显示白矾主要成分为含水硫酸钾铝，对真菌和细菌都有明显的抑制作用；还可以从细胞中吸收水分，使细胞发生脱水收缩，减少腺体分泌和炎症渗出物，又可与血清蛋白结合成难溶于水的蛋白化合物而沉淀，使创面或组织干燥，故有收敛燥湿的作用，并有助于消炎。蛇床子辛、苦、温，有小毒，归肾经，杀虫止痒，燥湿祛风，温肾壮阳，外用用于湿痒、湿疹、湿疮、疥癣、阴痒，是治疗瘙痒症的常用药。《神农本草经》中指出又主恶疮，则外治之药也，外疡湿热痛痒，浸淫诸疮，可作汤洗，可为末敷，收效甚捷，不得以贱品而忽之。现代药理显示蛇床子的水蒸馏液对金黄色葡萄球菌、绿脓杆菌均有抑制作用，其含有的蛇床子素、佛手柑内酯和异虎耳草素体外实验对发癣菌的须发菌有较强的抑制活性，花椒毒酚有显著的抗霉菌作用，提取物有驱蛔虫的作用。地肤子性寒，味甘苦，归肾、膀胱经，清热利湿，祛风止痒。外洗可治疗湿热侵袭肌肤而形成的各种皮肤疥癣湿疮瘙痒且起效较快。现代药理研究显示地肤子的主要成分地肤子皂苷，是其具有止痒、抗炎及抑制变态反应作用的有效成分，通过稳定肥大细胞的细胞膜，减少组胺、5-HT 及白三烯等炎症介质的释放而发挥作用，目前被广泛地应用于皮肤瘙痒性疾病的治疗上。

5. 问题与展望

因时间仓促、病例来源不足及受门诊病历书写限制等因素的影响，本临床研究只初步统计分析了 48 例使用"外利汤"中药熏洗治疗肛门瘙痒的患者。样本数量较少，并且全部患者均来自辽宁中医药大学附属第三医院肛肠科，研究结果有一定的局限性。因研究所限，本研究缺乏实验的基础研究支持，只能从各家的文章中援引。并且各个患者并没有进行详尽的中医辨证分型和联合用药治疗，具体临床治疗时一定是根据患者的疾病特点来辨证施治的。最后，本研究疗程为 14d，对于临床症状未完全消失的患者，随着治疗时间的延长，患者的依从性逐渐下降，因此，尚需进行进一步的治疗性研究。

四、结论

综上所述，肛门瘙痒症各个年龄层皆可发病，但好发于中青年，且男性多于女性。致病因素多不明确，可能与久坐、过敏及饮食等因素有关。病程在几天至几年之间不等，常常反复发作，给患者的工作生活带来极大的不便和痛苦。田振国教授经验方"外利汤"熏洗坐浴治疗肛门瘙痒症，运用中医传统方法，中药方剂与熏洗坐浴联合，可极大地缓解患者的肛周瘙痒等不适症状，减少瘙痒次数，缩短瘙痒持续时间，修复消除皮损或缩小皮损范围，明显降低复发率。具有药味精当，作用直接，使用方便，疗效较好，不良反应少，患者易接受等优势，可于临床进一步推广使用。

参考文献

[1] 韩宝，张燕生，刘仍海，等 . 中国肛肠病诊疗学 [M] . 北京：人民军医出版社，2011.

[2] 田振国，韩宝，张燕生，等 . 中医肛肠科常见病诊疗指南 [M] . 北京：中国中医药出版社，2012.

[3] 尚德俊，秦红松，秦红岩 . 外科熏洗疗法 [M] . 北京：人民卫生出版社，2003：20.

[4] 李连达，黄春林，朱晓新，等 . 中药药理与临床手册 [M] . 北京：人民卫生出版社，2006.

[5] 陈宪平，赵武生，范敏怡 . 白矾与枯矾的超微结构、元素组成成分及作用机理研究 [J] . 南京中医药大学学报，1996，12（3）：28-29.

[6] 卢向红，徐向东，付红伟，等 . 地肤子化学成分的研究 [J] . 中国药学杂志，2012，47：338-342.